薬剤禁忌ハンドブック

[著]

梅田悦生
赤坂山王クリニック院長

中外医学社

序
── 禁忌と対象医薬品 ──

　医薬品の禁忌項目には細心の注意を払う必要がある．禁忌に対する配慮を欠いてトラブルを発生させては，患者に対して十分に責任果たしたとは言えない．トラブルは，処方した医師のみならず，医療機関にも不利益をもたらす．

　禁忌に気づかずに投薬してしまっても，必ず副作用が出るわけではない．とはいえ，万一の危険性を考えて禁忌が設定されているのである．禁忌に気づかずに処方して取り返しのつかない結果を招くことがないように，普段から禁忌と併用禁忌について関心を持っていたい．

　医薬品の情報は添付文書に記載されている．医薬品の一般名，製品名，形状，効能・効果（適応症），用法・用量，使用上の注意，副作用などなどである．そして，「禁忌」は効能・効果よりも前に赤と黒の二重線で囲んで書かれている．処方する前に，まずは禁忌に留意しなさいという警告なのである．

　本書では，禁忌となる学問的な理論の理解も重要であるとの考えのもとに，すべての対象医薬品に関して，添付文書よりも厳密な記載がなされている「医薬品インタビューフォーム」を精読した．

　筆者が常用医薬品の禁忌項目を調べるとその数は 300 近いものであった．臨床の場で，高血圧と糖尿病がある，この薬とあの薬の他にこれも飲んでいて……という患者さんを前にしたとき，コンピュータで一つひとつ（信頼できる情報の発信元か否かを判断しながら）調べるのは大層神経を使う作業である．それならば，常用医薬品のすべての添付文書とインタビューフォームを精読してひとつの書籍にまとめた方がよいのではないかと結論した．

　膨大な資料になるだろうことは容易に理解できた．となると，執筆はひと仕事ではあるが，書き上げた原稿を編集するのも大変な作業なので，そのようなことを引き受けてくれる医学書の出版社はあるのだろうかと正直心配した．しかし，かつて『症状からひく薬の副作用』を刊行した中外医学社が世に出すに値する書籍と判断してくださった．

膨大な資料の大変煩わしい作業を引き受けて下さり，苦労を共にしてくださった，同社企画部の小川孝志氏，鈴木真美子氏，編集部の輿石祐輝氏に心からの感謝の気持ちを捧げます．

　2018 年 9 月

梅田　悦生

目 次

本書利用の手引 1

はじめに 1

凡例 3

五大禁忌と特徴 4

第1部 症例別にみる投与禁忌薬 7

I 全身症状 8

1 全身症状全般 8

❶ 心原性ショック 22件 8

❷ 心原性以外のショック 17件 9

❸ 昏睡・昏睡状態 25件 11

❹ 肝性昏睡 17件 13

❺ 糖尿病性昏睡または前昏睡 18件 14

❻ 脳病変で意識混濁・脳腫瘍等による昏睡状態〔呼吸抑制〕 3件 15

❼ 急性疾患 24件 16

❽ 出血・出血性素因 41件 18

❾ 衰弱 7件 21

i

目 次

⑩ 脱水 **13件** ……………………………………………22

⑪ 発熱 **28件** ……………………………………………23

⑫ 低血糖症状 **8件** ……………………………………25

⑬ 栄養不良・飢餓状態 **4件** …………………………26

⑭ DIC〔播種性血管内血液凝固症〕状態 **3件** ……27

⑮ 多臓器障害 **1件** ……………………………………27

⑯ 長期安静 **7件** ………………………………………27

⑰ 悪性症候群 **1件** ……………………………………28

⑱ 迷走神経緊張 **6件** …………………………………29

⑲ 全身状態悪化 **3件** …………………………………29

⑳ 予防接種不適当 **23件** ……………………………30

2 電解質異常 ……………………………………… 32

❶ 一般的電解質異常 **2件** ……………………………32

❷ 食塩・Na 制限者 **4件** ……………………………32

❸ 高 Na **2件** …………………………………………33

❹ 高 K，高 K 性周期性四肢麻痺 **16件** ……………33

❺ 高 Cl **3件** …………………………………………34

❻ 高 Ca **19件** …………………………………………35

❼ 高 Mg **6件** …………………………………………36

❽ 高 P **6件** …………………………………………37

❾ 低 Na **2件** …………………………………………37

❿ 低 K **8件** …………………………………………38

⓫ 低 Ca **5件** …………………………………………39

⓬ 体液中 Na 減少 **9件** ………………………………39

⓭ 体液中 K 減少 **9件** ………………………………40

3 検査値異常 ……………………………………… 41

❶ アルカリフォスファターゼ値上昇 **2件** …………41

目次

Ⅱ　感染症 ……………………………………42

❶ 一般的な感染症 `39件` ………………………………42
❷ 細菌皮膚感染症 `8件` ………………………………44
❸ 結核 `15件` ……………………………………………45
❹ 皮膚結核 `3件` ………………………………………47
❺ 真菌症〔深在性［全身性］〕`19件` …………………47
❻ 真菌皮膚感染症 `7件` ………………………………49
❼ ウイルス性感染症〔肛門〕`3件` ……………………50
❽ ウイルス皮膚感染症 `5件` …………………………51
❾ 水痘 `1件` ……………………………………………52
❿ 単純疱疹・帯状疱疹 `2件` …………………………52
⓫ スピロヘータ・梅毒性皮膚疾患 `6件` ……………52
⓬ 伝染性単核球症 `14件` ………………………………53
⓭ 敗血症 `10件` …………………………………………55
⓮ 感染症〔有効な抗菌薬がない〕`15件` ……………56
⓯ 細菌性髄膜炎 `1件` …………………………………57
⓰ インフルエンザ中の脳炎・脳症 `1件` ……………58
⓱ ポンプシステム植込み前の感染症 `1件` …………58
⓲ 有鉤のう虫〔条虫〕症 `1件` ………………………58
⓳ 化膿症〔局所に〕`2件` ……………………………58

Ⅲ　循環器系 ……………………………59

❶ 冠動脈性心疾患〔狭心症，心筋梗塞などと明記されていない〕`28件` ……59
❷ 狭心症 `6件` …………………………………………61
❸ 異形狭心症 `6件` ……………………………………62
❹ 心筋梗塞の既往 `10件` ………………………………63

iii

目 次

❺ 心筋梗塞 15件 ……………………………………64

❻ 心不全・心機能不全 60件 ………………………65

❼ うっ血性心不全，コントロール不十分な心不全 25件 ……………69

❽ 不整脈 5件 ……………………………………71

❾ QT 延長 12件 …………………………………72

❿ 刺激伝導障害・洞房ブロック・房室ブロック・脚ブロック 34件 …73

⓫ 徐脈・洞不全症候群 19件 ……………………76

⓬ 心臓弁疾患 9件 ………………………………77

⓭ 心筋症 6件 ……………………………………78

⓮ 細菌性心内膜炎 2件 …………………………79

⓯ 肺動脈高血圧 7件 ……………………………79

⓰ 肺高血圧症に伴う右心不全 9件 ……………80

⓱ 心障害 35件 …………………………………81

⓲ 高血圧 35件 …………………………………84

⓳ 低血圧 20件 …………………………………87

⓴ 血栓性素因・血栓塞栓症 10件 ……………88

㉑ 血栓性静脈炎 23件 …………………………90

㉒ 血管浮腫の既往 1件 …………………………92

㉓ 循環虚脱 8件 ………………………………92

㉔ 血管けいれん 4件 …………………………93

㉕ 末梢循環障害 4件 …………………………94

㉖ 末梢血管障害 5件 …………………………94

㉗ 神経循環無力症 2件 ………………………95

㉘ 動脈硬化症 7件 ……………………………95

㉙ 心室中隔欠損 2件 …………………………96

㉚ 動脈瘤 3件 …………………………………96

㉛ バイパス手術 2件 …………………………97

目 次

Ⅳ　呼吸器系 ················98

❶ 肺機能低下，肺機能障害 8件 ················98
❷ 呼吸抑制・呼吸不全 27件 ················98
❸ 慢性閉塞性肺疾患〔COPD〕 6件 ················ 101
❹ 間質性肺炎・肺線維症間質性肺炎・肺線維症 4件 ················ 101
❺ 気管支喘息・気管支けいれん 35件 ················ 102
❻ アスピリン喘息 31件 ················ 105
❼ 肺水腫 1件 ················ 107
❽ 喀血 1件 ················ 107
❾ 肺塞栓・深部静脈血栓症 27件 ················ 108
❿ 胸水 4件 ················ 110

Ⅴ　消化器系 ················ 111

❶ 急性腹症，激しい腹痛 12件 ················ 111
❷ 食道狭窄・アカラジア 6件 ················ 112
❸ 胃・十二指腸潰瘍 31件 ················ 112
❹ 胃内出血 4件 ················ 115
❺ 幽門・十二指腸の閉塞 8件 ················ 115
❻ 胃アトニー〔胃下垂〕・腸アトニー〔腸下垂〕 4件 ················ 116
❼ 腸管麻痺，麻痺性イレウス 22件 ················ 117
❽ 腸閉塞・腸重積・イレウス 38件 ················ 118
❾ 消化管狭窄・消化管通過障害〔障害部位不詳〕 6件 ················ 121
❿ 壊死性腸炎 2件 ················ 121
⓫ 潰瘍性大腸炎 2件 ················ 122
⓬ 中毒性巨大結腸症 5件 ················ 122
⓭ 消化器運動機能不全 4件 ················ 123

v

目 次

⑭ 腸管穿孔・消化管穿孔〔障害部位不詳〕9件 ……………… 123
⑮ 嘔吐・脱水 6件 ……………………………………………… 124
⑯ 下痢・脱水 9件 ……………………………………………… 125
⑰ けいれん性便秘・硬結便 8件 ……………………………… 126
⑱ 腹膜癒着・横隔膜欠損 2件 ………………………………… 127
⑲ 腹水 6件 ……………………………………………………… 127
⑳ 直腸炎・直腸出血・痔核 5件 ……………………………… 128
㉑ 腸管機能残存なし 3件 ……………………………………… 129
㉒ 過酸症 1件 …………………………………………………… 129
㉓ 先天性消化器障害 1件 ……………………………………… 129
㉔ 小腸機能障害 1件 …………………………………………… 130
㉕ 偽膜性大腸炎〔抗生物質の投与に伴う〕1件 …………… 130
㉖ 胃排出不全 1件 ……………………………………………… 130
㉗ 出血性大腸炎 17件 ………………………………………… 130

VI 肝臓・胆嚢・膵臓系 …………… 132

❶ 肝機能障害，肝臓障害 159件 ……………………………… 132
❷ 急性肝炎・劇症肝炎 1件 …………………………………… 143
❸ 慢性肝炎・肝硬変・高アンモニア血症 6件 ……………… 143
❹ 自己免疫肝炎 8件 …………………………………………… 144
❺ 黄疸 4件 ……………………………………………………… 145
❻ 肝腫瘍 7件 …………………………………………………… 145
❼ 胆道障害，胆道閉鎖，胆嚢疾患 10件 …………………… 146
❽ 胆汁分泌が悪い 2件 ………………………………………… 147
❾ 膵炎・膵臓障害 6件 ………………………………………… 147
❿ デュビン・ジョンソン症候群 1件 ………………………… 148

目次

Ⅶ 血液系 ································· 149

❶ 血液異常・血液障害〔詳細不詳〕23件 ·············· 149
❷ 貧血〔詳細不詳〕12件 ························· 151
❸ 骨髄機能低下，造血機能低下 25件 ············ 151
❹ 血液凝固異常〔出血傾向，血栓傾向〕3件 ············· 153
❺ 白血病 3件 ····························· 154
❻ 血友病 5件 ····························· 154
❼ 異常ヘモグロビン 1件 ····················· 155
❽ グルコース6リン酸脱水素酵素欠損〔G6PD〕欠損（溶血性貧血）4件 ··· 155
❾ メトヘモグロビン血症〔新生児のチアノーゼ〕3件 ····· 156
❿ 鉄欠乏状態にない患者 6件 ················ 156
⓫ 血液異常・汎血球減少 1件 ················· 157
⓬ 血液異常・Hb 低下 1件 ···················· 157
⓭ 血液異常・白血球減少 4件 ················· 157
⓮ 血液異常・無顆粒球症 1件 ················· 158
⓯ 血液異常・好中球数減少 1件 ··············· 158
⓰ 血液異常・血小板減少 4件 ················· 159
⓱ 鎌状赤血球貧血 1件 ····················· 159

Ⅷ 内分泌系 ································· 160

❶ 脳下垂体機能不全 3件 ···················· 160
❷ 甲状腺疾患・機能亢進，バセドウ病 11件 ············ 160
❸ 甲状腺疾患・機能低下 10件 ················· 161
❹ 甲状腺疾患・機能異常
〔甲状腺中毒症（甲状腺機能亢進症，破壊性甲状腺炎）なのか
甲状腺機能低下症なのかが明記されていない〕11件 ········ 162
❺ 副甲状腺〔上皮小体〕機能亢進症 2件 ············· 163

vii

目次

❻ 副甲状腺機能低下症 **5件** 164

❼ 褐色細胞腫 **14件** 164

❽ アジソン病・副腎皮質機能不全〔慢性副腎皮質機能低下症〕**21件** ... 165

❾ アンドロゲン依存性悪性腫瘍〔前立腺癌等〕**5件** 167

❿ 卵胞刺激ホルモン FSH 高〔原発性性腺機能不全〕**1件** 168

⓫ 性早熟症 **1件** 168

⓬ 抗利尿ホルモン不適合分泌症候群〔水中毒〕**1件** 168

⓭ アルドステロン症 **2件** 169

Ⅸ　代謝系 170

❶ 糖尿病 **23件** 170

❷ Ⅰ型糖尿病 **17件** 172

❸ 糖尿病性ケトアシドーシス **5件** 173

❹ ケトーシス，糖尿病性ケトーシス **15件** 174

❺ 代謝性アシドーシス，糖尿病性ケトアシドーシス **8件** 175

❻ 脂質代謝障害・脂質異常症〔旧名：高脂血症〕**11件** 176

❼ 乳酸アシドーシス，高乳酸血症 **10件** 177

❽ アミノ酸代謝異常 **18件** 178

❾ 先天性グリセリン代謝異常 **1件** 180

❿ 痛風 **1件** 180

⓫ ビタミン A 過剰症 **2件** 180

⓬ ビタミン D 過剰症 **1件** 181

⓭ ビタミン B₁₂ 欠乏症 **1件** 181

⓮ 骨粗鬆症以外の代謝性骨疾患 **2件** 181

⓯ 分岐鎖アミノ酸代謝異常〔先天性〕**1件** 181

⓰ 尿素サイクル異常症 **1件** 182

viii

目次

X　脳・神経系 …………………………………………… 183

❶ 一過性脳虚血発作 TIA 6件 ……………………………………… 183
❷ 脳卒中〔血栓塞栓〕25件 ……………………………………… 183
❸ 脳卒中〔出血〕21件 …………………………………………… 186
❹ 脳血管障害 13件 ……………………………………………… 188
❺ 脳・脊髄に器質的疾患〔脳腫瘍除く〕，頭蓋内血腫 7件 ……… 189
❻ 中枢神経系疾患〔髄膜炎，ポリオ，脊髄癆等〕3件 …………… 190
❼ 動静脈奇形 2件 ……………………………………………… 190
❽ 頭蓋内出血 1件 ……………………………………………… 191
❾ 頭蓋内血腫 2件 ……………………………………………… 191
❿ 脳機能障害 1件 ……………………………………………… 191
⓫ 頭蓋内圧亢進 2件 …………………………………………… 191
⓬ 下垂体腫瘍 3件 ……………………………………………… 192
⓭ 視床下部等の頭蓋内器官の活動性腫瘍 2件 ………………… 192
⓮ 片頭痛〔前兆を伴う〕6件 …………………………………… 193
⓯ 多発性硬化症等の脱髄疾患 3件 ……………………………… 194
⓰ パーキンソン病，パーキンソニズム 7件 …………………… 194
⓱ てんかん・けいれん 33件 …………………………………… 195
⓲ 重症筋無力症 34件 …………………………………………… 197
⓳ 頭蓋内腫瘍 2件 ……………………………………………… 199
⓴ 知覚不全または感覚異常〔共に〕1件 ……………………… 200
㉑ 脱髄性シャルコー・マリー・トゥース病 1件 ……………… 200
㉒ 進行性多巣性白質脳症〔PML〕1件 ………………………… 200
㉓ 馬尾障害 1件 ………………………………………………… 200

ix

目次

XI 腎・泌尿器系 201

❶ 腎機能障害 104件 201
❷ 腎不全，高窒素血症 40件 208
❸ 乏尿 4件 211
❹ 無尿 14件 212
❺ 腎結石 7件 213
❻ 血尿 4件 214
❼ 透析 17件 215
❽ 排尿障害〔前立腺肥大〕，膀胱頸部に閉塞 47件 217
❾ 尿閉〔慢性尿閉に伴う溢流性尿失禁を含む〕 4件 221
❿ 尿路感染症 2件 221
⓫ 尿貯留傾向 2件 222
⓬ 尿路結石 1件 222

XII 精神科領域 223

❶ うつ病〔気分障害〕 6件 223
❷ 精神病 1件 223
❸ 統合失調症 1件 224
❹ 精神病状態〔重度〕・自殺念慮，自殺企図 3件 224

XIII 整形外科 225

❶ 筋肉・ミオパシー 2件 225
❷ 横紋筋融解症 1件 225
❸ 骨成長が終了していない可能性 6件 225

目　次

❹ 脊椎炎 3件 ……………………………………………………… 226
❺ 脊椎転移性腫瘍 1件 …………………………………………… 227
❻ 原発性骨癌 2件 ………………………………………………… 227
❼ 骨軟化症 1件 …………………………………………………… 227
❽ 骨軟骨異形成症・脊柱の弯曲 1件 ………………………… 227

XⅣ　外傷 ……………………………………………………… 228

❶ 外傷〔重篤〕 19件 …………………………………………… 228
❷ 腹部挫滅傷 2件 ………………………………………………… 229
❸ 頭部外傷 11件 …………………………………………………… 229
❹ 熱傷 12件 ………………………………………………………… 230
❺ 凍傷 8件 ………………………………………………………… 231
❻ 手術前後 30件 ………………………………………………… 233

XⅤ　耳鼻科 ……………………………………………………… 236

❶ 湿疹性外耳道炎，鼓膜に穿孔 7件 ………………………… 236
❷ 耳硬化症 8件 …………………………………………………… 237

XⅥ　皮膚科 ……………………………………………………… 238

❶ 間歇性ポルフィリン症〔急性〕 7件 ……………………… 238
❷ 皮膚ポルフィリン症，日光誘発性皮膚障害，
　 多形性日光皮膚炎等の光線過敏症を伴う疾患 8件 ……… 239
❸ 動物性皮膚疾患〔疥癬，けじらみ等〕 5件 ……………… 240
❹ 予防接種，外傷等によるケロイド 1件 …………………… 241

xi

目 次

❺ 潰瘍〔Behçet 病は除く〕**10件** ···································· 241

❻ びらん面 **2件** ·· 242

❼ 魚鱗癬様紅皮症を呈する疾患〔Netherton 症候群等〕**1件** ·········· 242

XVII 眼科 ·· 243

❶ 緑内障 **94件** ·· 243

❷ 眼内に重度の炎症 **2件** ·································· 249

❸ たばこ弱視 **1件** ·· 249

❹ レーベル病〔遺伝性視神経萎縮症〕**1件** ·················· 249

❺ 眼または眼周囲に感染 **4件** ······························ 249

❻ 眼感染症 **1件** ·· 250

❼ 網膜色素変性症 **3件** ···································· 250

❽ 静脈血栓塞栓 **2件** ······································ 251

XVIII 女性科 ·· 252

❶ 妊娠・分娩に関する異常事態 **29件** ······················· 252

❷ 妊婦 **259件** ·· 254

❸ 子宮内膜増殖症〔未治療〕**11件** ························· 271

❹ 異常性器出血〔診断未確定〕**27件** ······················· 272

❺ 卵巣嚢腫・卵巣腫大 **7件** ································ 275

❻ 骨盤腔内に炎症，発熱 **2件** ······························ 276

❼ 授乳婦 **42件** ·· 276

❽ 強度の子宮出血で子宮内感染合併 **1件** ···················· 279

❾ 子宮形態異常・子宮肥大 **2件** ····························· 279

❿ 腟炎 **1件** ·· 280

目次

XIX 小児 …… 281

❶ 新生児，低出生体重児，乳児 22件 …… 281
❷ 乳幼児，2歳未満 12件 …… 282
❸ 小児 14件 …… 283
❹ 高ビリルビン血症の未熟児，新生児 1件 …… 284
❺ ガラクトース血症 2件 …… 284
❻ 遺伝性果糖不耐症 3件 …… 285
❼ NADPH 還元酵素欠損症 1件 …… 285
❽ 小児〔集中治療における人工呼吸中の鎮静〕1件 …… 286
❾ 先天性 G-6PD 欠乏症 1件 …… 286
❿ ローター症候群〔ローター型高ビリルビン血症〕1件 …… 286
⓫ アルギナーゼ欠損症〔アルギニン血症〕1件 …… 286
⓬ リジン尿性蛋白不耐症でアルギニンの吸収阻害が強い 1件 …… 287
⓭ 成長期の小児で結合組織の代謝障害 1件 …… 287
⓮ 先天性奇形プラダーウィリー症候群で高度な肥満
　または重篤な呼吸器障害 1件 …… 287

XX がん，腫瘍 …… 288

❶ 悪性腫瘍 4件 …… 288
❷ 女性生殖器癌 2件 …… 288
❸ エストロゲン依存性悪性腫瘍〔乳癌，子宮内膜癌〕30件 …… 289
❹ 子宮癌・子宮頸癌 6件 …… 291
❺ 皮膚癌 1件 …… 292
❻ プロラクチン分泌性の下垂体腫瘍〔プロラクチノーマ〕3件 …… 292
❼ 黄体ホルモン依存性腫瘍 1件 …… 293
❽ 前立腺癌 1件 …… 293
❾ 転移性腫瘍等の活動性疾患 4件 …… 293

xiii

目 次

XXI　その他 ································· 294

① 免疫不全，免疫機能不全 10件 ··············· 294
② 成人発症Ⅱ型シトルリン血症 1件 ············· 295
③ SLE 全身エリテマトーデス 1件 ·············· 295
④ 抗リン脂質抗体症候群〔APS〕 8件 ··········· 296
⑤ アルコール急性中毒 21件 ·················· 297
⑥ アレルギー疾患 7件 ······················ 298
⑦ ヨード過敏症 1件 ························· 299
⑧ 35 歳以上で 1 日 15 本以上の喫煙者 1件 ········ 299

XXII　薬の副作用 ···························· 300

XXIII　投与方法・投与部位 ················ 304

第2部　併用禁忌薬 ························ 309

● 巻末資料 ································· 395
　資料甲 CYP3A4 の阻害・誘因に関する薬剤例 ····· 396
　資料乙 P 糖蛋白質（で代謝される薬）の代謝を阻害する薬剤例··· 398
　資料丙 5-HT（セロトニン）1B/1D 受容体作動薬剤例 ········ 399

　索引（投与禁忌薬） ······················ 401
　索引（併用禁忌薬） ······················ 410

はじめに
― 本書の利用にあたって ―

出典元

原則としてすべての資料は独立行政法人医薬品医療機器総合機構（Pharmaceuticals and Medical Devices Agency: PMDA）により開示された情報を引用した．PMDA は厚生労働省所管の独立行政法人である．

収載医薬品の選択

掲載した医薬品は，厚生労働省が公開している，〔第 1 回 NDB オープンデータ　第 2 部【データ編】薬剤［内服　外来・院外　性年齢別薬効分類別数量］［注射　性年齢別薬効分類別数量］［外用　性年齢別薬効分類別数量］〕（修正：平成 28 年 10 月 14 日．以下，「NDB 資料」という）に記載されているものを原則としてすべて収載した．

この NDB 資料は，医療機関から提出された，いわゆる保険請求された処方箋内容を金額として集計したものである．ここでは，保険適用にならない医薬品や請求額が少ない以下の製品は収載されていない．請求額が少ない製品には，たとえば 20 年以上前にはよく使われていたが，近年，使用頻度が減少した昇圧薬の一般名アメジニウムメチル硫酸塩（製品名：リズミック®）他がある．

熟慮した後，以下の医薬品群に関しては，NBD 資料には記載されていないが本書の対象とすべきと判断して掲載した．

- 自費で受ける予防接種
- 重要な医薬品ではあるが，使用頻度は通常の医薬品ほどには高くない，エピペン®，抗 HIV 薬のほとんど（20 品目のうち NDB 資料に掲載されているのは 3 品目のみ）
- 市中の薬局やインターネットを通じての購入，個人輸入などで入手可能なものは正確な使用量を把握しにくいが，相当量流通しているとみなされる，経口避妊薬（アンジュ®，トリキュラー®，マーベロン®），PED-5 阻

JCOPY 498-11712

害薬/血管拡張薬（レバチオ®，アドシルカ®），PED-5 阻害薬/勃起不全改善薬（バイアグラ®，レビトラ®，シアリス®）などである.

除外した禁忌項目，薬品名

- 種痘疹：国内ではすでに種痘は実施されていないので，添付文書には残っているが削除対象とした.
- 国内製造中止薬，国内未承認薬，PMDA に記載がない薬，販売中止薬などは削除した.

用語の統一方針

　医薬品の説明書（添付文書）には，禁忌と併用禁忌の記事は薬品名のすぐ下にとりわけ目立つように書かれてある．本書では，禁忌項目の表現は原文の内容を尊重しながらも誌面の都合で短縮した．その上で，資料の分類に関しては，明らかに同一内容と判断されるものは一部書き換えた．たとえば，心機能不全と心不全，肝臓障害と肝機能異常，血液異常と血液障害などである．これらはより多く記載されている用語に統一した.

　禁忌違反によって生じる障害に関しても，内容を損ねない範囲で統一した．たとえば，症状悪化，症状増悪，症状悪化，病状増悪などは，症状悪化に統一した.

凡 例

　本書中の略語につき，以下にまとめる．凡例中に記載がないものについては，一般的な表記に譲る．

・薬剤名

内	内服薬	坐	坐薬
注	注射薬	経腸	経腸薬
注(筋)	筋肉注射薬	腸溶	腸溶錠
外	外用薬	抗ウイ	抗ウイルス薬
	（軟膏，パウダー，スプレー，クリーム含）	脂質	脂質異常症治療薬
		パーキン	抗パーキンソン薬
テ	テープ		

スギ花粉舌下，ダニ舌下　舌下錠

貼付　経皮吸収型製剤

・その他

(処方少)　第1回 NDB オープンデータ　第2部【データ編】薬剤［内服　外来・院外　性年齢別薬効分類別数量］［注射　性年齢別薬効分類別数量］［外用　性年齢別薬効分類別数量］（修正　平28.10.14.）に記載されていない薬品．すなわち，流通量は少ない．

(条件付き)　たとえば，P.328 のイトラコナゾールは肝・腎機能障害がある場合にはコルヒチンとの併用は禁忌だが，肝・腎機能障害がない場合には併用禁忌ではない．

(巻末資料)　395 頁以下に収録.

巻末資料　表甲	CYP3A4 を阻害する薬剤
巻末資料　表乙	P-糖蛋白阻害剤
巻末資料　表丙	5-HT1B1D 受容体作動薬

五大禁忌と特徴
── 妊婦，肝機能障害，腎機能障害，緑内障，心不全 ──

これらの5項目の禁忌は，特に対象医薬品数が多い．それぞれについて，対象薬品数の多いものから簡潔に述べる（なお〔○○-○○ ○○頁〕とあるものは本書の掲載頁数を指す）.

❶ 妊婦 257件 〔XVIII-2 254頁〕

医薬品が妊娠に及ぼす悪影響は広く知られており，妊婦がもつ医薬品に対する警戒感も強い．そのきっかけとなったのは，いわゆるサリドマイド事件である．サリドマイドは1950年代末から60年代初めに，世界の40カ国以上で鎮静・睡眠薬として販売され，数千人から一万人の胎児が被害にあったとされている．国内でも300人を超える子供たちが被害者と認定され，サリドマイド訴訟は和解に至るまで10年を要した．

禁忌とされていない医薬品にも危険は潜在している．たとえば，結核治療薬のストレプトマイシン®は添付文書によると投与禁忌でも慎重投与でもないが，「妊婦又は妊娠している可能性のある婦人には，治療上の有益性が危険性を上回ると判断される場合にのみ投与すること」とされており，その理由として［新生児に第8脳神経障害があらわれるおそれがある］と明記されている．ちなみに米国FDAはストレプトマイシンをDカテゴリー「ヒトの胎児に明らかに危険であるという証拠があるが，危険であっても，妊婦への使用による利益が容認されるもの」に分類している．このような薬を処方するにあたっては，可能性が低いとはいえ，主治医は妊婦と共に重大な結果も覚悟しなければならない．インフォームド・コンセントが必要である．

❷ 肝機能障害，肝臓障害 159件 〔VI-1 132頁〕

肝臓の機能は大きく分けて代謝，解毒，胆汁生成，循環調整と4つに分類できる．

薬物のみならずアルコールのように人体にとっての異物は，肝臓で解毒（分解代謝）され無害化される．肝機能障害時にはこの解毒機能も低下するので，薬の解毒が滞り，その分血中濃度は上昇し，必要以上に長く体内に留まる．そ

のことが，重い副作用や中毒症状を引き起こすおそれを高める．そこに薬がもつ肝臓そのものに対する直接的なダメージ・悪影響（肝毒性）が加わる．したがって，肝臓での解毒そして胆汁排泄性の高い医薬品が，肝機能障害患者に対しての投与禁忌とされている．

肝障害の重症度の評価には Child-Pugh 分類が用いられている．この分類は脳症，腹水，血清ビリルビン値，血清アルブミン値，プロトロンビン活性値の程度に応じて 1〜3 の点数がつけられ，重症度により A（軽度），B（中等度），C（重度）とクラス分けされている．添付文書には「肝機能障害（中等度又は重度（Child-Pugh 分類 B 又は C））」のように記載されている．

原因としては，肝硬変にまで進行した肝機能障害では，ウイルス性が 85%，アルコール性が 15% で薬剤性肝炎は少ない．一般的に薬剤性肝障害は，医薬品の投与を中止すると改善しやすい傾向にはある．しかし，劇症肝炎を生じた臨床例はまれではない．肝機能障害を起こした代表的な薬物を掲載した．なお，軽度の肝機能障害の原因はアルコール，肥満，ウイルスの順であり，食生活の欧米化に伴い肥満・脂肪肝が増えている．

❸ 腎機能障害 104件〔XI-1 201頁〕

肝臓で解毒された医薬品は，血液によって腎臓に運ばれる．腎臓では，血液をろ過し，異物である薬の残骸を他の不要な物質とともに，尿に溶かして排泄する．

腎機能障害ではろ過機能が低下するので，分解された薬の残骸や分解されなかった原型が血中に残されて蓄積される．この余剰な物質が高い血中濃度を保つと，重い副作用や中毒症状を引き起こすおそれがある．

●病期の分類

慢性腎臓病（CKD）は腎機能に合わせて 5 期に分けられている．［第 1 期］腎症はあるが，腎機能は正常で GFR（糸球体濾過）90 以上．［第 2 期］腎機能は軽度低下 GFR60〜89．［第 3 期］中等度低下 GFR 30〜59．［第 4 期］高度低下 GFR15〜29．［第 5 期］腎不全．透析療法の導入もしくは腎移植が考慮される（日本腎臓学会，編．CKD 診療ガイド 2012. 2012）．

ただし，薬の調節方法はほとんどの場合クレアチニン・クリアランス（Ccr）で設定されていて，添付文書の記載も Ccr が残されている．

Ccr に基づく病期は，腎機能正常 Ccr 91mL／min 以上，腎機能軽度低下 Ccr 71〜90mL／min，腎機能中等度低下 Ccr 51〜70mL／min，腎機能高度低下 Ccr

31〜50mL/min，腎不全期 Ccr 11〜30mL/min，尿毒症期 Ccr 10mL/min — 透析前．換算法は実測 Ccr×0.8≒GFR であるが，厳密には補正する必要がある．

添付文書には，腎機能障害と腎不全は別の項目として記載されている．したがって，本書では，「Ccr 50 以上あるいは単に腎機能障害と記載されているもの」は「腎機能障害」とし，「Ccr 50 未満，重度の腎機能障害あるいは腎不全」と明記されているものは「腎不全」としてまとめた．

透析療法においては，透析により容易に除去される抗てんかん薬のフェノバール® などは透析に先立ち追加服用しておく必要がある．

❹ 緑内障 94件 〔XVIII-1 243 頁〕

眼球は房水と硝子体からなる液体成分で形状を保っている．房水は毛様体で生成され，虹彩の裏面（後房）を通り前房，線維柱帯，シュレム管を経て眼外の血管へと排出される．房水の循環により，眼内の圧力はほぼ一定に保たれている．眼圧である．眼圧の基準値は 10〜20mmHg．眼圧 21mmHg 以上を高眼圧とする．線維柱帯を含めた房水の流出路を隅角と呼ぶ．

房水の産生量が過剰になった場合や，隅角すなわち線維柱帯とシュレム管からの房水の流出が阻害されると眼圧が上昇する．眼圧を下げる薬物は，房水の生産量を抑えるものと房水の排出を促すものがある．

抗アレルギー薬の H1 受容体拮抗薬（タベジール®），消化性潰瘍治療のアトロピン硫酸塩，三環系抗うつ薬のイミプラミン塩酸塩（トフラニール®）などは抗コリン作用により房水通路を狭くして眼圧を上昇させる．

❺ 心不全・心機能不全 60件 〔Ⅲ-6 65 頁〕

心臓機能の低下により心臓に還流した血液を完全に拍出できない状態．心筋梗塞に引き続いて生じるケースが最も多く，高血圧，心臓弁膜症，慢性肺疾患なども原因となる．臨床的には急性心不全と慢性心不全に分けられる．急性心不全は心臓喘息とも呼ばれ，激しい呼吸困難や咳込み，血痰，胸痛，胸部の圧迫感，脈拍増加，動悸，乏尿，冷汗，顔面蒼白，チアノーゼなどの症状が現れる．

心臓の機能を低下させる薬剤，たとえば β 遮断薬（降圧薬）は脈拍数を減らしポンプ機能を低下させるので浮腫，息苦しさなどが現れる．糖尿病治療薬アクトス，Na・水分貯留傾向がある NSAIDs なども重い心不全には禁忌である．

第1部

症例別にみる
投与禁忌薬

● 〔I　全身症状〕　❶ 心原性ショック

I　全身症状

1 全身症状全般

❶ 心原性ショック　22件

　　循環異常に基づく臓器の虚血が本質であり，原因が心臓にある場合を心原性ショックとする．血圧低下，手足の冷感，乏尿，意識混濁が主症状．治療にはノルアドレナリンやアドレナリンによる速やかな血圧上昇が必要となる．

禁忌医薬品

- 降圧薬　9件　　心拍出量抑制作用により，症状が悪化する．
- 狭心症薬　7件　　血管拡張作用によりさらに血圧を低下させる．

大分類	中分類	一般名	商品名	禁忌の理由
降圧薬	β遮断剤	アテノロール	テノーミン Ⓝ	血圧低下，症状悪化
		ビソプロロールフマル酸塩	ビソノテープ Ⓣ	
			メインテート Ⓝ	
	β遮断性不整脈・狭心症治療剤	プロプラノロール塩酸塩	インデラル Ⓝ注	
	慢性心不全治療剤	カルベジロール	アーチスト Ⓝ	
	高血圧症治療剤	アロチノロール塩酸塩	アロチノロール塩酸塩 Ⓝ	
	持続性 Ca 拮抗剤	ニフェジピン	アダラート CR Ⓝ, セパミット-R Ⓝ	
		ベニジピン塩酸塩	コニール Ⓝ	
		ジルチアゼム塩酸塩	ヘルベッサー Ⓝ注	
狭心症薬	狭心症治療剤	ニトログリセリン	ミオコール 注Ⓧ	
			ミリステープ Ⓣ	
	硝酸イソソルビド	硝酸イソソルビド	ニトロール Ⓝ注Ⓧ	
	虚血性心疾患治療剤	硝酸イソソルビド徐放剤	ニトロール R Ⓝ	
			フランドル ⓃⓉ	

8

❷ 心原性以外のショック

狭心症薬	狭心症治療用 ISMN 製剤	一硝酸イソソルビド	アイトロール 内	血圧低下, 症状悪化
	狭心症治療剤	ニコランジル	シグマート 注	
抗不整脈治療薬	短時間作用型 β 遮断剤	ランジオロール塩酸塩	コアベータ 注	血圧さらに低下
		エスモロール塩酸塩	ブレビブロック 注	
	Ca 拮抗性不整脈治療剤	ベラパミル塩酸塩	ワソラン 注	
心不全薬	ヒト心房性ナトリウム利尿薬ポリペプチド製剤	カルペリチド	ハンプ 注	
眼科用薬	緑内障治療剤	チモロールマレイン酸塩	チモプトール 点眼	症状悪化
		ドルゾラミド塩酸塩/チモロールマレイン酸塩	コソプト 点眼	

❷ 心原性以外のショック 17件

　　循環血液量減少性（例：外傷による出血，疾患による内出血，重度の火傷），血液分布異常性（例：アナフィラキシー・ショック，ヒート・ショック），心外閉塞・拘束性（例．心タンポナーデ，肺栓塞症，気胸）などに起因するショック.

禁忌医薬品

● 局所麻酔薬 6件　　硬膜外麻酔では血圧の過度の極端な低下が生じる.

大分類	中分類	一般名	商品名	禁忌の理由
糖尿病治療薬	ビグアナイド系経口血糖降下剤	メトホルミン塩酸塩	グリコラン 内	乳酸産生増加
			メトグルコ 内	
	選択的 DPP-4 阻害薬,ビグアナイド系薬配合剤	アログリプチン,メトホルミン	イニシンク 内	

● 〔Ⅰ　全身症状〕　❷　心原性以外のショック

大分類	中分類	一般名	商品名	禁忌の理由
麻酔薬		リドカイン塩酸塩	キシロカイン（硬膜外麻酔）注	過度の血圧低下
	局所麻酔薬	リドカイン塩酸塩・アドレナリン	キシロカイン（硬膜外麻酔）注	症状悪化
		メピバカイン塩酸塩	カルボカイン（硬膜外麻酔）注	過度の血圧低下
		ブピバカイン塩酸塩水和物	マーカイン（硬膜外麻酔）注	
			マーカイン脊麻用0.5%等比重注, 0.5%高比重注	
		プロカイン塩酸塩	塩酸プロカイン注, ロカイン（硬膜外麻酔）注	
	疼痛治療剤（局所注射用）	ジブカイン塩酸塩, サリチル酸ナトリウム, 臭化 Ca	ネオビタカイン（硬膜外ブロック）注	
	全身麻酔薬	チアミラールナトリウム	イソゾール注, チトゾール注	
		チオペンタールナトリウム	ラボナール注	
	催眠鎮静剤	ミダゾラム	ドルミカム注	呼吸抑制, 過度の血圧低下
止血薬	下肢静脈瘤硬化剤	ポリドカノール	ポリドカスクレロール注	ショックによる障害増悪
血管拡張薬	プロスタグランジンE₁製剤	アルプロスタジルアルファデクス	プロスタンディン点滴 500µg 注	低血圧による症状悪化
抗不安・睡眠薬	マイナートランキライザー	ジアゼパム	セルシン注, ホリゾン注	頻脈, 徐脈, 血圧低下, 循環性ショック
抗てんかん薬	抗けいれん剤	ミダゾラム	ミダフレッサ処方少注	説明記載なし

❸ 昏睡・昏睡状態

❸ 昏睡・昏睡状態 `25件`

痛み刺激や言語刺激に適切な反応を示さない，どのような刺激を外部から与えても覚醒しない，意識障害の最も重症な水準にある状態．

顔面蒼白，瞳孔散大，失禁などの症状がみられ，けいれんを伴う場合もある．

禁忌医薬品

● 抗精神病薬 `15件` 症状を悪化させる．

大分類	中分類	一般名	商品名	禁忌の理由
鎮痛薬	総合感冒剤	サリチルアミド，アセトアミノフェン他	PL 内，幼児用 PL 内	昏睡状態の増強・持続
抗アレルギー薬	抗ヒスタミン剤	アリメマジン酒石酸塩	アリメジン 内	呼吸抑制
	抗ヒスタミン剤，抗パーキンソン病治療薬	プロメタジン塩酸塩	ピレチア 内注，ヒベルナ 内注	
麻薬	麻薬	フェンタニルクエン酸塩	フェンタニル 注	重篤な呼吸抑制
	ノイロレプトアナルゲシア用麻酔剤	フェンタニルクエン酸塩，ドロペリドール	タラモナール 注	
	鎮痛剤	トラマドール塩酸塩	トラマール 処方少 注	
麻酔薬	催眠鎮静剤	ミダゾラム/ドルミカム	ドルミカム 注	呼吸抑制，血圧低下
抗血栓薬	線維素溶解酵素剤	ウロキナーゼ	ウロナーゼ 注	脳内出血の可能性高い
抗精神病薬他	抗精神病薬	クロルプロマジン塩酸塩	コントミン 内注	症状悪化
		レボメプロマジン	ヒルナミン 内注，レボトミン 内注	
		プロクロルペラジン	ノバミン 内注	

JCOPY 498-11712

● 〔I　全身症状〕　❸　昏睡・昏睡状態

大分類	中分類	一般名	商品名	禁忌の理由
抗精神病薬他	抗精神病薬	塩酸ペルフェナジン	ピーゼットシー ⓝ注	症状悪化
		フルフェナジンデカン酸	フルデカシン 注	
		ハロペリドール	セレネース ⓝ注	
		プロペリシアジン	ニューレプチル ⓝ	
		ハロペリドールデカン酸エステル	ハロマンス 注, ネオペリドール 注	
		チミペロン	トロペロン ⓝ注	
		リスペリドン	リスパダール ⓝ注, リスパダールコンスタ 注	
		パリペリドンパルミチン酸エステル	ゼプリオン 注	
		オランザピン	ジプレキサ ⓝ注	
		クエチアピンフマル酸塩	セロクエル ⓝ, ビプレッソ ⓝ	
		アリピプラゾール	エビリファイ ⓝ注	
		ブレクスピプラゾール	レキサルティ ⓝ	
抗不安・睡眠薬	マイナートランキライザー	ジアゼパム	セルシン 注, ホリゾン 注	頻脈, 徐脈, 血圧低下, 循環性ショック
抗てんかん薬	抗けいれん剤	ミダゾラム	ミダフレッサ 処方少 注	説明記載なし

12

❹ 肝性昏睡

❹ 肝性昏睡 `17件`

　肝不全によって生じる意識障害.

　急性肝不全では，肝臓の解毒機能の低下により中毒性物質が血中に増えて脳機能が低下する.

　慢性肝不全では，門脈血流の副血行路が生じる．それにより腸管内で生じたアンモニアなどの毒性物質が肝臓の解毒作用を受けずに大循環に入り，脳の機能が障害される.

禁忌医薬品

- 輸液・栄養剤・アミノ酸製剤を含むもの `12件`

　アミノ酸の代謝が十分に行われないため，症状が悪化する.

大分類	中分類	一般名	商品名	禁忌の理由
輸液・栄養剤	腎不全用総合アミノ酸注射液	腎不全用総合アミノ酸	ネオアミユー㊟,キドミン㊟	肝性昏睡悪化・誘発
	ブドウ糖加アミノ酸注射液	ブドウ糖加アミノ酸	プラスアミノ㊟	
	アミノ酸加総合電解質液		アミカリック㊟	
	アミノ酸・ビタミンB₁加総合電解質液	アミノ酸・ビタミンB₁加総合電解質	アミグランド㊟,パレセーフ㊟	
	ビタミンB₁・糖・電解質　アミノ酸液		ビーフリード㊟	
	ブドウ糖・電解質・アミノ酸・ビタミン・微量元素	ブドウ糖・電解質・アミノ酸・ビタミン・微量元素	ワンパル㊟	
	糖・電解質・アミノ酸液	ブドウ糖加アミノ酸	アミノフリード㊟	アミノ酸代謝されず症状悪化
	高カロリー輸液用	糖・電解質・アミノ酸・総合ビタミン液	エルネオパ㊟	
			ネオパレン㊟	
			フルカリック㊟	
	必須アミノ酸製剤	必須アミノ酸製剤	ESポリタミン㊪	
	蛋白アミノ酸製剤	経腸栄養剤	ツインラインNF㊐経腸	

13

● 〔I　全身症状〕 ❺ 糖尿病性昏睡または前昏睡

大分類	中分類	一般名	商品名	禁忌の理由
利尿薬	ループ利尿薬	フロセミド	ラシックス ⓘ注	アミノ酸代謝されず症状悪化
		ブメタニド	ルネトロン ⓘ注	
		アゾセミド	ダイアート ⓘ	
		トラセミド	ルプラック ⓘ	症状悪化
肝疾患治療薬	肝蛋白代謝改善薬	マロチラート	カンテック ⓘ	

❺ 糖尿病性昏睡または前昏睡 18件

　糖尿病の急性合併症であり，一時的に著しい高血糖になることにより昏睡状態に陥る．

　Ⅰ型に生じやすい糖尿病性ケトアシドーシスと高齢のⅡ型糖尿病患者に生じやすい高血糖性高浸透圧状態がある．

　高血糖性高浸透圧状態は高血糖に脱水が加わると生じやすくなる．

禁忌医薬品

● すべて糖尿病治療薬　　インスリンの適用である．

大分類	中分類	一般名	商品名	禁忌の理由
糖尿病治療薬	スルホニルウレア系経口血糖降下剤	グリメピリド	アマリール ⓘ	インスリン，輸液の適用
	速効型インスリン分泌促進薬	ミチグリニド Ca 水和物	グルファスト ⓘ	
	経口糖尿病用剤	メトホルミン塩酸塩	グリコラン ⓘ，メトグルコ ⓘ	
	食後過血糖改善剤	ボグリボース	ベイスン ⓘ	
	インスリン抵抗性改善剤	ピオグリタゾン塩酸塩	アクトス ⓘ	
	選択的 DPP-4 阻害剤	シタグリプチンリン酸塩水和物	ジャヌビア ⓘ，グラクティブ ⓘ	
		ビルダグリプチン	エクア ⓘ	
		テネリグリプチン臭化水素酸塩水和物	テネリア ⓘ	

14

❻ 脳病変で意識混濁・脳腫瘍等による昏睡状態〔呼吸抑制〕

糖尿病治療薬	選択的 DPP-4 阻害剤	アログリプチン安息香酸塩	ネシーナ 内	インスリン, 輸液の適用
		アナグリプチン	スイニー 内	
		アログリプチン安息香酸塩, ピオグリタゾン塩酸塩	リオベル 内	
		アログリプチン, メトホルミン	イニシンク 内	
	選択的 DPP-4 阻害剤/選択的 SGLT2 阻害剤配合剤・2 型糖尿病治療剤	シタグリプチンリン酸塩水和物/イプラグリフロジン L-プロリン配合錠	スージャヌ配合錠 内	
	糖尿病食後過血糖改善剤	ミグリトール	セイブル 内	
	胆汁排泄型選択的 DPP-4 阻害剤	リナグリプチン	トラゼンタ 内	
	ヒト GLP-1 アナログ注射液	リラグルチド	ビクトーザ 注	
	2 型糖尿病治療剤/持続性 GLP-1 受容体作動薬	セマグルチド（遺伝子組換え）	オゼンピック 注	
	速効型インスリン分泌促進薬/食後過血糖改善薬配合	ミチグリニド Ca 水和物, ボグリボース配合	グルベス 内	

❻ 脳病変で意識混濁・脳腫瘍等による 昏睡状態〔呼吸抑制〕 3件

禁忌医薬品
- すべて麻薬　重篤な呼吸抑制が起こる.

大分類	中分類	一般名	商品名	禁忌の理由
麻薬	麻薬	フェンタニルクエン酸塩	フェンタニル 注	重篤な呼吸抑制

● 〔I　全身症状〕　❼ 急性疾患

大分類	中分類	一般名	商品名	禁忌の理由
麻薬	ノイロレプトアナルゲシア用麻酔剤	フェンタニルクエン酸塩，ドロペリドール	タラモナール 注	重篤な呼吸抑制
	鎮痛剤	トラマドール塩酸塩	トラマール 処方少 注	

❼ 急性疾患 24件

　急性疾患の症状は発熱，悪寒，頭痛，倦怠感，下痢，めまい，関節痛等である．

> 禁忌医薬品
> ● すべて予防接種　　予防接種の主たる副作用は摂取部位の疼痛・発赤を除くと急性疾患の症状と重複する．症状を増悪させる．

大分類	中分類	一般名	商品名	禁忌の理由
予防接種	ワクチン・トキソイド混合製剤	沈降ジフテリア破傷風混合トキソイド	沈降ジフテリア破傷風混合トキソイド 注，DT ビック 注	予防接種不適当
		沈降破傷風トキソイド	沈降破傷風トキソイド 注，破トキ「ビケン F」注	
		沈降精製百日せきジフテリア破傷風不活化ポリオ（ソークワクチン）混合ワクチン	スクエアキッズ 注	
		ワクチン・トキソイド混合製剤	テトラビック 注	
	ウイルスワクチン類	乾燥弱毒生おたふくかぜワクチン	乾燥弱毒生おたふくかぜワクチン 注	
		乾燥弱毒生風しんワクチン	乾燥弱毒生風しんワクチン 注	

❼ 急性疾患

I 全身症状

予防接種				
	ウイルスワクチン類	乾燥弱毒生麻しんワクチン	乾燥弱毒生麻しんワクチン 注	予防接種不適当
		乾燥弱毒生麻しん風しん混合ワクチン	乾燥弱毒生麻しん風しん混合ワクチン 注	
		不活性ポリオワクチン	イモバックスポリオ 注	
		弱毒生ヒトロタウイルス	ロタリックス 内	
		乾燥弱毒生水痘ワクチン	乾燥弱毒生水痘ワクチン 注	
		インフルエンザ HA ワクチン	インフルエンザ HA ワクチン 注	
		乾燥細胞培養日本脳炎ワクチン	ジェービック V 注	
		ヒトパピローマウイルス蛋白質ウイルス様粒子	サーバリックス 注	
		組換え沈降 4 価ヒトパピローマウイルス様粒子ワクチン（酵母由来）	ガーダシル 注	
		不活化狂犬病ウイルス	組織培養不活化狂犬病ワクチン 注	
		乾燥組織培養不活化 A 型肝炎ワクチン	エイムゲン 注	
		組換え沈降 B 型肝炎ワクチン（酵母由来）	ビームゲン 注	
	細菌ワクチン類	乾燥 BCG ワクチン	乾燥 BCG ワクチン 注	
		肺炎球菌ワクチン	ニューモバックス NP 注	
		沈降 13 価肺炎球菌結合型ワクチン	プレベナー 13 注	

● 〔Ⅰ　全身症状〕　⑧ 出血・出血性素因

大分類	中分類	一般名	商品名	禁忌の理由
予防接種	細菌ワクチン類	乾燥ヘモフィルス b 型ワクチン（破傷風トキソイド結合体）	アクトヒブ 注	予防接種不適当
		4 価髄膜炎菌ワクチン	メナクトラ 注	

⑧ 出血・出血性素因 41件

出血中（例: 外傷, 頭蓋内出血, 出血性脳梗塞, 血小板減少性紫斑病, 月経期間中, 手術時, 消化器出血, 尿路出血, 喀血, 流早産・分娩直後等性器出血を伴う妊産婦等）や出血する可能性のある場合（血管障害による出血傾向, 血友病その他の凝固障害, 出血性素因, 止血障害）を対象とする.

禁忌医薬品

- 抗血栓薬 20件 や抗血小板作用を有するイコサペント酸エチル（EPA）他の脂質異常症治療薬 2件 出血を助長する.
  局所麻酔薬 5件 硬膜外麻酔では血圧の過度の極端な低下が生じる.

大分類	中分類	一般名	商品名	禁忌の理由
抗菌薬	抗菌性物質	フラジオマイシン硫酸塩・トリプシン配合	フランセチン・T 外バ	トリプシンに血液凝固阻止作用
鎮痛薬	解熱鎮痛消炎剤	アスピリン	アスピリン（川崎病に使用）処方少 内	出血傾向を助長
		アスピリン, ダイアルミネート	バファリン A81 内	出血増強
脂質異常症治療薬	EPA 製剤	イコサペント酸エチル（EPA）	エパデール 内	止血困難
	EPA・DHA 製剤	オメガ-3 脂肪酸エチル	ロトリガ 内	
ビタミン剤	ニコチン酸製剤	ニコチン酸	ナイクリン 内注	血圧低下
麻酔薬	局所麻酔薬	リドカイン	キシロカイン（硬膜外麻酔）注	病状悪化
		リドカイン塩酸塩・アドレナリン		

❽ 出血・出血性素因

I

全身症状

麻酔薬	局所麻酔薬	メピバカイン塩酸塩	カルボカイン（硬膜外麻酔）注	
		ブピバカイン塩酸塩水和物	マーカイン（硬膜外麻酔）注 マーカイン（脊麻）注	
		プロカイン塩酸塩	塩酸プロカイン注，ロカイン（硬膜外麻酔）注	過度の血圧低下
	疼痛治療薬（局所注射用）	ジブカイン塩酸塩，サリチル酸ナトリウム，臭化 Ca	ネオビタカイン（硬膜外ブロック）注	
	全身麻酔薬	チアミラールナトリウム	イソゾール注，チトゾール注	
		チオペンタールナトリウム	ラボナール注	
抗血栓薬	直接トロンビン阻害薬	ダビガトランエテキシラートメタンスルホン酸塩	プラザキサ内	出血を助長
	経口 FXa 阻害薬	エドキサバントシル酸塩水和物錠	リクシアナ内	
	選択的直接作用型第 Xa 因子阻害薬	リバーロキサバン	イグザレルト内	
	経口抗凝固薬	ワルファリンカリウム	ワーファリン内	出血を助長，致命的
	選択的抗トロンビン薬	アルガトロバン水和物注	ノバスタン HI注，スロンノン HI注	止血困難
	抗血小板薬	チクロピジン塩酸塩製剤	パナルジン内	出血を助長
		クロピドグレル硫酸塩	プラビックス内	
		シロスタゾール	プレタール内	
		アスピリン，ダイアルミネート	バファリン配合錠 A81 内	

JCOPY 498-11712

19

●〔Ⅰ　全身症状〕　❽　出血・出血性素因

大分類	中分類	一般名	商品名	禁忌の理由
抗血栓薬	抗血小板薬	アスピリン	バイアスピリン 内	出血を助長
		チカグレロル	ブリリンタ 内	
	EPA製剤　イコサペント酸エチルカプセル	イコサペント酸エチル（EPA）	エパデール 内, ソルミラン 内	
	経口プロスタサイクリン（PGI2）誘導体製剤	ベラプロストナトリウム	ドルナー 内, プロサイリン 内	
	5-HT2ブロッカー	サルポグレラート塩酸塩	アンプラーグ 内	
	アスピリン/ランソプラゾール配合剤	アスピリン，ランソプラゾール配合	タケルダ 内	出血傾向を助長
	血栓溶解剤（rt-PA製剤）	アルテプラーゼ	アクチバシン 注, グルトパ（急性心筋梗塞）注	出血を助長，止血困難
			アクチバシン 注, グルトパ（虚血性脳血管障害急性期）注	出血惹起・止血困難
	線維素溶解酵素剤	ウロキナーゼ	ウロナーゼ 注	出血を助長
				出血
	血栓溶解剤	モンテプラーゼ製剤	クリアクター 注	出血を助長，止血困難
	抗血栓性末梢循環改善剤	バトロキソビン製剤	デフィブラーゼ 注	止血困難
血管拡張薬	プロスタグランジンE₁製剤	アルプロスタジル	パルクス 注, リプル 注, プリンク 注	出血を助長
		アルプロスタジルアルファデクス	プロスタンディン注射用20μg 注, 点滴500μg 注	低血圧による症状悪化
腎疾患用剤	腹膜透析液	腹膜透析液	ダイアニールN 腹膜透析	全身状態悪化
			エクストラニール 腹膜透析	

20

皮膚科用薬	プロスタグランジン E₁ 製薬	アルプロスタジル アルファデクス軟膏	プロスタンディン ㊤	出血を助長
	抗炎症血行促進薬	ヘパリン類似物質製剤	ヒルドイド ㊤	出血傾向増強
	消炎・血行促進薬	ヘパリンナトリウム	ヘパリンZ ㊤	
造影剤	造影剤	フェルカルボトラン注	リゾビスト ㊟	出血症状悪化

❾ 衰弱 7件

衰弱とは，筋力の衰え，歩行速度の低下，活動量の低下，疲労，体重減少の5つの条件のうち3つ以上に該当する場合をいう．

禁忌医薬品

● 糖尿病治療薬 **3件** 容易に理解できるが，蛍光眼底造影剤フルオレサイトでも「全身状態がさらに悪化し重篤な副作用が発現する」とされている．メカニズムについては触れられていない．

大分類	中分類	一般名	商品名	禁忌の理由
抗アレルギー薬	アレルギー性疾患治療薬	ジフェンヒドラミン塩酸塩・臭化Ca	レスカルミン ㊟	ブロム中毒
糖尿病治療薬	経口糖尿病用薬	メトホルミン塩酸塩	グリコラン ㊤	低血糖
			メトグルコ ㊤	
	選択的 DPP-4 阻害薬，ビグアナイド系薬配合薬	アログリプチン，メトホルミン	イニシンク ㊤	
下剤	調剤用剤	グリセリン	グリセリン ㊤	強制排便により衰弱状態を悪化させショックを起こす
抗精神病薬他	躁病・躁状態治療剤	炭酸リチウム	リーマス ㊤	リチウム毒性増強
眼科用薬	蛍光眼底造影剤	フルオレセイン	フルオレサイト ㊟	全身状態悪化，重篤な副作用

● 〔Ⅰ　全身症状〕　⑩　脱水

⑩ 脱水 13件

　脱水症は細胞外液の電解質組成によって以下のように分類される.

（ア）低張性脱水（電解質欠乏性）

　発汗や嘔吐・下痢などの体液喪失に対して水のみを補充し続けると,血漿中のNa濃度と血漿浸透圧の低下を伴う.口渇感,皮膚・粘膜の乾燥は少ない.初期には自覚症状少ないが,進行すると全身倦怠感や眠気がみられ,四肢の冷感,脈拍微弱が認められる.

（イ）等張性脱水

　水分とNa欠乏とがほぼ同じ割合で起こっている混合性の脱水で,口渇感を伴う.水分のみを摂取し続けると,低張性脱水に変化しやすい.

（ウ）高張性脱水

　発汗の亢進,水分摂取の極端な低下などにより,水分が不足した状態.自分で水分摂取のできない乳幼児や高齢者に多い.血漿中のナトリウム濃度と血漿浸透圧が高値になる.発熱と著しい口渇感を伴い,口腔などの粘膜が乾燥する.意識は保たれるが不隠・興奮の状態となる.手足は冷たくならず,脈拍もしっかりと触れる.

禁忌医薬品

- 輸液・栄養剤 2件　　低張性脱水症の患者にブドウ糖を輸液すると水分量が増加し症状は悪化する.

参考

　Ⅴ-15 嘔吐・脱水 6件,　Ⅴ-16 下痢・脱水 9件

大分類	中分類	一般名	商品名	禁忌の理由
抗菌薬	セフェム系	セフォチアム塩酸塩	パンスポリン（注）	脱水増悪
		セフォゾプラン塩酸塩	ファーストシン（注）	
	ホスホマイシン系	ホスホマイシンナトリウム	ホスミシンS（注）	
抗アレルギー薬	アレルギー性疾患治療剤	ジフェンヒドラミン塩酸塩・臭化Ca	レスカルミン（注）	ブロム中毒
女性ホルモン剤	子癇の発症抑制・治療剤	硫酸マグネシウム水和物,ブドウ糖	マグネゾール（注）,マグセント（注）	脱水増悪

⑪ 発熱

骨・Ca代謝薬	骨粗鬆症治療剤	ゾレドロン酸水和物	リクラスト（点滴）	急性腎不全
輸液・栄養剤	ブドウ糖	ブドウ糖	ブドウ糖液（注）	症状悪化
	キシリトール製剤	キシリトール	クリニット（処方少）（注），キリット（処方少）（注），キシリトール（処方少）（注）	
狭心症薬	硝酸イソソルビド	硝酸イソソルビド	ニトロール（注）	血圧低下，ショック
	狭心症治療剤	ニコランジル	シグマート（注）	
心不全薬	α型ヒト心房性ナトリウム利尿薬ポリペプチド製剤	カルペリチド	ハンプ（注）	病態を更に悪化
利尿薬	脳圧降下，浸透圧利尿薬	D-マンニトール，D-ソルビトール	マンニットールS（注）	低Na血症
抗精神病薬他	躁病・躁状態治療剤	炭酸リチウム	リーマス（内）	リチウム毒性増強

⑪ 発熱 `28件`

　熱発のメカニズムとしては，体温を上昇させることで免疫系の活性化を促しているのだとする説が定着している．ほかに，体内に侵入した微生物の増殖至適温度域よりも体温を上げることでそれらの増殖を抑えているのだとする考えもある．

禁忌医薬品

- 予防接種 `24件`
　発熱時の予防接種は，副作用である発熱をより生じやすくさせる．

大分類	中分類	一般名	商品名	禁忌の理由
予防接種	ワクチン・トキソイド混合製剤	沈降ジフテリア破傷風混合トキソイド	沈降ジフテリア破傷風混合トキソイド（注），DTビック（注）	予防接種不適当
		沈降破傷風トキソイド	沈降破傷風トキソイド（注），破トキ「ビケンF」（注）	

●〔Ⅰ　全身症状〕⓫ 発熱

大分類	中分類	一般名	商品名	禁忌の理由
予防接種	ワクチン・トキソイド混合製剤	沈降精製百日せきジフテリア破傷風不活化ポリオ（ソークワクチン）混合ワクチン	スクエアキッズ 注	予防接種不適当
		ワクチン・トキソイド混合製剤	テトラビック 注	
	ウイルスワクチン類	乾燥弱毒生おたふくかぜワクチン	乾燥弱毒生おたふくかぜワクチン 注	
		乾燥弱毒生風しんワクチン	乾燥弱毒生風しんワクチン 注	
		乾燥弱毒生麻しんワクチン	乾燥弱毒生麻しんワクチン 注	
		不活性ポリオワクチン	イモバックスポリオ 注	
		弱毒生ヒトロタウイルス	ロタリックス 内	
		乾燥弱毒生水痘ワクチン	乾燥弱毒生水痘ワクチン 注	
		インフルエンザ HA ワクチン	インフルエンザ HA ワクチン 注	
		乾燥細胞培養日本脳炎ワクチン	ジェービック V 注	
		ヒトパピローマウイルス蛋白質ウイルス様粒子	サーバリックス 注	
		組換え沈降 4 価ヒトパピローマウイルス様粒子ワクチン（酵母由来）	ガーダシル 注	
		不活化狂犬病ウイルス	組織培養不活化狂犬病ワクチン 注	

24

⑫ 低血糖症状

Ⅰ 全身症状

予防接種	ウイルスワクチン類	乾燥組織培養不活化A型肝炎ワクチン	エイムゲン注	予防接種不適当
		組換え沈降B型肝炎ワクチン（酵母由来）	ビームゲン注	
	ウイルスワクチン類混合製剤	乾燥弱毒生麻しん風しん混合ワクチン	乾燥弱毒生麻しん風しん混合ワクチン注	
	細菌ワクチン類	乾燥BCGワクチン	乾燥BCGワクチン注	
		肺炎球菌ワクチン	ニューモバックスNP注	
		沈降13価肺炎球菌結合型ワクチン	プレベナー13注	
		乾燥ヘモフィルスb型ワクチン	アクトヒブ注	
		4価髄膜炎菌ワクチン	メナクトラ注	
抗悪性腫瘍薬	その他の生物学的製剤抗悪性腫瘍薬	乾燥BCG・コンノート株	イムシスト（膀胱注入）	重篤な副作用，症状悪化
		乾燥BCG・日本株	イムノブラダー（膀胱注入）	重篤な副作用
麻酔薬	吸入麻酔剤	デスフルラン	スープレン外	悪性高熱
		イソフルラン	フォーレン内	
抗精神病薬他	躁病・躁状態治療剤	炭酸リチウム	リーマス内	リチウム毒性増強

⑫ 低血糖症状 8件

禁忌医薬品

- 糖尿病治療薬 7件　低血糖昏睡等を起こし，重篤な転帰（中枢神経系の不可逆的障害，死亡等）をとる．アクチバシンは投与前の血糖値が50mg/dLでは，低血糖状態による意識障害との鑑別が困難となる．

● 〔Ⅰ　全身症状〕 ⑬ 栄養不良・飢餓状態

大分類	中分類	一般名	商品名	禁忌の理由
糖尿病治療薬	超速効型インスリンアナログ製剤	インスリン グルリジン	アピドラ 注	低血糖症状増悪
	二相性プロタミン結晶性インスリン	インスリン アスパル	ノボラピッド 注	
	抗糖尿病剤	インスリン ヒト	ノボリンR 注	
		インスリン リスプロ	ヒューマログミックス 注	
		インスリン グラルギン	ランタス 注	
	持効型溶解インスリンアナログ注射液	インスリン デテミル	レベミル 注	
		インスリン デグルデク	トレシーバ 注	
抗血栓薬	血栓溶解剤（rt-PA 製剤）	アルテプラーゼ	アクチバシン 注, グルトパ 注	低血糖状態による意識障害との鑑別困難

⑬ 栄養不良・飢餓状態 4件

栄養不良状態，飢餓状態では血糖値が低い.

禁忌医薬品

- 糖尿病治療薬 **3件** 　低血糖が増悪して危険.

大分類	中分類	一般名	商品名	禁忌の理由
糖尿病治療薬	経口糖尿病用剤	メトホルミン塩酸塩	グリコラン 内	低血糖
			メトグルコ 内	
	選択的 DPP-4 阻害薬，ビグアナイド系薬配合剤	アログリプチン，メトホルミン	イニシンク 内	
降圧薬	ベータ遮断性　不整脈・狭心症治療剤	プロプラノロール塩酸塩	インデラル 内注	低血糖症状，発見遅れる

26

⑯ 長期安静

Ⅰ

全身症状

⑭ DIC〔播種性血管内血液凝固症〕状態 3件

　生体内で血液が凝固する状態であり，血小板・凝血因子が消費され循環障害のために多臓器不全・死に至る．

大分類	中分類	一般名	商品名	禁忌の理由
血液製剤	血漿分画製剤	人プロトロンビン複合体	ケイセントラ㊟	過凝固状態
		乾燥人血液凝固因子抗体迂回活性複合体	ファイバ㊟	血栓形成を加速
止血薬	下肢静脈瘤硬化剤	ポリドカノール	ポリドカスクレロール㊟	障害起こりやすい

⑮ 多臓器障害 1件

　重症の外傷，広範囲の火傷，大量出血，感染，敗血症の治療中や大手術後に，生命維持に必要な複数の臓器の機能が障害（呼吸器障害，腎機能障害，肝不全，胃腸管出血，DIC）が同時発生した状態．

禁忌医薬品

大分類	中分類	一般名	商品名	禁忌の理由
止血薬	下肢静脈瘤硬化剤	ポリドカノール	ポリドカスクレロール㊟	障害起こりやすい

⑯ 長期安静 7件

　長期間安静状態，手術前4週以内，術後2週以内，産後4週以内などでは，血液凝固能が亢進され，深部静脈血栓症発症の危険性が高くなっている．

禁忌医薬品

- 女性ホルモン 5件［内ピル 3件］血栓症発生のリスクが高まる．エストロゲンと類似作用を有する SERM 選択的エストロゲン受容体モジュレーターは静脈血栓塞栓症（深部静脈血栓症，肺塞栓症，網膜静脈血栓症を含む）を生じさせやすい．

● 〔I 全身症状〕 ⑰ 悪性症候群

大分類	中分類	一般名	商品名	禁忌の理由
女性ホルモン剤	経口黄体ホルモン・卵胞ホルモン混合月経困難症治療剤	ドロスピレノン・エチニルエストラジオール	ヤーズ Ⓝ	血液凝固能，心血管系の副作用
	経口避妊剤	レボノルゲストレル・エチニルエストラジオール	アンジュ 21 Ⓝ，トリキュラー 21 Ⓝ，アンジュ 28 Ⓝ，トリキュラー 28 Ⓝ	血液凝固能亢進，心血管系副作用
		ノルエチステロン・エチニルエストラジオール配合	シンフェーズ T28 Ⓝ	
		デソゲストレル・エチニルエストラジオール	マーベロン 21 Ⓝ，マーベロン 28 Ⓝ	
	月経困難症治療剤	ノルエチステロン・エチニルエストラジオール配合	ルナベル Ⓝ	
骨・Ca代謝薬	骨粗鬆症治療剤	ラロキシフェン塩酸塩	エビスタ Ⓝ	静脈血栓塞栓症
		バゼドキシフェン酢酸塩	ビビアント Ⓝ	

⑰ 悪性症候群 1件

　　抗精神病薬や抗パーキンソン病薬投与中・増量・減量・中止時にまれに出現する副作用で，高熱，発汗，流涎，言語障害，頻脈，振戦等の症状を特徴とする．脳内ドーパミンの急激な上昇によるとも考えられている．

禁忌医薬品
● 抗コリン作用により脳内のドーパミン作用を強める．

大分類	中分類	一般名	商品名	禁忌の理由
パーキンソン病治療薬	末梢 COMT 阻害剤	エンタカポン	コムタン Ⓝ	本剤の急激な減量または投与中止により，高熱，意識障害，ショック状態，横紋筋融解症，急性腎不全他

28

⑲ 全身状態悪化

Ⅰ

全身症状

⑱ 迷走神経緊張 6件

血液検査などの際に針を刺したときに生じる場合がある．採血中や採血後に血圧が下がる，脈拍が遅くなる，あくび，嘔吐，冷汗を生じ，重症の場合には失神，けいれんなどが生じる．

禁忌医薬品

● 自律神経作用薬 5件　迷走神経を興奮させる．

大分類	中分類	一般名	商品名	禁忌の理由
胃腸機能調整薬	消化管運動機能賦活剤	アクラトニウムナパジシル酸塩	アボビス 内	迷走神経緊張（興奮）増強
自律神経作用薬他	コリンエステラーゼ阻害剤	ジスチグミン臭化物	ウブレチド 処方少 内	
	重症筋無力症治療剤	アンベノニウム塩化物	マイテラーゼ 内	
	副交感神経興奮剤	ネオスチグミンメチル硫酸塩，アトロピン硫酸塩水和物	アトワゴリバース 注	
		ネオスチグミン	ワゴスチグミン 内 注	
	重症筋無力症治療剤	ピリドスチグミン臭化物	メスチノン 内	

⑲ 全身状態悪化 3件

大分類	中分類	一般名	商品名	禁忌の理由
抗悪性腫瘍薬	活性型葉酸製剤	レボホリナートCa	アイソボリン 注	重篤な副作用，致命的
麻薬	鎮痛剤	塩酸ペンタゾシン	ソセゴン 注，ペンタジン 注	呼吸抑制増強
造影剤	造影剤	フェルカルボトラン	リゾビスト 注	症状の悪化・副作用発現

JCOPY 498-11712

29

● 〔Ⅰ　全身症状〕　❷⓪　予防接種不適当

❷⓪ 予防接種不適当 23件

　予防接種を受けることが適当でない人とは，明らかな発熱を呈している，重篤な急性疾患にかかっている，予防接種で過敏症を呈した，明らかに免疫機能に異常のある疾患を有する場合である．また，免疫抑制的な作用をもつ薬剤の投与を受けている人では，特に長期あるいは大量投与を受けている場合や投与中止後6カ月以内の人は予防接種不適当である．予防接種を避けること．

禁忌医薬品

● すべて予防接種　免疫機能抑制下で予防接種を実施すると，ワクチンウイルスの感染を増強あるいは持続させる可能性がある．

大分類	中分類	一般名	商品名	禁忌の理由
予防接種	ワクチン・トキソイド混合製剤	沈降ジフテリア破傷風混合トキソイド	沈降ジフテリア破傷風混合トキソイド（注），DTビック（注）	予防接種不適当
		沈降破傷風トキソイド	沈降破傷風トキソイド（注），破トキ「ビケンF」（注）	
		沈降精製百日せきジフテリア破傷風不活化ポリオ（ソークワクチン）混合ワクチン	スクエアキッズ（注）	
		ワクチン・トキソイド混合製剤	テトラビック（注）	
	ウイルスワクチン類	乾燥弱毒生おたふくかぜワクチン	乾燥弱毒生おたふくかぜワクチン（注）	
		乾燥弱毒生風しんワクチン	乾燥弱毒生風しんワクチン（注）	
		乾燥弱毒生麻しんワクチン	乾燥弱毒生麻しんワクチン（注）	
		不活性ポリオワクチン	イモバックスポリオ（注）	

30　　JCOPY 498-11712

⑳ 予防接種不適当

予防接種	ウイルスワクチン類	弱毒生ヒトロタウイルス	ロタリックス Ⓝ	予防接種不適当
		乾燥弱毒生水痘ワクチン	乾燥弱毒生水痘ワクチン Ⓙ	
		インフルエンザ HA ワクチン	インフルエンザ HA ワクチン Ⓙ	
		乾燥細胞培養日本脳炎ワクチン	ジェービック V Ⓙ	
		ヒトパピローマウイルス蛋白質ウイルス様粒子	サーバリックス Ⓙ	
		組換え沈降 4 価ヒトパピローマウイルス様粒子ワクチン（酵母由来）	ガーダシル Ⓙ	
		不活化狂犬病ウイルス	組織培養不活化狂犬病ワクチン Ⓙ	
		乾燥組織培養不活化 A 型肝炎ワクチン	エイムゲン Ⓙ	
		組換え沈降 B 型肝炎ワクチン（酵母由来）	ビームゲン Ⓙ	
	ウイルスワクチン類混合製剤	乾燥弱毒生麻しん風しん混合ワクチン	乾燥弱毒生麻しん風しん混合ワクチン Ⓙ	
	細菌ワクチン類	乾燥 BCG ワクチン	乾燥 BCG ワクチン Ⓙ	
		肺炎球菌ワクチン	ニューモバックス NP Ⓙ	
		沈降 13 価肺炎球菌結合型ワクチン	プレベナー 13 Ⓙ	
		乾燥ヘモフィルス b 型ワクチン（破傷風トキソイド結合体）	アクトヒブ Ⓙ	

● 〔Ⅰ　全身症状〕　❷ 食塩・Na 制限者

大分類	中分類	一般名	商品名	禁忌の理由
予防接種	細菌ワクチン類	4 価髄膜炎菌ワクチン	メナクトラ 注	予防接種不適当

2 電解質異常

❶ 一般的電解質異常 2件

禁忌医薬品
- すべて輸液・栄養剤　　症状が悪化する．

大分類	中分類	一般名	商品名	禁忌の理由
輸液・栄養剤	高カロリー輸液	糖・電解質・アミノ酸・総合ビタミン液	エルネオパ 注 / ネオパレン 注	電解質異常増悪

❷ 食塩・Na 制限者 4件

禁忌医薬品
- 胃腸機能調整薬 1件　　Na の貯留増加により症状が悪化（高 Na 血症，浮腫，妊娠高血圧症候群等）する．

大分類	中分類	一般名	商品名	禁忌の理由
抗アレルギー薬	アレルギー性疾患治療剤	ジフェンヒドラミン塩酸塩・臭化 Ca	レスカルミン 注	ブロム中毒
胃腸機能調整薬	胃腸薬	タカヂアスターゼ，メタケイ酸アルミン酸マグネシウム他	S・M 内，つくし A・M 内，FK 内，KM 内	Na 貯留増加による症状悪化
消化性潰瘍治療薬	制酸剤	炭酸水素ナトリウム	炭酸水素ナトリウム 内，重曹（原末）内	
抗精神病薬他	躁病・躁状態治療剤	炭酸リチウム	リーマス 内	リチウム毒性増強

❹ 高K，高K性周期性四肢麻痺

❸ 高Na 2件

　脱水症，嘔吐，下痢，発汗過多（熱中症），水分摂取不足等で見られる．錯乱，筋肉の痙攣，発作，昏睡が生じ死に至ることもある．

大分類	中分類	一般名	商品名	禁忌の理由
輸液・栄養剤	高カロリー輸液	糖・電解質・アミノ酸・総合ビタミン液	フルカリック ㊟	高Na血症悪化・誘発
	ブドウ糖・電解質・アミノ酸・ビタミン・微量元素	ブドウ糖・電解質・アミノ酸・ビタミン・微量元素	ワンパル ㊟	

❹ 高K，高K性周期性四肢麻痺 16件

> **禁忌医薬品**
> ● 輸液・栄養剤 12件 　症状が悪化する．

大分類	中分類	一般名	商品名	禁忌の理由
輸液・栄養剤	カリウム補給剤	塩化カリウム	K.C.L. エリキシル ㋥	不整脈，心停止，発作誘発
			塩化カリウム ㊟，K.C.L. ㊟	
		グルコン酸カリウム	グルコンサンカリウム ㋥	
	徐放性カリウム剤	塩化カリウム徐放剤	スローケー ㋥	
	カリウムアスパルテート製剤	L-アスパラギン酸カリウム	アスパラカリウム ㋥	
	カリウム，マグネシウムアスパルテート製剤	L-アスパラギン酸カリウム・マグネシウム	アスパラ配合錠 ㋥	不整脈，心停止，発作誘発，高Mg血症の増悪
	アミノ酸加総合電解質液	ブドウ糖加アミノ酸	アミカリック ㊟	高K血症悪化・誘発
	アミノ酸・ビタミンB₁加総合電解質液	アミノ酸・ビタミンB₁加総合電解質	アミグランド ㊟，パレセーフ ㊟	

Ⅰ　全身症状

● 〔Ⅰ　全身症状〕　❺ 高 Cl

大分類	中分類	一般名	商品名	禁忌の理由
輸液・栄養剤	糖・電解質・アミノ酸液	ブドウ糖加アミノ酸	アミノフリード 注	高 K 血症悪化・誘発
	ビタミン B₁・糖・電解質・アミノ酸液	アミノ酸・ビタミン B₁ 加総合電解質	ビーフリード 注	
	高カロリー輸液用	糖・電解質・アミノ酸・総合ビタミン液	フルカリック 注	
	ブドウ糖・電解質・アミノ酸・ビタミン・微量元素	ブドウ糖・電解質・アミノ酸・ビタミン・微量元素	ワンパル 注	
降圧薬	カリウム保持性利尿薬/抗アルドステロン性利尿薬	スピロノラクトン	アルダクトン A 内	高 K 血症
	カリウム保持性利尿薬/選択的アルドステロンブロッカー	エプレレノン	セララ 処方少 内	症状増悪
利尿薬	カリウム保持性利尿薬	カンレノ酸カリウム	ソルダクトン 注	高 K 血症増悪
皮膚科用剤	アトピー性皮膚炎治療剤（免疫抑制薬外用剤）	タクロリムス水和物	プロトピック 軟膏	腎障害，高 K 血症増悪

❺ 高 Cl 3件

下痢，脳炎，呼吸性アルカローシス，低アルドステロン症，過換気症候群などで生じる．

> **禁忌医薬品**
> ● 輸液・栄養剤 1件
> 　薬剤は塩化ナトリウムを含有するため症状を悪化させる．

大分類	中分類	一般名	商品名	禁忌の理由
輸液・栄養剤	高カロリー輸液	総合ビタミン・糖・アミノ酸・電解質液	フルカリック 注	高 Cl 血症悪化・誘発
	ブドウ糖・電解質・アミノ酸・ビタミン・微量元素	ブドウ糖・電解質・アミノ酸・ビタミン・微量元素	ワンパル 注	

利尿薬	炭酸脱水酵素抑制剤	アセタゾラミドナトリウム	ダイアモックス 内注	電解質異常増悪

❻ 高 Ca 19件

副甲状腺機能亢進症，消化性潰瘍の人が多量の牛乳を飲み制酸薬を併用した場合などで嘔気，嘔吐，腹痛，便秘が生じる．

禁忌医薬品
- 骨・カルシウム代謝薬 9件 　血清カルシウム値を更に上昇させる．
- 輸液・栄養剤 5件 　症状が悪化する．

大分類	中分類	一般名	商品名	禁忌の理由
抗菌薬	抗結核剤	アルミノパラアミノサリチル酸カルシウム	アルミノニッパスカルシウム 内	高 Ca 血症増悪
		パラアミノサリチル酸カルシウム水和物	ニッパスカルシウム 内	
抗悪性腫瘍薬	抗悪性腫瘍薬経口黄体ホルモン製剤	メドロキシプロゲステロン酢酸エステル	ヒスロン H 内	電解質失調促進
骨・Ca 代謝薬	活性型ビタミン D₃ 製剤	カルシトリオール	ロカルトロール 内	高 Ca 血症増悪
	Ca 補給剤	グルコン酸 Ca	カルチコール 内注	
		乳酸 Ca	乳酸 Ca 水和物 内, 乳石錠 内	
		リン酸水素 Ca 水和物	リン酸水素カルシウム 処方少 内	
	Ca/天然型ビタミン D₃/マグネシウム配合	沈降炭酸 Ca, コレカルシフェロール, 炭酸マグネシウム	デノタス 内	
	Ca アスパルテート製剤	L-アスパラギン酸 Ca 水和物	アスパラ-CA 内	
	骨粗鬆症治療剤	テリパラチド酢酸塩	テリボン 注	
		テリパラチド	フォルテオ 注	

JCOPY 498-11712

35

● 〔Ⅰ　全身症状〕　❼ 高 Mg

大分類	中分類	一般名	商品名	禁忌の理由
骨・Ca 代謝薬	補正用電解質液	塩化 Ca 水和物	塩化 Ca 水和物 内，大塚塩カル 内，塩化 Ca 補正液 内	高 Ca 血症増悪
輸液・栄養剤	アミノ酸・ビタミン B$_1$ 加総合電解質液	アミノ酸・ビタミン B$_1$ 加総合電解質	アミグランド 注，パレセーフ 注	高 Ca 血症悪化・誘発
	糖・電解質・アミノ酸液	ブドウ糖加アミノ酸	アミノフリード 注	
	ビタミン B$_1$・糖・電解質・アミノ酸液	アミノ酸・ビタミン B$_1$ 加総合電解質	ビーフリード 注	
	高カロリー輸液	総合ビタミン・糖・アミノ酸・電解質液	フルカリック 注	
	ブドウ糖・電解質・アミノ酸・ビタミン・微量元素	ブドウ糖・電解質・アミノ酸・ビタミン・微量元素	ワンパル 注	高 Ca 血症増悪
胃腸機能調整薬	胃腸薬	タカヂアスターゼ，メタケイ酸アルミン酸マグネシウム他	S・M 内，つくし A・M 内，FK 内，KM 内	
腸疾患治療薬	過敏性腸症候群治療剤	ポリカルボフィル Ca	コロネル 内，ポリフル 内	

❼ 高 Mg 6件

急性腎不全，慢性腎不全，アジソン病などで生じる．

禁忌医薬品
● すべて輸液・栄養剤　症状が悪化する．

大分類	中分類	一般名	商品名	禁忌の理由
輸液・栄養剤	アミノ酸加総合電解質液	ブドウ糖加アミノ酸	アミカリック 注	高 Mg 血症悪化・誘発
	アミノ酸・ビタミン B$_1$ 加総合電解質液	アミノ酸・ビタミン B$_1$ 加総合電解質	アミグランド 注，パレセーフ 注	
			ビーフリード 注	
	糖・電解質・アミノ酸液	ブドウ糖加アミノ酸	アミノフリード 注	

36

⑨ 低Na

輸液・栄養剤	高カロリー輸液	総合ビタミン・糖・アミノ酸・電解質液	フルカリック(注)	高Mg血症悪化・誘発
	ブドウ糖・電解質・アミノ酸・ビタミン・微量元素	ブドウ糖・電解質・アミノ酸・ビタミン・微量元素	ワンパル(注)	

⑧ 高P 6件

腎不全，特発性副甲状腺機能低下症，術後甲状腺機能低下症などで生じる．

禁忌医薬品

- すべて輸液・栄養剤　高P血症が悪化または誘発される．

大分類	中分類	一般名	商品名	禁忌の理由
輸液・栄養剤	アミノ酸加総合電解質液	ブドウ糖加アミノ酸	アミカリック(注)	
	アミノ酸・ビタミンB₁加総合電解質液	アミノ酸・ビタミンB₁加総合電解質	アミグランド(注), パレセーフ(注)	
			ビーフリード(注)	
	糖・電解質・アミノ酸液	ブドウ糖加アミノ酸	アミノフリード(注)	高P血症悪化・誘発
	高カロリー輸液	総合ビタミン・糖・アミノ酸・電解質液	フルカリック(注)	
	ブドウ糖・電解質・アミノ酸・ビタミン・微量元素	ブドウ糖・電解質・アミノ酸・ビタミン・微量元素	ワンパル(注)	

⑨ 低Na 2件

水分過剰摂取，肝硬変，輸液のミスで生じる．筋肉のけいれん，発作，混迷・昏睡が起こり死に至る．

禁忌医薬品

- すべて下垂体ホルモン　低Na血症を増悪させる．

● 〔Ⅰ　全身症状〕　⑩ 低 K

大分類	中分類	一般名	商品名	禁忌の理由
他のホルモン製剤	第Ⅷ因子放出型　血友病 A・von Willebrand 病用剤	デスモプレシン酢酸塩水和物	デスモプレシン点鼻液 点鼻	低 Na 血症増悪
	ペプチド系抗利尿薬ホルモン用剤	ペプチド系抗利尿薬ホルモン	ミニリンメルト 内	

⑩ 低 K 8件

嘔吐，下痢，下剤の常用，K を排泄させる利尿薬の使用で生じる．筋力低下，けいれん，不整脈などが生じる．

禁忌医薬品

● 下剤 4件 　下痢が起こると電解質を喪失し，状態を悪化させる．

大分類	中分類	一般名	商品名	禁忌の理由
抗菌薬	ニューキノロン系経口抗菌薬	モキシフロキサシン塩酸塩	アベロックス 内	心室性頻拍，QT 延長
抗悪性腫瘍薬	乳癌治療剤	トレミフェンクエン酸塩	フェアストン 内	
下剤	緩下剤	センナ末	アジャスト A 内	下痢で電解質を喪失
			アローゼン 内	
		センノシド	プルゼニド 内	
		ダイオウ・センナ	セチロ 内	
肝疾患治療薬	肝臓疾患用剤・アレルギー用剤	グリチルリチン酸ーアンモニウム，グリシン，L-システイン塩酸塩水和物	強力ネオミノファーゲンシー 注	低 K 血症，高血圧症
		グリチルリチン酸ーアンモニウム・グリシン・DL-メチオニン配合	グリチロン 内	

38

⑫ 体液中 Na 減少

I

全身症状

⑪ 低 Ca 5件

Ca の摂取量不足，ビタミン D 欠乏症，膵臓炎などで生じる．

禁忌医薬品

- すべて骨・Ca 代謝薬

  血清 Ca 値が低下し，低 Ca 血症の症状が悪化する．

大分類	中分類	一般名	商品名	禁忌の理由
骨・Ca 代謝薬	骨粗鬆症治療剤	アレンドロン酸ナトリウム	ボナロン ⓝ注	低 Ca 血症増悪
		リセドロン酸ナトリウム	ベネット 処方少 ⓝ	
		イバンドロン酸ナトリウム水和物	ボンビバ ⓝ注	
		ゾレドロン酸水和物	リクラスト 点滴	
	ヒト型抗 RANKL モノクローナル抗体製剤	デノスマブ	プラリア ⓝ	

⑫ 体液中 Na 減少 9件

禁忌医薬品

- 利尿薬 5件　電解質異常を起こす．
- 降圧薬 4件　薬剤の Na・K 排泄作用により，体液中濃度がさらに減少し，電解質失調を悪化させる．

大分類	中分類	一般名	商品名	禁忌の理由
降圧薬	チアジド系降圧利尿薬	トリクロルメチアジド	フルイトラン ⓝ	低 Na 血症，低 K 血症悪化
	持続型非チアジド系降圧剤	インダパミド	ナトリックス ⓝ，テナキシル ⓝ	
	持続性 ARB/利尿薬合剤	ロサルタンカリウム・ヒドロクロロチアジド配合	プレミネント ⓝ	
	持続性アンジオテンシン II 受容体拮抗薬/利尿薬配合	カンデサルタンシレキセチル，ヒドロクロロチアジド	エカード ⓝ	

JCOPY 498-11712

39

● 〔I 全身症状〕 ⑬ 体液中 K 減少

大分類	中分類	一般名	商品名	禁忌の理由
利尿薬	ループ利尿薬	フロセミド	ラシックス 内注	電解質失調促進
		ブメタニド	ルネトロン 内注	
		アゾセミド	ダイアート 内	
		トラセミド	ルプラック 内	
	炭酸脱水酵素抑制剤	アセタゾラミドナトリウム	ダイアモックス 内注	電解質異常増悪

⑬ 体液中 K 減少 9件

禁忌医薬品

- 利尿薬 5件　電解質異常を起こす.
- 降圧薬 4件　薬剤の Na・K 排泄作用により，体液中濃度がさらに減少し，電解質失調を悪化させる.

大分類	中分類	一般名	商品名	禁忌の理由
降圧薬	チアジド系降圧利尿薬	トリクロルメチアジド	フルイトラン 内	低 K 血症, 低 Na 血症悪化
	持続型非チアジド系降圧剤	インダパミド	ナトリックス 内, テナキシル 内	
	持続性 ARB/利尿薬合剤	ロサルタンカリウム・ヒドロクロロチアジド配合	プレミネント 内	
	持続性アンジオテンシン II 受容体拮抗薬/利尿薬配合	カンデサルタンシレキセチル, ヒドロクロロチアジド	エカード 内	
利尿薬	ループ利尿薬	フロセミド	ラシックス 内注	電解質失調促進
		ブメタニド	ルネトロン 内注	
		アゾセミド	ダイアート 内	
		トラセミド	ルプラック 内	
	炭酸脱水酵素抑制剤	アセタゾラミドナトリウム	ダイアモックス 内注	電解質異常増悪

❶ アルカリフォスファターゼ値上昇

3 検査値異常

❶ アルカリフォスファターゼ値上昇 2件

禁忌医薬品

- すべて骨・Ca 代謝薬　副甲状腺ホルモンは骨芽細胞と破骨細胞のバランスを変化させる作用があり，骨形成を活性化させ骨肉腫発生のリスク高める可能性がある．したがって，原因不明の場合は副甲状腺ホルモンの投与は控えること．

大分類	中分類	一般名	商品名	禁忌の理由
骨・Ca 代謝薬	骨粗鬆症治療剤	テリパラチド酢酸塩	テリボン 注	骨肉腫発生
		テリパラチド	フォルテオ 注	

● 〔Ⅱ　感染症〕　❶ 一般的な感染症

Ⅱ　感染症

❶ 一般的な感染症　39件

病原微生物（真菌，原虫，細菌，リケッチア，ウィルス）が体内に侵入し，感染して増殖し発症する疾患の総称．寄生虫によるものも含まれる．感染してもほとんど無症状で終わる場合や一度発症すると容易には治癒しないものや致死的なものがある．

禁忌医薬品

- 糖尿病治療薬 19件　インスリン注射による血糖管理が望まれるので薬剤の投与は適さない．
- 抗悪性腫瘍薬 14件　骨髄抑制により，感染症を増悪させる．

大分類	中分類	一般名	商品名	禁忌の理由
抗悪性腫瘍薬	アルキル化剤	シクロフォスファミド水和物	エンドキサン 内注	感染症増悪し致命的
	抗多発性骨髄腫剤	メルファラン	アルケラン 注	
	代謝拮抗剤	テガフール・ウラシル配合	ユーエフティ UFT 内	
	代謝拮抗性抗悪性腫瘍薬	シタラビン	キロサイド N 注	
		ゲムシタビン塩酸塩	ジェムザール 注	
	抗悪性腫瘍薬	フルダラビンリン酸エステル 185	フルダラ 注	
	活性型葉酸製剤	レボホリナート Ca	アイソボリン 注	骨髄抑制による感染症増悪，致命的
	還元型葉酸製剤	ホリナート Ca	ユーゼル 内，ロイコボリン 内	
	抗悪性腫瘍薬性抗生物質	アムルビシン塩酸塩	カルセド 注	
	ビンカアルカロイド系抗悪性腫瘍薬	ビノレルビン酒石酸塩	ナベルビン 注	
	抗悪性腫瘍薬	パクリタキセル	タキソール 注	
			アブラキサン 注	

42

❶ 一般的な感染症

抗悪性腫瘍薬	抗悪性腫瘍薬	ドセタキセル（添加物ポリソルベート）	タキソテール㊟, ワンタキソテール㊟	骨髄抑制による感染症増悪，致命的
		イリノテカン塩酸塩水和物	トポテシン㊟, カンプト㊟	
抗リウマチ薬	抗ヒトTNFαモノクローナル抗体製剤	インフリキシマブ	レミケード㊟	症状悪化
	完全ヒト型可溶性TNFα/LTαレセプター製剤	エタネルセプト	エンブレル㊟	
	ヒト型抗ヒトTNFαモノクローナル抗体製剤	アダリムマブ	ヒュミラ㊟	
	ヒト化抗ヒトIL-6レセプターモノクローナル抗体	トシリズマブ	アクテムラ㊟	
	T細胞選択的共刺激調節剤	アバタセプト	オレンシア㊟	
糖尿病治療薬	スルホニルウレア系経口血糖降下剤	グリメピリド	アマリール㊐	インスリン，輸液の適用
	速効型インスリン分泌促進薬	ミチグリニドCa水和物	グルファスト㊐	
	経口糖尿病用剤	メトホルミン塩酸塩	グリコラン㊐	
			メトグルコ㊐	
	食後過血糖改善剤	ボグリボース	ベイスン㊐	
	インスリン抵抗性改善剤	ピオグリタゾン塩酸塩	アクトス㊐	
	糖尿病食後過血糖改善剤	ミグリトール	セイブル㊐	
	ヒトGLP-1アナログ注射液	リラグルチド	ビクトーザ㊟	
	2型糖尿病治療剤/持続性GLP-1受容体作動薬	セマグルチド（遺伝子組換え）	オゼンピック㊟	

Ⅱ
感染症

JCOPY 498-11712

43

● 〔Ⅱ　感染症〕　❷ 細菌皮膚感染症

大分類	中分類	一般名	商品名	禁忌の理由
糖尿病治療薬	速効型インスリン分泌促進薬/食後過血糖改善薬配合	ミチグリニド Ca 水和物，ボグリボース配合	グルベス ⓘ	インスリン，輸液の適用
	DPP-4 阻害剤	シタグリプチンリン酸塩水和物	ジャヌビア ⓘ，グラクティブ ⓘ	
		ビルダグリプチン	エクア ⓘ	
		テネリグリプチン臭化水素酸塩水和物	テネリア ⓘ	
		リナグリプチン	トラゼンタ ⓘ	
		アログリプチン安息香酸塩	ネシーナ ⓘ	
		アナグリプチン	スイニー ⓘ	
	DPP-4 阻害薬/チアゾリジン系薬配合	アログリプチン安息香酸塩，ピオグリタゾン塩酸塩	リオベル ⓘ	
	DPP-4 阻害薬/ビグアナイド系薬配合剤	アログリプチン，メトホルミン	イニシンク ⓘ	
	選択的 DPP-4 阻害剤/選択的 SGLT2 阻害剤配合剤・2 型糖尿病治療剤	シタグリプチンリン酸塩水和物/イプラグリフロジン L-プロリン配合錠	スージャヌ配合錠 ⓘ	
自律神経作用薬他	多発性硬化症治療剤ヒト化抗ヒト α4 インテグリンモノクローナル抗体製剤	ナタリズマブ	タイサブリ ⓙ	感染症増悪，致命的

❷ 細菌皮膚感染症 8件

　　本来，皮膚は細菌感染を防ぐためのバリアであり，健常な状態で細菌感染症が生じることはまずない．しかし，糖尿病，外傷，エイズ，化学療法中，日焼けなどで炎症が皮膚に生じた場合を含めて皮膚のバリア機能が低下すると細菌感染が起こりやすくなる．原因菌としてはブドウ球菌と連鎖球菌が多い．

③ 結核

Ⅱ 感染症

> **禁忌医薬品**
> ● 外用薬であり，すべてステロイドが含まれている．皮膚疾患症状を悪化させる．

大分類	中分類	一般名	商品名	禁忌の理由
抗菌薬	クロラムフェニコール系	クロラムフェニコール・フラジオマイシン	クロマイ-P ㊡	治療効果なし
副腎皮質ステロイド	外用合成副腎皮質ホルモン剤	ジフルプレドナート	マイザー ㊡	感染症悪化
		ベタメタゾンジプロピオン酸エステル	リンデロン-DP ㊡	
		ベタメタゾン酪酸エステルプロピオン酸エステル	アンテベート ㊡	
		ベタメタゾン吉草酸エステル	ベトネベート ㊡，ベトネベート N ㊡，リンデロン V ㊡，リンデロン VG ㊡	
皮膚科用薬	尋常性乾癬治療剤	カルシポトリオール水和物/ベタメタゾンジプロピオン酸エステル配合	ドボベット ㊡	
		マキサカルシトール，ベタメタゾン酪酸エステルプロピオン酸エステル	マーデュオックス ㊡	
	ヒト型抗ヒト IL-23p19 モノクローナル抗体製剤	グセルクマブ（遺伝子組換え）製剤	トレムフィア ㊟	

③ 結核 15件

　結核菌に感染したことによって発症する感染症．一般的には肺結核をさすが，肺以外に腎臓，腸，骨，リンパ節などにもしばしば発生する．

JCOPY 498-11712

● 〔Ⅱ　感染症〕 ❸ 結核

禁忌医薬品
● 抗リウマチ薬 **5件**　　症状を悪化させる.

大分類	中分類	一般名	商品名	禁忌の理由
予防接種	細菌ワクチン類	乾燥 BCG ワクチン	乾燥 BCG ワクチン 注	結核未感染者のみに行う
抗悪性腫瘍薬	その他の生物学的製剤 抗悪性腫瘍薬	乾燥 BCG・コンノート株	イムシスト 膀胱注入	重篤な副作用
		乾燥 BCG・日本株	イムノブラダー 膀胱注入	
抗リウマチ薬	抗リウマチ薬	メトトレキサート	リウマトレックス 内	
	抗ヒト TNFα モノクローナル抗体製剤	インフリキシマブ	レミケード 注	
	完全ヒト型可溶性 TNFα/LTα レセプター製剤	エタネルセプト	エンブレル 注	症状悪化
	ヒト型抗ヒト TNFα モノクローナル抗体製剤	アダリムマブ	ヒュミラ 注	
	ヒト化抗ヒト IL-6 レセプターモノクローナル抗体	トシリズマブ	アクテムラ 注	
甲状腺疾患治療薬	ヨウ素化合物製剤	ヨウ化カリウム	ヨウ化カリウム 内	再燃
麻薬	モルヒネ塩酸塩	モルヒネ塩酸塩水和物	モルヒネ塩酸塩 注, アンペック 注, プレペノン 〔くも膜下投与〕	くも膜下投与により症状悪化
	麻薬	フェンタニルクエン酸塩	フェンタニル（くも膜下のみ）注	
麻酔薬	長時間作用性局所麻酔剤	ブピバカイン塩酸塩水和物	マーカイン脊麻用 0.5%等比重 注, 0.5%高比重 注	脊椎麻酔で症状悪化

46

❺ 真菌症〔深在性［全身性］〕

大分類	中分類	一般名	商品名	禁忌の理由
痔治療薬	痔疾用剤	ジフルコルトロン吉草酸エステル・リドカイン	ネリプロクト ㊤㊤	感染症悪化
		ヒドロコルチゾン，フラジオマイシン硫酸塩他	プロクトセディル ㊤㊤	
		大腸菌死菌浮遊液，ヒドロコルチゾン	ポステリザンF ㊤	

❹ 皮膚結核 3件

　真性皮膚結核と結核疹に分けられる．真性皮膚結核の代表は尋常性狼瘡（ろうそう）であり，病変部から結核菌が採取できる．一方の結核疹は体内に結核病巣があり，その影響で皮膚に病変が生じたもの．皮膚病変部に結核菌はない．

大分類	中分類	一般名	商品名	禁忌の理由
抗菌薬	クロラムフェニコール系	クロラムフェニコール・フラジオマイシン	クロマイ-P ㊤	感染症悪化
副腎皮質ステロイド	外用合成副腎皮質ホルモン剤	プレドニゾロン	プレドニゾロン ㊤	
皮膚科用薬	ヒト型抗ヒトIL-23p19モノクローナル抗体製剤	グセルクマブ（遺伝子組換え）製剤	トレムフィア ㊟	

❺ 真菌症〔深在性［全身性］〕 19件

　真菌による感染症．皮膚や粘膜などの真菌症を表在性とし，肺，肝臓，腎臓，脳などの体の深部の感染症を深在性真菌症という．ステロイドや免疫抑制薬を投与されて免疫力が低下すると，感染するリスクが高まる．

禁忌医薬品
- 気管支拡張薬 9件　　全てでステロイドが含まれていて症状を増悪する．
- 耳鼻科用薬 5件　　全てでステロイドが含まれていて症状を増悪する．

● 〔Ⅱ　感染症〕 ❺ 真菌症〔深在性〔全身性〕〕

大分類	中分類	一般名	商品名	禁忌の理由
抗菌薬	クロラムフェニコール系	クロラムフェニコール・フラジオマイシン	クロマイ-P ㊤	症状悪化
気管支拡張薬他	吸入ステロイド喘息治療剤	フルチカゾンプロピオン酸エステル	フルタイド ㊸	
		モメタゾンフランカルボン酸エステルドライパウダーインヘラー	アズマネックス ㊸	
	喘息・COPD 治療配合	サルメテロールキシナホ酸塩，フルチカゾンプロピオン酸エステル	アドエア ㊸	
	吸入ステロイド喘息治療	フルチカゾンフランカルボン酸エステル	アニュイティ ㊸	
		シクレソニド吸入剤	オルベスコ ㊸	
	ドライパウダー吸入式ステロイド薬	ブデソニド吸入剤	パルミコート ㊸	
	ドライパウダー吸入式喘息・COPD 治療配合	ブデソニド/ホルモテロールフマル酸塩水和物吸入剤	シムビコート ㊸	
	喘息治療配合	フルチカゾンプロピオン酸エステル，ホルモテロールフマル酸塩水和物吸入剤	フルティフォーム ㊸	
	喘息・COPD 治療配合	ビランテロールトリフェニル酢酸塩，フルチカゾンフランカルボン酸エステル	レルベア ㊸	
腸疾患治療薬	クローン病治療剤	ブデソニド	ゼンタコード ㊧	
痔治療薬	痔疾用剤	ジフルコルトロン吉草酸エステル・リドカイン	ネリプロクト ㊨ ㊤	

48

❻ 真菌皮膚感染症

痔治療薬	痔疾用剤	ヒドロコルチゾン，フラジオマイシン硫酸塩他	プロクトセジル 坐 外	
		大腸菌死菌浮遊液，ヒドロコルチゾン	ポステリザン F 坐	
耳鼻科用薬	点鼻用（ステロイド含む）	フルチカゾンプロピオン酸エステル	フルナーゼ 点鼻	症状悪化
		ベクロメタゾンプロピオン酸エステル製剤	リノコート 点鼻	
		フルチカゾンフランカルボン酸エステル	アラミスト 点鼻	
		モメタゾンフランカルボン酸エステル水和物点鼻液	ナゾネックス 点鼻	
	粉末噴霧式アレルギー性鼻炎治療剤	デキサメタゾンシペシル酸エステル	エリザス 外 点鼻	

❻ 真菌皮膚感染症 7件

　　真菌が皮膚に感染して生じる．原因菌の大半は白癬菌またはカンジダ．感染源と直接触れたり，プール，銭湯，スリッパ，帽子，タオルなどに存在する菌に触れて感染する場合がほとんどである．

禁忌医薬品

- 外用薬であり，ほぼすべてにステロイドが含まれている．皮膚疾患症状を悪化させる．

大分類	中分類	一般名	商品名	禁忌の理由
抗真菌薬	抗真菌薬	リラナフタート	ゼフナート 外	効果ない
副腎皮質ステロイド	外用合成副腎皮質ホルモン剤	ジフルプレドナート	マイザー 外	症状悪化
		ベタメタゾンジプロピオン酸エステル	リンデロン-DP 外	
		ベタメタゾン酪酸エステルプロピオン酸エステル	アンテベート 外	

● 〔Ⅱ 感染症〕 ❼ ウイルス性感染症〔肛門〕

大分類	中分類	一般名	商品名	禁忌の理由
副腎皮質ステロイド	外用合成副腎皮質ホルモン剤	ベタメタゾン吉草酸エステル	ベトネベート ㊤, ベトネベート N ㊤, リンデロン V ㊤, リンデロン VG ㊤	症状悪化
皮膚科用薬	尋常性乾癬治療剤	カルシポトリオール水和物/ベタメタゾンジプロピオン酸エステル配合	ドボベット ㊤	
		マキサカルシトール, ベタメタゾン酪酸エステルプロピオン酸エステル	マーデュオックス ㊤	

❼ ウイルス性感染症〔肛門〕 3件

禁忌医薬品

● ほぼすべてステロイドが含まれている．ステロイドの使用が治療効果を妨げる．

大分類	中分類	一般名	商品名	禁忌の理由
痔治療薬	痔疾用剤	ジフルコルトロン吉草酸エステル・リドカイン	ネリプロクト ㊥ ㊤	症状悪化
		ヒドロコルチゾン, フラジオマイシン硫酸塩他	プロクトセディル ㊥ ㊤	
		大腸菌死菌浮遊液, ヒドロコルチゾン	ポステリザン F ㊥	

❽ ウイルス皮膚感染症 5件

代表的なウイルス皮膚感染症には次のようなものがある．水疱を主体とするもの［単純疱疹，帯状疱疹，水痘］，疣贅（いぼ）を主体とするもの［尋常性疣贅，扁平疣贅，尖圭コンジローム］，全身性の皮疹を主体とするもの［麻疹，風疹，突発性発疹，伝染性紅斑，手足口病，伝染性単核球症］，エイズ．

禁忌医薬品
● 外用薬であり，すべてステロイドが含まれている．皮膚疾患症状を悪化させる．

大分類	中分類	一般名	商品名	禁忌の理由
副腎皮質ステロイド	外用合成副腎皮質ホルモン剤	ジフルプレドナート	マイザー ㊐	症状悪化
	外用副腎皮質ホルモン剤	ベタメタゾン酪酸エステルプロピオン酸エステル	アンテベート ㊐	
		ベタメタゾン吉草酸エステル	ベトネベート ㊐, ベトネベート N ㊐, リンデロン V ㊐, リンデロン VG ㊐	
皮膚科用剤	尋常性乾癬治療剤	カルシポトリオール水和物/ベタメタゾンジプロピオン酸エステル配合	ドボベット ㊐	
		マキサカルシトール, ベタメタゾン酪酸エステルプロピオン酸エステル	マーデュオックス ㊐	

JCOPY 498-11712

51

● 〔Ⅱ 感染症〕 ⓫ スピロヘータ・梅毒性皮膚疾患

❾ 水痘 1件

水痘は一度感染すると，生涯免疫ができているが，免疫力が低下したときに帯状疱疹を引き起こす．ステロイドは症状を悪化させる．

大分類	中分類	一般名	商品名	禁忌の理由
抗菌薬	クロラムフェニコール系	クロラムフェニコール・フラジオマイシン	クロマイ-P 外	感染症悪化

❿ 単純疱疹・帯状疱疹 2件

単純疱疹：俗にいう熱のはな．顔面特に口の周囲に出る水泡．ヘルペスウイルスによる．再発を繰り返し，再発を止める方法は現在のところ存在しない．ステロイドは症状を悪化させる．

帯状疱疹：広い範囲に帯状に発赤と小水疱が生じる．必ず体の右または左の一側のみに出現して全身に拡がることはまずない．通常は再発しない．ステロイドは症状を悪化させる．

大分類	中分類	一般名	商品名	禁忌の理由
抗菌薬	クロラムフェニコール系	クロラムフェニコール・フラジオマイシン	クロマイ-P 外	症状悪化
副腎皮質ステロイド	外用合成副腎皮質ホルモン剤	プレドニゾロン	プレドニゾロン 外	

⓫ スピロヘータ・梅毒性皮膚疾患 6件

感染から末期まで第一期，第二期，第三期，第四期と，4つに感染期が区分けされている．このうち第一期から第三期までは主な症状は皮膚疾患．

禁忌医薬品
- すべてステロイドが含まれている．症状を悪化させる．

大分類	中分類	一般名	商品名	禁忌の理由
副腎皮質ステロイド	外用合成副腎皮質ホルモン剤	ベタメタゾンジプロピオン酸エステル	リンデロン-DP 外	症状悪化

52

❷ 伝染性単核球症

副腎皮質ステロイド	外用合成副腎皮質ホルモン剤	ベタメタゾン酪酸エステルプロピオン酸エステル	アンテベート ⑳	
		ベタメタゾン吉草酸エステル	ベトネベート ⑳, ベトネベート N ⑳, リンデロン V ⑳, リンデロン VG ⑳	
痔治療薬	痔疾用剤	ジフルコルトロン吉草酸エステル・リドカイン	ネリプロクト ⑳	症状悪化
皮膚科用薬	尋常性乾癬治療剤	カルシポトリオール水和物/ベタメタゾンジプロピオン酸エステル配合	ドボベット ⑳	
		マキサカルシトール, ベタメタゾン酪酸エステルプロピオン酸エステル	マーデュオックス ⑳	

❷ 伝染性単核球症 [14件]

　エプスタイン・バール・ウイルス（EBV）の初感染によって生じる急性感染症．侵入門戸は，口移しやディープキス等の唾液感染である．日本では2〜3歳までの感染が70％を占め，20代では90％以上がこのウイルスの抗体を持つ．思春期以降は唾液を介するディープキスによって伝染することがほとんどのため「キス病」ともいわれる．リンパ球の著しい増加が認められる．

禁忌医薬品

- 抗菌薬 [8件]　　発疹の発現頻度を高める．
- 消化性潰瘍治療薬 [6件]　　アモキシシリン水和物で紅斑性丘疹の発現頻度が高い．

大分類	中分類	一般名	商品名	禁忌の理由
抗菌薬	ペニシリン系抗生物質製剤	アンピシリン水和物 ABPC	ビクシリン ⑭⑰	発疹発現

53

● 〔Ⅱ　感染症〕　⓬　伝染性単核球症

大分類	中分類	一般名	商品名	禁忌の理由
抗菌薬	合成ペニシリン製剤	アモキシシリン水和物	アモリン 内, サワシリン 内, パセトシン 内	発疹発現
		ピペラシリンナトリウム	ペントシリン 注	
	β-ラクタマーゼ阻害剤配合抗生物質製剤	スルタミシリントシル酸塩水和物	ユナシン 処方少 注	
		アモキシシリン水和物・クラブラン酸カリウム配合	オーグメンチン 内	
			クラバモックス 内	
	複合ペニシリン系抗生物質製剤	アンピシリン・クロキサシリン配合	ビクシリンS 内 注	
	ペニシリン系	アンピシリンナトリウム, スルバクタムナトリウム配合	ユナシン-S 処方少 注	
消化性潰瘍治療薬	ヘリコバクター・ピロリ除菌治療剤	ラベプラゾールナトリウム, アモキシシリン水和物, クラリスロマイシン配合	ラベキュア 内	
		ランソプラゾール, アモキシシリン, クラリスロマイシン	ランサップ 内	
		タケキャブ, アモリン(アモキシシリン), クラリス	ボノサップ 内	
		ラベプラゾールナトリウム, アモキシシリン水和物, クラリスロマイシン配合	ラベファイン 内	
		ランソプラゾール, アモキシシリン, メトロニダゾール	ランピオン 内	

54

⑬ 敗血症

| 消化性潰瘍治療薬 | ヘリコバクター・ピロリ除菌治療剤 | タケキャブ，アモリン（アモキシシリン），フラジールメトロニダゾール | ボノピオン 内 | 発疹発現 |

⑬ 敗血症 10件

　肺炎や腎盂腎炎などで感染症を起こしている場所から血液中に病原体が入り込み，重篤な全身症状を生じさせる症候群．リスク・ファクターは新生児，妊婦，高齢者，糖尿病や肝硬変などの慢性疾患，ステロイド投与中，がんやエイズ治療中など．

禁忌医薬品

● 麻酔薬〔硬膜外麻酔，脊麻〕5件　　敗血症性の髄膜炎を生じる．

大分類	中分類	一般名	商品名	禁忌の理由
抗リウマチ薬	完全ヒト型可溶性TNFα/LTαレセプター製剤	エタネルセプト	エンブレル 注	症状悪化
女性ホルモン剤	子宮収縮止血剤	エルゴメトリンマレイン酸塩	エルゴメトリンマレイン酸塩 注	血管過剰に収縮
		メチルエルゴメトリンマレイン酸塩	メチルエルゴメトリン 内注	
麻薬	モルヒネ塩酸塩	モルヒネ塩酸塩水和物	モルヒネ塩酸塩 注，アンペック 注，プレペノン〔硬膜外・くも膜下〕注	敗血症性髄膜炎
	麻薬	フェンタニルクエン酸塩	フェンタニル（硬膜外，くも膜下のみ）注	
麻酔薬	局所麻酔剤	リドカイン	キシロカイン（硬膜外麻酔）注	
		リドカイン塩酸塩・アドレナリン		
		メピバカイン塩酸塩	カルボカイン（硬膜外麻酔）注	

● 〔Ⅱ　感染症〕❶❹ 感染症

大分類	中分類	一般名	商品名	禁忌の理由
麻酔薬	局所麻酔剤	プロカイン塩酸塩	塩酸プロカイン ㊟，ロカイン（硬膜外麻酔）㊟	敗血症性髄膜炎
	長時間作用性局所麻酔剤	ブピバカイン塩酸塩水和物	マーカイン（硬膜外麻酔）㊟ マーカイン（脊麻）㊟，0.5%高比重 ㊟	
	疼痛治療剤（局所注射用）	ジブカイン塩酸塩，サリチル酸ナトリウム，臭化Ca	ネオビタカイン（硬膜外ブロック）㊟	

❶❹ 感染症〔有効な抗菌薬がない〕 15件

ステロイドは治療を妨げる.

禁忌医薬品
- 全てステロイドが含まれている吸入医薬品.

大分類	中分類	一般名	商品名	禁忌の理由
気管支拡張薬他	吸入ステロイド喘息治療剤	フルチカゾンプロピオン酸エステル	フルタイド 吸入	症状悪化
		モメタゾンフランカルボン酸エステルドライパウダーインヘラー	アズマネックス 吸入	
	喘息・COPD治療配合	サルメテロールキシナホ酸塩・フルチカゾンプロピオン酸エステル	アドエア 吸入	
		フルチカゾンフランカルボン酸エステル	アニュイティ 吸入	
		ビランテロールトリフェニル酢酸塩，フルチカゾンフランカルボン酸エステル	レルベア 吸入	

⓯ 細菌性髄膜炎

気管支拡張薬他	吸入ステロイド喘息治療剤	シクレソニド吸入剤	オルベスコ ㊞吸入	
	ドライパウダー吸入式ステロイド薬	ブデソニド吸入剤	パルミコート ㊞吸入	
	ドライパウダー吸入式喘息・COPD 治療配合	ブデソニド/ホルモテロールフマル酸塩水和物吸入剤	シムビコート ㊞吸入	
	喘息治療配合	フルチカゾンプロピオン酸エステル，ホルモテロールフマル酸塩水和物吸入剤	フルティフォーム ㊞吸入	
腸疾患治療薬	クローン病治療剤	ブデソニド	ゼンタコード ㊞内	症状悪化
耳鼻科用薬		フルチカゾンプロピオン酸エステル	フルナーゼ ㊞点鼻	
	点鼻用（ステロイド含む）	ベクロメタゾンプロピオン酸エステル製剤	リノコート ㊞点鼻	
		フルチカゾンフランカルボン酸エステル	アラミスト ㊞点鼻	
		モメタゾンフランカルボン酸エステル水和物点鼻液	ナゾネックス ㊞点鼻	
	粉末噴霧式アレルギー性鼻炎治療剤	デキサメタゾンシペシル酸エステル	エリザス ㊞外 ㊞点鼻	

⓯ 細菌性髄膜炎 ⏰1件

　くも膜下腔の炎症．持続する頭痛と発熱を主徴とし，髄膜刺激症候，髄液細胞増加，意識障害，けいれんが生じる．

大分類	中分類	一般名	商品名	禁忌の理由
造血薬	抗補体（C5）モノクローナル抗体製剤	エクリズマブ	ソリリス ㊞注	症状悪化

● 〔Ⅱ　感染症〕 ⑲ 化膿症〔局所に〕

⑯ インフルエンザ中の脳炎・脳症 1件

大分類	中分類	一般名	商品名	禁忌の理由
鎮痛薬	鎮痛・抗炎症剤	ジクロフェナクナトリウム	ボルタレン 内坐	予後不良例が多いとする報告

⑰ ポンプシステム植込み前の感染症 1件

大分類	中分類	一般名	商品名	禁忌の理由
筋弛緩薬	抗痙縮剤	バクロフェン髄注	ギャバロン 注	術後の合併症

⑱ 有鉤のう虫〔条虫〕症 1件

大分類	中分類	一般名	商品名	禁忌の理由
抗寄生虫薬	吸虫駆除剤	プラジカンテル	ビルトリシド 内	寄生部位によっては，死滅虫体により回復困難な病変

⑲ 化膿症〔局所に〕 2件

大分類	中分類	一般名	商品名	禁忌の理由
痔治療薬	痔疾用剤	ジフルコルトロン吉草酸エステル・リドカイン	ネリプロクト 坐外	症状悪化
		大腸菌死菌浮遊液, ヒドロコルチゾン	ポステリザン F 坐	

58

❶ 冠動脈性心疾患

Ⅲ　循環器系

❶ 冠動脈性心疾患 28件
〔狭心症，心筋梗塞などと明記されていない〕

　大動脈の根元から出る冠状動脈が心筋に血液を供給する．冠状動脈が動脈硬化により狭窄すると心筋が酸欠に陥り臨床症状を呈する．心筋は虚血状態に陥っても壊死には至らない前段階である．薬物療法，カテーテル治療，手術により対応する．狭窄を助長する医薬品が禁忌の対象となる．

禁忌医薬品

● 女性ホルモン剤 17件 ［内ピル 3件 ］　女性ホルモンは血液凝固能を亢進し，これらの症状が増悪する．
● 片頭痛治療薬 5件 　片頭痛頭蓋内の血管拡張によると考えられている．したがってその治療薬には血管収縮作用がある．薬剤の血管収縮作用により，悪化するおそれがある．

大分類	中分類	一般名	商品名	禁忌の理由
抗悪性腫瘍薬	前立腺癌治療剤	エストラムスチンリン酸エステルナトリウム水和物	エストラサイト Ⓝ	症状悪化・再発
抗アレルギー薬	アレルギー性疾患治療剤	フェキソフェナジン塩酸塩/塩酸プソ・イドエフェドリン配合	ディレグラ Ⓝ	症状悪化
女性ホルモン剤	エストラジオール	エストラジオール	エストラーナ Ⓣ	血栓形成傾向促進
			ジュリナ Ⓝ	症状悪化
			ル　エストロジェル Ⓖ，ディビゲル Ⓖ	
	持続性男性・卵胞混合ホルモン剤	エストラジオール吉草酸エステル	プロギノン・デポー Ⓙ，ペラニンデポー Ⓙ	

JCOPY 498-11712

59

● 〔Ⅲ　循環器系〕❶ 冠動脈性心疾患

大分類	中分類	一般名	商品名	禁忌の理由
女性ホルモン剤	卵胞ホルモン製剤	エストリオール	ホーリン 内, エストリール 内	症状悪化
	結合型エストロゲン製剤	結合型エストロゲン	プレマリン 内	冠動脈性心疾患
	経口エストラジオール・プロゲスチン配合閉経後骨粗鬆症治療剤	エストラジオール・レボノルゲストレル	ウェールナラ 内	
	経皮吸収卵胞・黄体ホルモン製剤	エストラジオール・酢酸ノルエチステロン経皮吸収型	メノエイド 貼付	血栓形成傾向促進
	経口黄体ホルモン・卵胞ホルモン混合月経困難症治療剤	ドロスピレノン・エチニルエストラジオール	ヤーズ 内	血液凝固能亢進, 症状増悪
	経口避妊剤	レボノルゲストレル・エチニルエストラジオール	アンジュ 21 内, トリキュラー 21 内, アンジュ 28 内, トリキュラー 28 内	
		ノルエチステロン・エチニルエストラジオール配合	シンフェーズ T28 内	
		デソゲストレル・エチニルエストラジオール	マーベロン 21 内, マーベロン 28 内	
	月経困難症治療剤	ノルエチステロン・エチニルエストラジオール配合	ルナベル 内	
		レボノルゲストレル・エチニルエストラジオール配合製剤	ジェミーナ 内	
	持続性男性・卵胞混合ホルモン剤	テストステロンエナント酸エステル, エストラジオール吉草酸エステル	プリモジアン・デポー 注, ダイホルモン・デポー 注	

❷ 狭心症

女性ホルモン剤	子宮収縮止血剤	エルゴメトリンマレイン酸塩	エルゴメトリンマレイン酸塩 ㊟	狭心症, 心筋梗塞誘発
		メチルエルゴメトリンマレイン酸塩	メチルエルゴメトリン ㊅㊟	
降圧薬	血圧降下剤	ヒドララジン塩酸塩	アプレゾリン ㊅㊟	症状悪化
呼吸器障害改善薬	呼吸促進剤	ドキサプラム塩酸塩水和物注	ドプラム ㊟	頻脈・不整脈
片頭痛治療薬	5-HT1B/1D 受容体作動型片頭痛治療薬	スマトリプタンコハク酸塩	イミグラン ㊅㊟ ㊨㊹	重篤な虚血性心疾患様症状
		ゾルミトリプタン	ゾーミッグ ㊅	
		ナラトリプタン塩酸塩	アマージ ㊅	
		リザトリプタン安息香酸塩	マクサルト ㊅	
		エレトリプタン臭化水素酸塩	レルパックス ㊅	
制吐薬他	抗めまい剤	dl-イソプレナリン塩酸塩	イソメニール ㊅	冠動脈疾患悪化
自律神経作用薬他	副交感神経亢進剤	ベタネコール塩化物	ベサコリン ㊅	心疾患の症状悪化

Ⅲ 循環器系

❷ 狭心症 6件

　狭心症は冠状動脈の血流が悪化し, 心臓が一時的に酸欠状態となった状態. 運動量が多くなったときに発作が生じる「労作性狭心症」と, 夜間や早朝などの安静時に生じる「安静狭心症」に大別できる.

　労作性狭心症の原因は動脈硬化による血流障害. 一方の安静狭心症の原因は冠状動脈のけいれんによるもので, 別名「異形狭心症」あるいは「冠攣縮性狭心症」と呼ばれる.

禁忌医薬品

- 禁忌対象薬品は狭心症治療薬, 血管拡張薬, 下剤, 泌尿器生殖器薬, 勃起不全治療薬, 中毒治療薬と広い分野に分散している.
- PDE-5 阻害薬 3件　　勃起不全改善薬が主であり, 血圧低下を起こす.

● 〔Ⅲ　循環器系〕　❸ 異形狭心症

大分類	中分類	一般名	商品名	禁忌の理由
中毒治療薬	禁煙補助薬	経皮吸収ニコチン製剤	ニコチネル TTS30 (貼付)	症状悪化
狭心症薬	代謝性製剤	アデノシン	アデノスキャン (注)	刺激伝導抑制作用，症状悪化
下剤	経口腸管洗浄剤	リン酸二水素ナトリウム一水和物，無水リン酸水素二ナトリウム	ビジクリア (内)	心不全・狭心症状悪化
泌尿器・生殖器用薬	PDE-5 阻害薬（前立腺肥大症に伴う排尿障害改善剤）	タダラフィル	ザルティア (内)	使用経験なし
勃起不全治療薬	PDE-5 阻害薬（勃起不全改善薬）	タダラフィル	シアリス (内)	
		バルデナフィル塩酸塩水和物	レビトラ (内)	

❸ 異形狭心症 6件

　　異形狭心症は別名「安静狭心症」あるいは「冠攣縮性狭心症」であり，最大の特徴は，夜間や早朝などの安静時に生じる．原因は冠状動脈のけいれんによるものとされている．

> **禁忌医薬品**
> ● 片頭痛治療薬 5件　　片頭痛は頭蓋内の血管拡張による．したがってその治療薬が有する血管収縮作用により，狭心症が悪化するおそれがある．

大分類	中分類	一般名	商品名	禁忌の理由
降圧薬	β遮断性　不整脈・狭心症治療剤	プロプラノロール塩酸塩	インデラル (内)(注)	症状悪化
片頭痛治療薬	5-HT1B/1D 受容体作動型片頭痛治療薬	スマトリプタンコハク酸塩	イミグラン (内)(注)(点鼻)	重篤な虚血性心疾患様症状
		ゾルミトリプタン	ゾーミッグ (内)	
		ナラトリプタン塩酸塩	アマージ (内)	

62

❹ 心筋梗塞の既往

| 片頭痛治療薬 | 5-HT1B/1D 受容体作動型片頭痛治療薬 | リザトリプタン安息香酸塩 | マクサルト 内 | 重篤な虚血性心疾患様症状 |
| | | エレトリプタン臭化水素酸塩 | レルパックス 内 | |

❹ 心筋梗塞の既往 10件

禁忌医薬品

- 片頭痛治療薬 5件　　片頭痛は頭蓋内の血管拡張による．したがって片頭痛の治療薬が有する血管収縮作用により，心筋梗塞が悪化するおそれがある．
- PDE-5 阻害薬 4件　　勃起不全改善薬が主であり，薬剤がもつ血圧降下作用が循環器系に影響を及ぼす．

大分類	中分類	一般名	商品名	禁忌の理由
中毒治療薬	禁煙補助薬	経皮吸収ニコチン製剤	ニコチネル TTS30 貼付	症状悪化
片頭痛治療薬	5-HT1B/1D 受容体作動型片頭痛治療薬	スマトリプタンコハク酸塩	イミグラン 内 注 点鼻	重篤な虚血性心疾患様症状
		ゾルミトリプタン	ゾーミッグ 内	
		ナラトリプタン塩酸塩	アマージ 内	
		リザトリプタン安息香酸塩	マクサルト 内	
		エレトリプタン臭化水素酸塩	レルパックス 内	
泌尿器・生殖器用薬	PDE-5 阻害薬（前立腺肥大症に伴う排尿障害改善剤）	タダラフィル	ザルティア 内	
勃起不全治療薬	PDE-5 阻害薬（勃起不全改善薬）	タダラフィル	シアリス 内	使用経験なし
		シルデナフィルクエン酸塩	バイアグラ 内	
		バルデナフィル塩酸塩水和物	レビトラ 内	

● 〔Ⅲ　循環器系〕　❺ 心筋梗塞

❺ 心筋梗塞 15件

　　狭心症と同様の機序により冠動脈が狭窄あるいは閉塞して心筋が虚血状態に陥り，壊死の状態に陥った場合を指す．激しい胸痛，苦悶が15分以上持続する．顔面蒼白，冷汗，徐脈，血圧低下，頻脈を伴う．

禁忌医薬品

- 禁忌とされる医薬品は 15件 だが，その内訳は糖尿病治療薬，女性ホルモン，甲状腺治療薬，降圧薬，狭心症治療薬，抗不整脈薬，肝疾患治療薬，抗精神薬とじつに範囲が広い．
- 三環系抗うつ薬 3件 　心筋梗塞の回復初期の患者に投与すると，循環器系に影響を及ぼすことがあり，心筋梗塞が悪化する．

大分類	中分類	一般名	商品名	禁忌の理由
糖尿病治療薬	経口糖尿病用剤	メトホルミン塩酸塩	グリコラン 内	乳酸産生増加
			メトグルコ 内	
女性ホルモン剤	抗悪性腫瘍薬経口黄体ホルモン製剤	メドロキシプロゲステロン酢酸エステル	ヒスロン 内, プロベラ 内	症状悪化
甲状腺疾患治療薬	甲状腺疾患治療薬ホルモン製剤	レボチロキシンナトリウム	チラーヂンS 内	病態悪化
		リオチロニンナトリウム	チロナミン 処方少 内	
狭心症治療薬	硝酸イソソルビド	硝酸イソソルビド	ニトロール 注	血圧低下, ショック
	狭心症治療剤	ニコランジル	シグマート 注	
	血管拡張薬剤・シアン化合物解毒剤	亜硝酸アミル	亜硝酸アミル（狭心症）内	心原性ショック
抗不整脈治療薬	頻脈性不整脈治療剤	フレカイニド酢酸塩	タンボコール 内 注	心機能悪化
	Ca拮抗性不整脈・虚血性心疾患治療剤	ベラパミル塩酸塩	ワソラン 注	
心不全薬	α型ヒト心房性ナトリウム利尿薬ポリペプチド製剤	カルペリチド	ハンプ 注	低心拍出状態増悪
肝疾患治療薬	抗ウイルス薬	リバビリン	レベトール 内, コペガス 内	症状悪化

64

❻ 心不全・心機能不全

抗精神病薬他	三環系抗うつ剤	クロミプラミン塩酸塩	アナフラニール ⓝ注	心筋梗塞悪化
		アモキサピン	アモキサン ⓝ	
		アミトリプチリン塩酸塩	トリプタノール ⓝ	

❻ 心不全・心機能不全 60件 五大禁忌

解説は本書利用の手引中「五大禁忌と特徴」（4 頁を参照）.

禁忌医薬品

- 鎮痛薬 14件　腎のプロスタグランジン生合成抑制により，浮腫，循環体液量の増加が起こり，心臓の仕事量が増加するため心機能不全がさらに悪化する.
- 麻薬 11件　慢性肺疾患に続発する心不全では，呼吸抑制や循環不全が増強される.
- 糖尿病薬 5件　乳酸産生が増加して乳酸アシドーシスを生じる.

大分類	中分類	一般名	商品名	禁忌の理由
鎮痛薬	非ステロイド性消炎・鎮痛剤 NSAIDs	アセトアミノフェン	アセトアミノフェン ⓝ坐	心不全増悪
		アスピリン	アスピリン（川崎病以外に使用） 処方少 ⓝ	症状悪化
		アスピリン，ダイアルミネート	バファリン A330 処方少 ⓝ	血中濃度過剰上昇
		ジクロフェナクナトリウム	ボルタレン ⓝ，ボルタレンサポ 坐	心不全悪化
			ボルタレン SR ⓝ	
		イブプロフェン	ブルフェン ⓝ	
		イブプロフェン L-リシン注射	イブリーフ 注	
		ケトプロフェン	カピステン 注，ケトプロフェン 注	

_{JCOPY} 498-11712

65

● 〔Ⅲ 循環器系〕 ❻ 心不全・心機能不全

大分類	中分類	一般名	商品名	禁忌の理由
鎮痛薬	非ステロイド性消炎・鎮痛剤 NSAIDs	プラノプロフェン	ニフラン 処方少 内	心不全悪化
		ロキソプロフェンナトリウム水和物	ロキソニン 内	
		ザルトプロフェン	ソレトン 内	
		ロルノキシカム	ロルカム 内	
		セレコキシブ	セレコックス 内	
		メロキシカム	モービック 内	
	解熱剤	スルピリン水和物	メチロン 注	重篤な副作用できわめて危険な状態
抗リウマチ薬	水溶性金製剤	金チオリンゴ酸ナトリウム	シオゾール 注	重篤な副作用
糖尿病治療薬	経口糖尿病用剤	メトホルミン塩酸塩	グリコラン 内	乳酸産生が増加
			メトグルコ 内	
	インスリン抵抗性改善剤	ピオグリタゾン塩酸塩	アクトス 内	心不全増悪・発症
	選択的 DPP-4 阻害薬/チアゾリジン系薬配合	アログリプチン安息香酸塩, ピオグリタゾン塩酸塩	リオベル 内	症状悪化
	選択的 DPP-4 阻害薬/ビグアナイド系薬配合剤	アログリプチン, メトホルミン	イニシンク 内	乳酸産生が増加
他のホルモン製剤	ペプタイド系抗利尿薬ホルモン用剤	ペプタイド系抗利尿薬ホルモン	ミニリンメルト 内	低 Na 血症
麻薬	モルヒネ塩酸塩	モルヒネ塩酸塩水和物	モルヒネ塩酸塩 内 注 坐, アンペック 内 注 坐, プレペノン 内 注 坐	呼吸抑制, 循環不全増強
		モルヒネ塩酸塩水和物徐放剤	MS コンチン 内, MS ツワイスロン 内	

❻ 心不全・心機能不全

麻薬	持続性癌疼痛治療剤	オキシコドン塩酸塩水和物徐放剤	オキシコンチン 内	呼吸抑制,循環不全増強
	癌疼痛治療剤	オキシコドン塩酸塩水和物	オキノーム 内注,オキファスト 内注	
	持続癌疼痛治療剤	ヒドロモルフォン塩酸塩	ナルサス 内	
			ナルラピド 内	
	癌疼痛治療用注射剤		ナルベイン 注	
	鎮痛・鎮痙剤	ペチジン塩酸塩	オピスタン 内注	
	アヘン末製剤	アヘン末	アヘン 内, アヘンチンキ 内	
	麻薬	アヘンアルカロイド塩酸塩	パンオピン 内注	
	慢性疼痛/抜歯後疼痛治療剤	トラマドール塩酸塩/アセトアミノフェン配合	トラムセット 内	心不全悪化
麻酔薬	局所麻酔剤	リドカイン塩酸塩・アドレナリン	キシロカイン（硬膜外麻酔・伝達麻酔・浸潤麻酔・表面麻酔）注	病状悪化
		プロカイン塩酸塩	塩酸プロカイン 注, ロカイン（血管収縮剤添加不可）注	
		コカイン塩酸塩	コカイン塩酸塩 外(表面麻酔)	
		パラブチルアミノ安息香酸ジエチルアミノエチル塩酸塩	テーカイン（血管収縮剤・添加不可）内	
	全身麻酔剤	チアミラールナトリウム	イソゾール 注,チトゾール 注	過度の血圧降下
		チオペンタールナトリウム	ラボナール 注	

Ⅲ 循環器系

● 〔Ⅲ　循環器系〕　❻ 心不全・心機能不全

大分類	中分類	一般名	商品名	禁忌の理由
麻酔薬	注射用全身麻酔剤	ケタミン塩酸塩	ケタラール Ⓝ	一過性の血圧上昇作用，脳圧亢進作用
降圧薬	β遮断剤	ビソプロロールフマル酸塩	ビソノテープ Ⓣ	心不全悪化
			メインテート Ⓝ	
	慢性心不全治療剤，高血圧・狭心症治療剤，頻脈性心房細動治療剤	カルベジロール	アーチスト Ⓝ	
	血圧降下剤	ヒドララジン塩酸塩	アプレゾリン Ⓝ Ⓝ	症状悪化
狭心症治療薬	代謝性製剤	アデノシン	アデノスキャン Ⓝ	心不全の急性増悪
抗不整脈治療薬	不整脈治療剤	アプリンジン塩酸塩	アスペノン Ⓝ Ⓝ	心不全悪化
血管拡張薬	プロスタグランジンE₁製剤	アルプロスタジル	パルクス Ⓝ，リプル Ⓝ，プリンク Ⓝ	症状悪化
		アルプロスタジルアルファデクス	プロスタンディン注射用 20μg Ⓝ	心不全，肺水腫増悪
呼吸器障害改善薬	呼吸促進剤	ドキサプラム塩酸塩水和物注	ドプラム Ⓝ	頻脈・不整脈
鎮咳薬	麻薬性鎮咳薬	コデインリン酸塩水和物	コデインリン酸塩 Ⓝ	呼吸抑制，循環不全増強
	鎮咳薬	オキシメテバノール錠	メテバニール Ⓝ	
	鎮咳薬去痰剤	ジヒドロコデインリン酸塩，エフェドリン塩酸塩他	セキコデ Ⓝ	
	鎮咳薬・鎮痛・解熱剤	ジプロフィリン，ジヒドロコデインリン酸塩他	カフコデ N Ⓝ	心不全悪化

❼ うっ血性心不全，コントロール不十分な心不全

鎮咳薬	鎮咳薬去痰剤	キキョウ流エキス，カンゾウエキス他	オピゼゾールコデイン 内	呼吸抑制，循環不全増強
抗精神病薬他	精神神経安定剤	フルフェナジンデカン酸	フルデカシン 注	症状悪化
	抗精神病薬他病剤	ハロペリドール	セレネース 内注	
	持効性抗精神病薬他病剤	ハロペリドールデカン酸エステル	ハロマンス 注，ネオペリドール 注	
	抗精神病薬他病剤	チミペロン	トロペロン 内注	
泌尿器・生殖器用剤	PDE-5阻害薬／前立腺肥大症に伴う排尿障害改善剤	タダラフィル	ザルティア 内	使用経験なし
皮膚科用剤	プロスタグランジンE₁製剤	アルプロスタジルアルファデクス軟膏	プロスタンディン 外	心不全悪化

❼ うっ血性心不全，コントロール不十分な心不全 25件

慢性心不全はうっ血性心不全とも呼ばれ，下肢の浮腫，体重増加，呼吸困難，咳，白っぽい泡のような痰が現れる．特徴的な呼吸困難は就寝後しばらくして現れる夜間発作性呼吸困難症や起坐呼吸．

禁忌医薬品

- 抗不整脈薬 10件 　心室頻拍，心室細動等の誘発または増悪，心筋の収縮力を減少させる陰性変力作用による心不全の悪化をきたす．
- 降圧薬 5件 　心筋収縮力を抑制して症状を悪化させる．
- 輸液・栄養剤 3件 　循環血液量を増すことから心臓に負担をかけて症状が悪化する．

大分類	中分類	一般名	商品名	禁忌の理由
抗リウマチ薬	抗ヒトTNFαモノクローナル抗体製剤	インフリキシマブ	レミケード 注	症状悪化
	完全ヒト型可溶性TNFα/LTαレセプター製剤	エタネルセプト	エンブレル 注	

● 〔Ⅲ　循環器系〕　❼ うっ血性心不全，コントロール不十分な心不全

大分類	中分類	一般名	商品名	禁忌の理由
抗リウマチ薬	ヒト型抗ヒト TNFα モノクローナル抗体製剤	アダリムマブ	ヒュミラ 注	症状悪化
輸液・栄養剤	アミノ酸・ビタミン B₁ 加総合電解質液	アミノ酸・ビタミン B₁ 加総合電解質	アミグランド 注, パレセーフ 注	
	糖・電解質・アミノ酸液	ブドウ糖加アミノ酸	アミノフリード 注	
	ビタミン B₁・糖・電解質・アミノ酸液	アミノ酸・ビタミン B₁ 加総合電解質	ビーフリード 注	
抗血栓薬	抗血小板剤	シロスタゾール	プレタール 内	
降圧薬	心臓選択性 β 遮断剤	アテノロール	テノーミン 内	
	β 遮断性　不整脈・狭心症治療剤	プロプラノロール塩酸塩	インデラル 内 注	
	慢性心不全治療剤，高血圧・狭心症治療剤，頻脈性心房細動治療剤	カルベジロール	アーチスト 内	
	高血圧症・狭心症・不整脈治療剤，本態性振戦治療剤	アロチノロール塩酸塩	アロチノロール塩酸塩 内	
	持続性 Ca 拮抗剤	ジルチアゼム塩酸塩	ヘルベッサー 内	
抗不整脈治療薬	不整脈治療剤	プロカインアミド塩酸塩	アミサリン 注 内	
		ジソピラミド	リスモダン R 内	症状悪化，心室頻拍，心室細動
		シベンゾリンコハク酸塩	シベノール 内 注	症状悪化
		プロパフェノン塩酸塩	プロノン 内	
		ピルシカイニド塩酸塩水和物	サンリズム 内 注	
	頻脈性不整脈治療剤	フレカイニド酢酸塩	タンボコール 内 注	

70　　　JCOPY 498-11712

❽ 不整脈

抗不整脈治療薬	短時間作用型β選択的遮断剤	ランジオロール塩酸塩	コアベータ（手術時・手術後の頻脈性不整脈に対する緊急処置）注	症状悪化
	短時間作用型β遮断剤	エスモロール塩酸塩	ブレビブロック注	
	Ca拮抗性不整脈・虚血性心疾患治療剤	ベラパミル塩酸塩	ワソラン 内注	
	頻脈性不整脈・狭心症治療剤	ベプリジル塩酸塩水和物	ベプリコール 内	
下剤	経口腸管洗浄剤	リン酸二水素ナトリウム一水和物，無水リン酸水素二ナトリウム	ビジクリア 内	心不全・狭心症状悪化
眼科用薬	緑内障・高眼圧症治療剤	チモロールマレイン酸塩	チモプトール 点眼	症状悪化
	炭酸脱水酵素阻害剤/β-遮断剤配合剤緑内障・高眼圧症治療剤	ドルゾラミド塩酸塩/チモロールマレイン酸塩	コソプト 点眼	

❽ 不整脈 5件

　　不整脈は先天性疾患のほか，心臓弁膜症や心筋梗塞，甲状腺機能亢進症などが原因で発症するが，健常人でも原因不明で起こる．臨床的には頻脈性と徐脈性，期外収縮に分類されているが，禁忌項目に関しては詳細な仕分けはない．

大分類	中分類	一般名	商品名	禁忌の理由
中毒治療薬	禁煙補助薬	経皮吸収ニコチン製剤	ニコチネル TTS30 貼付	症状悪化
降圧薬	血圧降下剤	ヒドララジン塩酸塩	アプレゾリン 内注	
下剤	経口腸管洗浄剤	リン酸二水素ナトリウム一水和物，無水リン酸水素二ナトリウム	ビジクリア 内	QT延長，心室性不整脈

● 〔Ⅲ　循環器系〕　❾ QT 延長

大分類	中分類	一般名	商品名	禁忌の理由
泌尿器・生殖器用薬	PDE-5 阻害薬（前立腺肥大症に伴う排尿障害改善剤）	タダラフィル	ザルティア Ⓝ	使用経験なし
勃起不全治療薬	PDE-5 阻害薬（勃起不全改善薬）	タダラフィル	シアリス Ⓝ	

❾ QT 延長 `12件`

突然，脈が乱れて立ち眩みや意識を失う発作が生じる．発作がない時には自覚症状はなく，心電検査で QT 時間が長くなる以外の異常が認められない．先天性のものを除くと抗不整脈薬，三環系抗うつ薬，フェノチアジン系向精神薬などによる薬剤性の副作用として現れることが多い．QT 延長症候群は自覚症状に乏しい一方で突然死に至る恐れがある．

大分類	中分類	一般名	商品名	禁忌の理由
抗菌薬	ニューキノロン系経口抗菌薬	モキシフロキサシン塩酸塩	アベロックス Ⓝ	心室性頻拍，QT 延長
抗悪性腫瘍薬	乳癌治療剤	トレミフェンクエン酸塩	フェアストン Ⓝ	
他のホルモン製剤	グルコシルセラミド合成酵素阻害薬	エリグルスタット酒石酸塩	サデルガ Ⓝ	QT 延長
麻薬	麻薬	フェンタニルクエン酸塩，ドロペリドール	タラモナール 注	
麻酔薬	麻酔用神経遮断剤	ドロペリドール注	ドロレプタン 注	
狭心症治療薬	代謝性製剤	アデノシン	アデノスキャン 注	新たな不整脈を誘発
不整脈治療薬	不整脈治療剤	ニフェカラント塩酸塩	シンビット 注	QT 延長
	頻脈性不整脈・狭心症治療剤	ベプリジル塩酸塩水和物	ベプリコール Ⓝ	
下剤	経口腸管洗浄剤	リン酸二水素ナトリウム一水和物，無水リン酸水素二ナトリウム	ビジクリア Ⓝ	QT 延長，心室性不整脈

抗精神病薬 他	うつ病・うつ状態治療剤（三環系）	クロミプラミン塩酸塩	アナフラニール 内注	心室性 不整脈
	選択的セロトニン再取り込み阻害薬（SSRI）	エスシタロプラムシュウ酸塩	レクサプロ 内	
勃起不全 治療薬	PDE-5 阻害薬（勃起不全改善薬）	バルデナフィル塩酸塩水和物	レビトラ 内	QT 延長が 増強

❿ 刺激伝導障害・洞房ブロック・房室ブロック・脚ブロック 34件

心臓の収縮リズムは，まず右心房にある洞結節で発生した興奮刺激が，右心房の収縮を起こし，心房内の心筋を通って房室結節へと伝わる．興奮刺激はつづいて，房室結節からヒス束→左脚・右脚→プルキンエ線維へと伝わり，心室収縮を起こす．

洞結節で発生した興奮刺激が，右心房に到達できない状況は「洞房ブロック」と呼ばれる．心房内の心筋を通って房室結節へと届けられる刺激が途中で障害される状態が「房室ブロック」である．房室結節からは左脚・右脚に刺激を同時に発信するが，脚に障害が存在するとその側の心室に興奮が伝導されない．「脚ブロック」であり，不整脈が生じる．いずれのブロックも「刺激伝導障害」である．

禁忌医薬品

- 抗不整脈薬 14件　房室結節，洞結節から発せられる刺激の伝導を抑制する作用により，これらの障害がさらに悪化する．
- 降圧薬 7件　心刺激伝導系を抑制し，症状を悪化させる．

大分類	中分類	一般名	商品名	禁忌の理由
糖尿病 治療薬	不整脈治療剤	メキシレチン塩酸塩	メキシチール 内 注	刺激伝導障害の悪化，心停止
女性ホルモン剤	子癇の発症抑制・治療剤	硫酸マグネシウム水和物，ブドウ糖	マグネゾール 注，マグセント 注	洞房結節インパルス生成速度の遅延と伝導時間の持続助長

● 〔Ⅲ 循環器系〕 ❿ 刺激伝導障害・洞房ブロック・房室ブロック・脚ブロック

大分類	中分類	一般名	商品名	禁忌の理由
降圧薬	心臓選択性β遮断剤	アテノロール	テノーミン Ⓝ	症状悪化
	経皮吸収型・β遮断剤	ビソプロロールフマル酸塩	ビソノテープ Ⓣ	
			メインテート Ⓝ	
	β遮断性 不整脈・狭心症治療薬治療剤	プロプラノロール塩酸塩	インデラル ⓃⓁ	
	慢性心不全治療剤,高血圧・狭心症治療剤,頻脈性心房細動治療剤	カルベジロール	アーチスト Ⓝ	
	高血圧症・狭心症・不整脈治療剤,本態性振戦治療剤	アロチノロール塩酸塩	アロチノロール塩酸塩 Ⓝ	
	持続性 Ca 拮抗剤	ジルチアゼム塩酸塩	ヘルベッサー ⓃⓁ	本剤が過剰に作用
狭心症治療薬	代謝性製剤	アデノシン	アデノスキャン Ⓛ	症状増悪
抗不整脈治療薬	不整脈治療剤	プロカインアミド塩酸塩	アミサリン Ⓛ	刺激伝導を更に悪化
		ジソピラミド	リスモダン R Ⓝ	刺激伝導系抑制,完全房室ブロック,心停止
		シベンゾリンコハク酸塩	シベノール ⓃⓁ	
		フレカイニド酢酸塩	タンボコール ⓃⓁ	
		プロパフェノン塩酸塩	プロノン Ⓝ	
		ピルシカイニド塩酸塩水和物	サンリズム ⓃⓁ	
	不整脈治療剤糖尿病性神経障害治療剤	メキシレチン塩酸塩	メキシチール ⓃⓁ	完全房室ブロック,高度徐脈
	抗不整脈治療薬	リドカイン塩酸塩	リドカイン Ⓛ,キシロカイン Ⓛ,オリベス Ⓛ	
	不整脈治療剤	アプリンジン塩酸塩	アスペノン ⓃⓁ	

74

❿ 刺激伝導障害・洞房ブロック・房室ブロック・脚ブロック

抗不整脈治療薬	短時間作用型β選択的遮断剤	ランジオロール塩酸塩	コアベータ 注	刺激伝導を更に悪化
	短時間作用型β遮断剤	エスモロール塩酸塩	ブレビブロック 注	
	不整脈治療剤	アミオダロン塩酸塩	アンカロン 注内	洞停止
	Ca拮抗性不整脈・虚血性心疾患治療剤	ベラパミル塩酸塩	ワソラン 内注	刺激伝導をさらに悪化
	頻脈性不整脈・狭心症治療剤	ベプリジル塩酸塩水和物	ベプリコール 内	完全房室ブロック，高度徐脈
心不全治療薬	ジギタリス配糖体	ジギタリス配糖体	ジゴキシン 内注，ハーフジゴキシンKY 内注，ジゴシン 内注	刺激伝導をさらに悪化
	強心利尿薬	デスラノシド	ジギラノゲン 注	刺激伝導系抑制
	強心配糖体製剤	メチルジゴキシン	ラニラピッド 内	
胆道疾患治療薬	血管拡張薬・鎮痙剤	パパベリン塩酸塩	パパベリン塩酸塩 処方少 注	完全房室ブロック
抗精神病薬他	注意欠陥/多動性障害治療剤	グアンファシン塩酸塩	インチュニブ 内	
抗てんかん薬	抗てんかん薬	フェニトインナトリウム	アレビアチン 注，ヒダントール 注	心停止
	抗けいれん剤	ホスフェニトインナトリウム注	ホストイン 注	
	向精神作用性てんかん治療剤・躁状態治療剤	カルバマゼピン	テグレトール 内	高度房室ブロック
眼科用薬	緑内障・高眼圧症治療剤	チモロールマレイン酸塩	チモプトール 点眼	症状悪化
	炭酸脱水酵素阻害剤/β-遮断剤配合剤緑内障・高眼圧症治療剤	ドルゾラミド塩酸塩/チモロールマレイン酸塩	コソプト 点眼	

● 〔Ⅲ　循環器系〕 ⑪ 徐脈・洞不全症候群

⑪ 徐脈・洞不全症候群 19件

何らかの異常により洞結節または洞結節下流の伝導系に障害が生じた場合を洞不全症候群といい，徐脈が生じる．

禁忌医薬品

- 降圧薬 **7件**　　刺激伝導系に対し抑制的に作用し，症状を悪化させる．
- 抗不整脈薬 **5件**　　洞性徐脈がある場合には洞停止のリスクが生じる．

大分類	中分類	一般名	商品名	禁忌の理由
降圧薬	心臓選択性β遮断剤	アテノロール	テノーミン 内	症状悪化
	経皮吸収型・β遮断剤	ビソプロロールフマル酸塩	ビソノテープ テ	
	選択的βアンタゴニスト		メインテート 内	
	β遮断性　不整脈・狭心症治療剤	プロプラノロール塩酸塩	インデラル 内注	
	慢性心不全治療剤，高血圧・狭心症治療剤，頻脈性心房細動治療剤	カルベジロール	アーチスト 内	
	高血圧症・狭心症・不整脈治療剤，本態性振戦治療剤	アロチノロール塩酸塩	アロチノロール塩酸塩 内	
	持続性 Ca 拮抗剤	ジルチアゼム塩酸塩	ヘルベッサー 内注	本剤が過剰に作用
狭心症薬	代謝性製剤	アデノシン	アデノスキャン 注	刺激伝導抑制作用，症状増悪
抗不整脈治療薬	短時間作用型β選択的遮断剤	ランジオロール塩酸塩	コアベータ 注	強い徐脈状態
	短時間作用型β遮断剤	エスモロール塩酸塩	ブレビブロック 注	洞停止，強い徐脈状態
	不整脈治療剤	アミオダロン塩酸塩	アンカロン 内注	
	Ca 拮抗性不整脈・虚血性心疾患治療剤	ベラパミル塩酸塩	ワソラン 注	刺激伝導を更に悪化
	頻脈性不整脈・狭心症治療剤	ベプリジル塩酸塩水和物	ベプリコール 内	強い徐脈状態

76

⓬ 心臓弁疾患

大分類	中分類	一般名	商品名	禁忌の理由
抗てんかん薬	抗てんかん薬	フェニトインナトリウム	アレビアチン㊟, ヒダントール㊟	心停止
	抗けいれん剤	ホスフェニトインナトリウム	ホストイン㊟	
	向精神作用性てんかん治療剤・躁状態治療剤	カルバマゼピン	テグレトール㋑	刺激伝導抑制, 高度房室ブロック
自律神経作用薬他	副交感神経亢進剤	ベタネコール塩化物	ベサコリン㋑	徐脈悪化
眼科用薬	緑内障・高眼圧症治療剤	チモロールマレイン酸塩	チモプトール㋵	症状悪化
	炭酸脱水酵素阻害剤/β-遮断剤配合剤緑内障・高眼圧症治療剤	ドルゾラミド塩酸塩/チモロールマレイン酸塩	コソプト㋵	

⓬ 心臓弁疾患 ９件

　心臓の弁は血液の逆流を避けるために, 全身から戻ってきた血液が通過する右心房と右心室の間に三尖弁, 右心室と肺との間に肺動脈弁, 肺から心臓に戻る左心房と左心室の間に僧帽弁, そして左心室から大動脈の間に大動脈弁がある. 弁は血液の流れのままに受動的に開閉する. 弁の開き方が悪いと血流が阻害される (狭窄症). 逆に弁の閉じ方が悪いと血液は逆流する (閉鎖不全). 弁の障害は, リウマチ熱の後遺症と加齢現象で生じる場合が多い. 僧帽弁に障害があると, 左心房が肥大し「心房細動」や「血栓」の原因となり得る.

> **禁忌医薬品**
> ● 女性ホルモン剤 ６件 [内ピル ３件] 　血栓症等の心血管系の障害が発生しやすくなる.
> ● 心不全治療薬 １件 　心収縮力を増強するため, 左室からの血液流出路の閉塞が増強され症状を増強させる.

大分類	中分類	一般名	商品名	禁忌の理由
女性ホルモン剤	経口黄体ホルモン・卵胞ホルモン混合月経困難症治療剤	ドロスピレノン・エチニルエストラジオール	ヤーズ㋑	血栓症等の心血管系の障害

● 〔Ⅲ　循環器系〕　⓭ 心筋症

大分類	中分類	一般名	商品名	禁忌の理由
女性ホルモン剤	経口避妊剤	レボノルゲストレル・エチニルエストラジオール	アンジュ 21 内, トリキュラー 21 内, アンジュ 28 内, トリキュラー 28 内	血栓症等の心血管系の障害
		ノルエチステロン・エチニルエストラジオール配合	シンフェーズ T28 内	
		デソゲストレル・エチニルエストラジオール	マーベロン 21 内, マーベロン 28 内	
	月経困難症治療剤	ノルエチステロン・エチニルエストラジオール配合	ルナベル 内	
		レボノルゲストレル・エチニルエストラジオール配合製剤	ジェミーナ 内	
心不全治療薬	心機能・組織循環促進剤	イソプレナリン塩酸塩	プロタノール 内 注	左室流出路の閉塞悪化
気管支拡張薬他	β 刺激薬			左室流出路の閉塞増強
パーキンソン病治療薬	持続性ドパミン 636 作動薬	ブロモクリプチンメシル酸塩	パーロデル 内	症状悪化

⓭ 心筋症 ⓺件

心筋そのものの障害による心臓の機能障害.

大分類	中分類	一般名	商品名	禁忌の理由
降圧薬	持続性 Ca 拮抗剤	ジルチアゼム塩酸塩	ヘルベッサー 注	心不全悪化
抗不整脈治療薬	Ca 拮抗性不整脈・虚血性心疾患治療剤	ベラパミル塩酸塩	ワソラン 注	心機能悪化
心不全治療薬	ジギタリス配糖体	ジギタリス配糖体	ジゴキシン 内, ハーフジゴキシン KY 内, ジゴシン 内 注	左室流出路の閉塞悪化

⑮ 肺動脈高血圧

心不全 治療薬	強心利尿薬	デスラノシド	ジギラノゲン 注	左室流出路 の閉塞悪化
	強心配糖体製剤	メチルジゴキシン	ラニラピッド 内	
	急性循環不全改善剤	ドブタミン塩酸塩	ドブトレックス 注	

⓮ 細菌性心内膜炎 2件

血液中に細菌が侵入し，心内膜で増殖すると敗血症や弁の閉鎖不全などにつながる．また，弁に生じた細菌を含む血栓が全身にとぶと，脳梗塞や各臓器に膿瘍を作る可能性がある．

大分類	中分類	一般名	商品名	禁忌の理由
抗血栓薬	経口 FXa 阻害剤	エドキサバントシル酸塩水和物錠	リクシアナ 内	血栓剥離に伴う血栓塞栓様症状
	選択的直接作用型第 Xa 因子阻害剤	リバーロキサバン	イグザレルト 内	血栓塞栓様症状

⓯ 肺動脈高血圧 7件

難病に指定されている肺動脈性肺高血圧 PAH とは，右心室から肺につながる肺動脈の血圧（健常値は 22〜15mmHg）が異常に高くなる（25mmHg 以上）状態．

禁忌医薬品

- 女性ホルモン剤 5件 ［内ピル 3件］
  血栓症等の心血管系の障害が発生しやすくなる．

大分類	中分類	一般名	商品名	禁忌の理由
女性ホルモン剤	経口黄体ホルモン・卵胞ホルモン混合月経困難症治療剤	ドロスピレノン・エチニルエストラジオール	ヤーズ 内	血栓症等の心血管系障害，症状悪化
	経口避妊剤	レボノルゲストレル・エチニルエストラジオール	アンジュ 21 内，トリキュラー 21 内，アンジュ 28 内，トリキュラー 28 内	血栓症等の心血管系障害

JCOPY 498-11712

79

● 〔Ⅲ　循環器系〕　⓰ 肺高血圧症に伴う右心不全

大分類	中分類	一般名	商品名	禁忌の理由
女性ホルモン剤	経口避妊剤	ノルエチステロン・エチニルエストラジオール配合	シンフェーズ T28 ㋞	血栓症等の心血管系障害
		デソゲストレル・エチニルエストラジオール	マーベロン 21 ㋞, マーベロン 28 ㋞	
	切迫流・早産治療剤	リトドリン塩酸塩	ウテメリン ㊟	肺水腫
狭心症治療薬	硝酸イソソルビド	硝酸イソソルビド	ニトロール ㊟	血圧低下, ショック
	狭心症治療剤	ニコランジル	シグマート ㊟	

⓰ 肺高血圧症に伴う右心不全 9件

　　肺高血圧症では右心室に負荷がかかるので右心不全が生じる．必然的に肺から心臓への血流量が減少するので，全身への健常な血流量を保つために左心室は過剰に作動しなければならなくなり，左心不全につながる．左心不全は自覚症状として息切れ，意識消失発作，下肢の浮腫などを生じさせる．

禁忌医薬品

- β遮断薬を主とした降圧薬 7件
  心機能が抑制されて症状を悪化させる．

大分類	中分類	一般名	商品名	禁忌の理由
降圧薬	心臓選択性β遮断剤	アテノロール	テノーミン ㋞	症状悪化
	経皮吸収型・β遮断剤	ビソプロロールフマル酸塩	ビソノテープ ㋟	
	選択的βアンタゴニスト		メインテート ㋞	
	β遮断性　不整脈・狭心症治療剤	プロプラノロール塩酸塩	インデラル ㋞㊟	
	慢性心不全治療剤, 高血圧・狭心症治療剤, 頻脈性心房細動治療剤	カルベジロール	アーチスト ㋞	
	高血圧症・狭心症・不整脈治療剤, 本態性振戦治療剤	アロチノロール塩酸塩	アロチノロール塩酸塩 ㋞	

80

⑰ 心障害

降圧薬	血圧降下剤	ヒドララジン塩酸塩	アプレゾリン 内注	
抗不整脈治療薬	短時間作用型β選択的遮断剤	ランジオロール塩酸塩	コアベータ 注	症状悪化
	短時間作用型β遮断剤	エスモロール塩酸塩	ブレビブロック 注	

⑰ 心障害 35件

心筋梗塞やブロックのように診断名が明確にされていない，一般的な表現としての心臓障害．

禁忌医薬品

- 抗悪性腫瘍薬 8件 　心筋障害が現れる．
- 泌尿器・生殖器用薬 6件 　抗コリン作用により頻脈，心悸亢進を起こし心臓の仕事量が増加する．
- 消化性潰瘍治療薬 5件 　心拍数を増加させ，症状を悪化させる．

大分類	中分類	一般名	商品名	禁忌の理由
抗悪性腫瘍薬	活性型葉酸製剤	レボホリナートCa	アイソボリン 注	症状悪化，致命的
	抗悪性腫瘍薬	ドキソルビシン塩酸塩	アドリアシン 注	
	抗悪性腫瘍薬抗生物質製剤	ピラルビシン	テラルビシン 注, ピノルビン 注	
		エピルビシン塩酸塩	ファルモルビシン 注	
	抗腫瘍性抗生物質	アクラルビシン塩酸塩	アクラシノン 処方少 注	心筋障害
	抗悪性腫瘍薬性抗生物質	アムルビシン塩酸塩	カルセド 注	
	抗腫瘍性抗生物質	ブレオマイシン塩酸塩	ブレオ 注外	
	抗悪性腫瘍薬経口黄体ホルモン製剤	メドロキシプロゲステロン酢酸エステル	ヒスロンH 内	

Ⅲ 循環器系

● 〔Ⅲ　循環器系〕　❶ 心障害

大分類	中分類	一般名	商品名	禁忌の理由
女性ホルモン剤	切迫流・早産治療剤	リトドリン塩酸塩	ウテメリン 注内	症状悪化
筋弛緩薬	中枢・末梢性筋緊張緩解剤	プリジノールメシル酸塩	ロキシーン 内注	心疾患症状悪化
	痙性麻痺緩解剤・悪性症候群治療剤	ダントロレンナトリウム水和物	ダントリウム 内	症状悪化
麻薬	ノイロレプトアナルゲシア用麻酔剤	フェンタニルクエン酸塩，ドロペリドール	タラモナール 注	重篤な副作用
麻酔薬	麻酔用神経遮断剤	ドロペリドール注	ドロレプタン 注	一過性血圧上昇作用，脳圧亢進作用
	鎮静剤	スコポラミン臭化水素酸塩水和物	ハイスコ 注	心疾患症状悪化
中毒治療薬	酒量抑制剤	シアナミド	シアナマイド 内	アルコール代謝物アセトアルデヒドの悪影響
	抗酒癖剤	ジスルフィラム	ノックビン 内	原疾患悪化
止血薬	下肢静脈瘤硬化剤	ポリドカノール	ポリドカスクレロール 注	症状悪化
血管拡張薬	プロスタグランジンE₁製剤	アルプロスタジルアルファデクス	プロスタンディン点滴静注用 500μg 注	心不全，肺水腫増悪
呼吸器障害改善薬	肺血管拡張薬（吸入用ガス）	一酸化窒素	アイノフロー 処方少 吸入	右-左シャントの血流を減少させることにより血行動態が悪化，致命的
胃腸機能調整薬	食欲抑制剤	マジンドール	サノレックス 処方少 内	症状悪化

82

⑰ 心障害

消化性潰瘍治療薬	キノリジジン系抗ムスカリン剤	チキジウム臭化物	チアトン ⑰	心臓に過負荷
	鎮痙剤	ブチルスコポラミン臭化物製剤	ブスコパン ⑰注	症状悪化
		ロートエキス	ロートエキス ⑰	
	鎮痙・鎮痛剤	チメピジウム臭化物水和物	セスデン ⑰注	
	抗コリン性鎮痙剤	プロパンテリン臭化物	プロ・バンサイン 処方少 ⑰	
腸疾患治療薬	過敏大腸症治療剤	メペンゾラート臭化物, フェノバルビタール	トランコロン ⑰, トランコロン P ⑰	
抗精神病薬他	躁病・躁状態治療剤	炭酸リチウム	リーマス ⑰	心疾患症状悪化
自律神経作用薬他	コリン類似薬	アセチルコリン塩化物	オビソート 注	
泌尿器・生殖器用薬	過活動膀胱治療剤	フェソテロジンフマル酸塩	トビエース ⑰	症状悪化
		イミダフェナシン	ウリトス ⑰, ステーブラ ⑰	
		フェソテロジンフマル酸塩	ベシケア ⑰	
	経皮吸収型 過活動膀胱治療剤	オキシブチニン塩酸塩経皮吸収型製剤	ネオキシ テ	心臓の仕事量増加
	尿失禁・頻尿治療剤	プロピベリン塩酸塩	バップフォー ⑰	
	選択的 β_3 アドレナリン受容体作動性過活動膀胱治療剤	ミラベグロン錠	ベタニス ⑰	症状悪化
眼科用薬	蛍光眼底造影剤	フルオレセイン	フルオレサイト 注	重篤な副作用

● 〔Ⅲ　循環器系〕　⑱ 高血圧

⑱ 高血圧 35件

高血圧が生じるメカニズムには以下があげられる.

① 心拍出量の増大　　スポーツなどで酸素の供給が急速に増大すると，それに対応すべく心拍出量は増大する.

② 循環血液量の増加　　塩分を摂ると，血液中のナトリウム濃度が上昇し，血液の浸透圧は体液よりも高くなる. この浸透圧を下げるべく，体液が血管内に移動するので循環血液量は増加する. 塩分の摂りすぎでは，血流量の増加のみならず，ナトリウムにより筋の収縮が生じて，血管の抵抗性は高くなる.

③ 血管の抵抗性　　血管の内径が小さくなることによって増大する. 内径が狭くなる理由は，動脈硬化で構造そのものが変化する，薬物あるいは交感神経の働きで血管が収縮する，血管が外から押されてその結果内径が狭くなるなどである. 血管が外から押される典型的な状況は肥満. 喫煙も血管の抵抗性を上げる.

④ 血液の粘度　　粘度が増加することで血管抵抗性が増加して，血圧上昇につながる. 脱水症状はその典型である.

⑤ アドレナリンの濃度上昇で血管が収縮し心拍数が増加する　　ストレスによるものが多い.

禁忌医薬品

- 鎮痛薬 7件 　　プロスタグランジン合成阻害作用による水・ナトリウム貯留が起こり，血圧をさらに上昇させる.
- 女性ホルモン剤 7件 ［内ピル 3件］　　血栓症等の心血管系の障害が発生しやすくなるとの報告がある. また，症状が増悪する.
- 片頭痛 5件 　　一過性の血圧上昇作用が生じる.
- 麻酔薬 5件 　　一過性の血圧上昇作用が生じる.
- PDE-5 阻害薬 4件 　　血管拡張により血圧が短時間に下降し，心血管系変化を生じる.

大分類	中分類	一般名	商品名	禁忌の理由
鎮痛薬	非ステロイド性消炎・鎮痛剤 NSAIDs	ジクロフェナクナトリウム	ボルタレン 内, ボルタレンサポ 坐	高血圧の悪化
			ボルタレン SR 内	

84

⑱ 高血圧

鎮痛薬		インドメタシン	インテバン ㊥	血圧上昇
	非ステロイド性消炎・鎮痛剤 NSAIDs	イブプロフェン	ブルフェン ㊤	高血圧の悪化
		プラノプロフェン	ニフラン 処方少 ㊤	
		ロルノキシカム	ロルカム ㊤	
		メロキシカム	モービック ㊤	血圧上昇
抗アレルギー薬	アレルギー性疾患治療剤	フェキソフェナジン塩酸塩/塩酸プソイドエフェドリン配合	ディレグラ ㊤	過度の昇圧
女性ホルモン剤	経口黄体ホルモン・卵胞ホルモン混合月経困難症治療剤	ドロスピレノン・エチニルエストラジオール	ヤーズ ㊤	血栓症等の心血管系障害，症状悪化
	経口避妊剤	レボノルゲストレル・エチニルエストラジオール	アンジュ 21 ㊤，トリキュラー 21 ㊤，アンジュ 28 ㊤，トリキュラー 28 ㊤	
		ノルエチステロン・エチニルエストラジオール配合	シンフェーズ T28 ㊤	
		デソゲストレル・エチニルエストラジオール	マーベロン 21 ㊤，マーベロン 28 ㊤	
	月経困難症治療剤	ノルエチステロン・エチニルエストラジオール配合	ルナベル ㊤	
		レボノルゲストレル・エチニルエストラジオール配合製剤	ジェミーナ ㊤	
	切迫流・早産治療剤	リトドリン塩酸塩	ウテメリン ㊤注	過度の昇圧
麻酔薬	局所麻酔薬	リドカイン塩酸塩・アドレナリン	キシロカイン（硬膜外麻酔・伝達麻酔・浸潤麻酔・表面麻酔）注	病状悪化

● 〔III　循環器系〕 ⑱ 高血圧

大分類	中分類	一般名	商品名	禁忌の理由
麻酔薬	局所麻酔剤	プロカイン塩酸塩	塩酸プロカイン注, ロカイン（血管収縮剤添加不可）注	急激な血圧上昇
		コカイン塩酸塩	コカイン塩酸塩外(表面麻酔)	過度の昇圧
		パラブチルアミノ安息香酸ジエチルアミノエチル塩酸塩	テーカイン（血管収縮剤　添加不可）内	症状悪化
	注射用全身麻酔剤	ケタミン塩酸塩	ケタラール注	一過性の血圧上昇
抗血栓薬	血栓溶解剤（rt-PA 製剤）	アルテプラーゼ	アクチバシン注, グルトパ（急性心筋梗塞）注	出血惹起し止血困難
	線維素溶解酵素剤	ウロキナーゼ	ウロナーゼ注	出血惹起・止血困難
	血栓溶解剤	モンテプラーゼ製剤	クリアクター注	
心不全治療薬	昇圧剤	エチレフリン塩酸塩	エホチール内注	過度の昇圧
呼吸器障害改善薬	呼吸促進剤	ドキサプラム塩酸塩水和物注	ドプラム注	過度の昇圧, 脳血管収縮・脳血流の減少
胃腸機能調整薬	食欲抑制剤	マジンドール	サノレックス処方少内	異常な血圧上昇
片頭痛治療薬	5-HT1B/1D 受容体作動型片頭痛治療薬	スマトリプタンコハク酸塩	イミグラン内注点鼻	一過性の血圧上昇
		ゾルミトリプタン	ゾーミッグ内	
		ナラトリプタン塩酸塩	アマージ内	
		リザトリプタン安息香酸塩	マクサルト内	
		エレトリプタン臭化水素酸塩	レルパックス内	

⓲ 低血圧

泌尿器・生殖器用薬	PDE-5 阻害薬（前立腺肥大症に伴う排尿障害改善剤）	タダラフィル	ザルティア Ⓝ	使用経験なし
勃起不全治療薬	PDE-5 阻害薬（勃起不全改善薬）	タダラフィル	シアリス Ⓝ	
		シルデナフィルクエン酸塩	バイアグラ Ⓝ	
		バルデナフィル塩酸塩水和物	レビトラ Ⓝ	

⓲ 低血圧 20件

　一般的に収縮期血圧が 100mmHg 未満を低血圧という．一般に若い女性に多く，体質的に血圧が低い場合もある．慢性の感染症，悪性腫瘍，心臓の障害，腎臓の障害，重い貧血，内分泌疾患，栄養失調，神経疾患などでも生じる．

禁忌医薬品

- 狭心症治療薬 **8件** 　血管拡張作用によりさらに血圧を低下させ，症状を悪化させる．
- PDE-5 阻害薬 **4件** 　勃起不全改善薬が主であり，血管拡張により血圧が下降し，心血管系変化を生じる．
- 降圧薬 **3件** 　心機能を抑制し，症状が悪化する．

大分類	中分類	一般名	商品名	禁忌の理由
ビタミン剤	ニコチン酸製剤	ニコチン酸	ノイクリン ⒿⓃ	血圧低下
降圧薬	心臓選択性 β 遮断剤	アテノロール	テノーミン Ⓝ	
	β 遮断性　不整脈・狭心症治療剤	プロプラノロール塩酸塩	インデラル Ⓝ Ⓙ	
	持続性 Ca 拮抗剤	ジルチアゼム塩酸塩	ヘルベッサー Ⓙ	
狭心症治療薬	狭心症治療剤	ニトログリセリン	ミオコール Ⓖ	症状悪化
	ニトログリセリン貼付薬		ミリステープ Ⓣ	
	硝酸イソソルビド	硝酸イソソルビド	ニトロール Ⓝ Ⓙ Ⓖ	血圧低下，症状悪化
	虚血性心疾患治療剤〈持効錠〉	硝酸イソソルビド徐放剤	ニトロール R Ⓝ	
			フランドル Ⓝ Ⓣ	

● 〔Ⅲ　循環器系〕　⑳ 血栓性素因・血栓塞栓症

大分類	中分類	一般名	商品名	禁忌の理由
狭心症治療薬	狭心症治療用 ISMN 製剤	一硝酸イソソルビド	アイトロール 内	血圧低下，症状悪化
	狭心症治療剤	ニコランジル	シグマート 注	
	代謝性製剤	アデノシン	アデノスキャン 注	
抗不整脈治療薬	不整脈治療剤	アミオダロン塩酸塩	アンカロン 注	血圧を更に低下
	Ca 拮抗性不整脈・虚血性心疾患治療剤	ベラパミル塩酸塩	ワソラン 注	
心不全治療薬	α型ヒト心房性ナトリウム利尿薬ポリペプチド製剤	カルペリチド	ハンプ 注	
利尿薬	ループ利尿薬	フロセミド	ラシックス 注	脱水，血栓塞栓症，ショック
泌尿器・生殖器用剤	PDE-5 阻害薬（前立腺肥大症に伴う排尿障害改善剤）	タダラフィル	ザルティア 内	使用経験なし
勃起不全治療剤	PDE-5 阻害薬（勃起不全改善薬）	タダラフィル	シアリス 内	
		シルデナフィルクエン酸塩	バイアグラ 内	
		バルデナフィル塩酸塩水和物	レビトラ 内	

⑳ 血栓性素因・血栓塞栓症 10件

　　この項目での血栓は，脳血栓，肺梗塞，心筋梗塞を除いたもの．血栓性素因とは静脈や動脈に血栓が生じやすい体質．

> **禁忌医薬品**
> ● 女性ホルモン 7件 ［内ピル 3件］
> 　血栓症等の心血管系の障害が発生しやすくなる．

⑳ 血栓性素因・血栓塞栓症

大分類	中分類	一般名	商品名	禁忌の理由
抗悪性腫瘍薬	抗悪性腫瘍薬経口黄体ホルモン製剤	メドロキシプロゲステロン酢酸エステル	ヒスロンH 内	血栓症
女性ホルモン剤	黄体ホルモン剤	プロゲステロン	ルテウム 膣錠, ウトロゲスタン 膣錠, ワンクリノン 膣錠, ルティナス 処方少 膣錠	血栓形成傾向促進
	経口黄体ホルモン・卵胞ホルモン混合月経困難症治療剤	ドロスピレノン・エチニルエストラジオール	ヤーズ 内	血栓症等の心血管系障害
	経口避妊剤	レボノルゲストレル・エチニルエストラジオール	アンジュ21 内, トリキュラー21 内, アンジュ28 内, トリキュラー28 内	
		ノルエチステロン・エチニルエストラジオール配合	シンフェーズ T28 内	
		デソゲストレル・エチニルエストラジオール	マーベロン21 内, マーベロン28 内	
	月経困難症治療剤	ノルエチステロン・エチニルエストラジオール配合	ルナベル 内	
		レボノルゲストレル・エチニルエストラジオール配合製剤	ジェミーナ 内	
輸液・栄養剤	静注用脂肪乳剤	ダイズ油	イントラリポス 注	症状増悪
止血薬	下肢静脈瘤硬化剤	ポリドカノール	ポリドカスクレロール 注	症状悪化, 血栓形成

III

循環器系

● 〔Ⅲ　循環器系〕　㉑　血栓性静脈炎

㉑　血栓性静脈炎 23件

　静脈炎には血栓を伴うことが多く，表在静脈系に生じた静脈炎を「血栓性静脈炎」という．表在静脈の発赤，疼痛が認められる．

禁忌医薬品

● 女性ホルモン剤 22件 ［内ピル 3件 ］
　血液凝固能の亢進により，症状が増悪する．［(参考) 4-9 肺塞栓］

大分類	中分類	一般名	商品名	禁忌の理由
抗悪性腫瘍薬	前立腺癌治療剤	エストラムスチンリン酸エステルナトリウム水和物	エストラサイト 内	症状悪化・再発
女性ホルモン剤	エストラジオール	エストラジオール	エストラーナ テ	血栓形成傾向促進
			ジュリナ 内	
			ル・エストロジェル 外, ディビゲル 外	
	持続性男性・卵胞混合ホルモン剤	エストラジオール吉草酸エステル	プロギノン・デポー 注, ペラニンデポー 注	
	卵胞ホルモン製剤	エチニルエストラジオール	プロセキソール 内	
		エストリオール	ホーリン 内注, エストリオール 内注	
	結合型エストロゲン製剤	結合型エストロゲン	プレマリン 内	
	黄体ホルモン剤	プロゲステロン	ルテウム 膣錠, ウトロゲスタン 膣錠, ワンクリノン 膣錠, ルティナス 処方少 膣錠	
	抗悪性腫瘍薬経口黄体ホルモン製剤	メドロキシプロゲステロン酢酸エステル	ヒスロン 内, プロベラ 内	症状悪化

90

㉑ 血栓性静脈炎

女性ホルモン剤	黄体・卵胞ホルモン混合製剤（内服用）	ノルエチステロン・メストラノール	ソフィア-A ⓘ, ソフィア-C ⓘ	血液凝固能亢進, 心血管系副作用
		クロルマジノン酢酸エステル・メストラノール	ルテジオン ⓘ	
	黄体・卵胞ホルモン混合製剤	ヒドロキシプロゲステロンカプロン酸エステル	ルテスデポー Ⓙ	血栓形成傾向促進
	経口エストラジオール・プロゲスチン配合閉経後骨粗鬆症治療剤	エストラジオール・レボノルゲストレル	ウェールナラ ⓘ	
	黄体・卵胞ホルモン配合	ノルゲストレル, エチニルエストラジオール	プラノバール ⓘ	血液凝固能亢進, 症状増悪
	経皮吸収卵胞・黄体ホルモン製剤	エストラジオール・酢酸ノルエチステロン経皮吸収型	メノエイド 貼付	血栓形成傾向促進
	経口黄体ホルモン・卵胞ホルモン混合月経困難症治療剤	ドロスピレノン・エチニルエストラジオール	ヤーズ ⓘ	
	経口避妊剤	レボノルゲストレル・エチニルエストラジオール	アンジュ 21 ⓘ, トリキュラー 21 ⓘ, アンジュ 28 ⓘ, トリキュラー 28 ⓘ	血液凝固能亢進, 症状増悪
		ノルエチステロン・エチニルエストラジオール配合	シンフェーズ T28 ⓘ	
		デソゲストレル・エチニルエストラジオール	マーベロン 21 ⓘ, マーベロン 28 ⓘ	
	月経困難症治療剤	ノルエチステロン・エチニルエストラジオール配合	ルナベル ⓘ	

● 〔Ⅲ　循環器系〕　㉓ 循環虚脱

大分類	中分類	一般名	商品名	禁忌の理由
女性ホルモン剤	月経困難症治療剤	レボノルゲストレル・エチニルエストラジオール配合製剤	ジェミーナ Ⓝ	血液凝固能亢進，症状増悪
	持続性男性・卵胞混合ホルモン剤	テストステロンエナント酸エステル，エストラジオール吉草酸エステル	プリモジアン・デポー Ⓙ，ダイホルモン・デポー Ⓙ	

㉒ 血管浮腫の既往 1件

血管性浮腫で，クインケ浮腫とも呼ばれる．眼瞼，口唇，舌，喉頭，四肢末端などに浮腫が生じる．即時型アレルギーである．深部皮膚・皮下・粘膜下組織中に生じる血管反応で，毛細血管の拡張および透過性亢進によって起こる局所的な浮腫．

大分類	中分類	一般名	商品名	禁忌の理由
降圧薬	アンジオテンシン変換酵素阻害剤	イミダプリル塩酸塩	タナトリル Ⓝ	呼吸困難を伴う血管浮腫

㉓ 循環虚脱 8件

循環虚脱状態とは心臓あるいは末梢血管の重症の循環障害．急激な意識障害を呈する．

> 禁忌医薬品
> ● 抗精神病薬 6件　　症状を悪化させる．

大分類	中分類	一般名	商品名	禁忌の理由
抗不整脈治療薬	不整脈治療剤	アミオダロン塩酸塩	アンカロン Ⓙ	重度の血圧低下
利尿薬	ループ利尿薬	フロセミド	ラシックス Ⓙ	脱水，血栓塞栓症，ショック

❷❹ 血管けいれん

抗精神病薬他	精神神経用剤	クロルプロマジン塩酸塩	コントミン Ⓝ注	状態悪化
		レボメプロマジン	ヒルナミン Ⓝ注, レボトミン Ⓝ注	
	精神神経安定剤	プロクロルペラジン	ノバミン Ⓝ注	
	精神神経用剤	塩酸ペルフェナジン	ピーゼットシー Ⓝ注	
		フルフェナジンデカン酸	フルデカシン 注	
		プロペリシアジン	ニューレプチル Ⓝ	

❷❹ 血管けいれん 4件

大分類	中分類	一般名	商品名	禁忌の理由
麻酔薬	局所麻酔剤	リドカイン塩酸塩・アドレナリン	キシロカイン（硬膜外麻酔・伝達麻酔・浸潤麻酔・表面麻酔）注	症状悪化
		プロカイン塩酸塩	塩酸プロカイン 注, ロカイン（血管収縮剤添加不可）注	阻血状態, 局所壊死
		コカイン塩酸塩	コカイン塩酸塩 Ⓞ(表面麻酔)	症状悪化
		パラブチルアミノ安息香酸ジエチルアミノエチル塩酸塩	テーカイン（血管収縮剤添加不可）Ⓝ	

JCOPY 498-11712

93

● 〔Ⅲ　循環器系〕　㉖ 末梢血管障害

㉕ 末梢循環障害 4件

末梢循環障害は重症になると筋肉や神経の機能不全や壊死が生じる.

禁忌医薬品

・β遮断薬の降圧薬 4件　症状が悪化する.

大分類	中分類	一般名	商品名	禁忌の理由
降圧薬	心臓選択性β遮断剤	アテノロール	テノーミン Ⓝ	
	経皮吸収型・β遮断剤	ビソプロロール フマル酸塩	ビソノテープ Ⓣ	
	選択的βアンタゴニスト		メインテート Ⓝ	症状悪化
	β遮断性　不整脈・ 狭心症治療剤	プロプラノロール 塩酸塩	インデラル Ⓝ注	

㉖ 末梢血管障害 5件

末梢血管障害には,閉塞性動脈硬化症(末梢動脈疾患),急性動脈閉塞症,閉塞性血栓血管炎(バージャー病),末梢動脈瘤などがある.その一つ,閉塞性動脈硬化症では歩くとふくらはぎや太ももが痛み,休憩すると短時間で痛みが軽快する間歇性跛行が見られる.この跛行は,四肢末梢動脈の循環障害の症状の一つである.

禁忌医薬品

・すべて片頭痛治療薬　薬剤の血管収縮作用により,症状は悪化する.

大分類	中分類	一般名	商品名	禁忌の理由
片頭痛 治療薬	5-HT1B/1D 受容体作 動型片頭痛治療薬	スマトリプタンコハク酸塩	イミグラン Ⓝ注 点鼻	
		ゾルミトリプタン	ゾーミッグ Ⓝ	
		ナラトリプタン塩酸塩	アマージ Ⓝ	症状悪化
		リザトリプタン安息香酸塩	マクサルト Ⓝ	
		エレトリプタン臭化水素酸塩	レルパックス Ⓝ	

94

㉗ 神経循環無力症 2件

心臓神経症とも呼ばれる．心臓に器質的，機能的な異常がないにもかかわらず，動悸，息切れ，胸痛などの循環器症状を執拗に訴える．

大分類	中分類	一般名	商品名	禁忌の理由
狭心症治療薬	硝酸イソソルビド	硝酸イソソルビド	ニトロール㊟	本剤効果ない，血圧低下
	狭心症治療剤	ニコランジル	シグマート㊟	

㉘ 動脈硬化症 7件

臨床的に問題となる主な動脈硬化は大動脈，脳動脈，冠動脈など比較的太い動脈に生じる粥状硬化である．動脈の内膜に発生したアテロームが破れると血栓がつくられる．アテロームの主たる構成物質はLDLコレステロールであり，HDLコレステロールは動脈硬化の発生を抑える作用がある．動脈硬化は全身の動脈で生じるが，とりわけ脳血管，冠動脈，腎動脈に生じたものが臨床上重要となる．

禁忌医薬品

- 局所麻酔薬 4件　アドレナリンが添加されると血圧が急激に上昇する．

大分類	中分類	一般名	商品名	禁忌の理由
抗悪性腫瘍薬	抗悪性腫瘍薬経口黄体ホルモン製剤	メドロキシプロゲステロン酢酸エステル	ヒスロンH㊥	血栓症
麻酔薬	局所麻酔薬	リドカイン塩酸塩・アドレナリン	キシロカイン（硬膜外麻酔・伝達麻酔・浸潤麻酔・表面麻酔）㊟	症状悪化
		プロカイン塩酸塩	塩酸プロカイン㊟　ロカイン（血管収縮剤添加不可）㊟	急激な血圧上昇
		コカイン塩酸塩	コカイン塩酸塩 外(表面麻酔)	症状悪化
		パラブチルアミノ安息香酸ジエチルアミノエチル塩酸塩	テーカイン（血管収縮剤添加不可）㊥	

● 〔Ⅲ　循環器系〕　㉚　動脈瘤

大分類	中分類	一般名	商品名	禁忌の理由
血管拡張薬	プロスタグランジンE₁製剤	アルプロスタジルアルファデクス	プロスタンディン点滴静注用500µg 注	低血圧による症状悪化
止血薬	下肢静脈瘤硬化剤	ポリドカノール	ポリドカスクレロール 注	末梢血管病変悪化

㉙ 心室中隔欠損 2件

　　心室中隔欠損では，右心室側が左心室側よりも血圧が高いことから，肺でのガス交換前の血液が左心室に送られてチアノーゼが生じる．年齢を重ねるに伴い症状は重症化し，心不全，呼吸困難を惹き起こす．

大分類	中分類	一般名	商品名	禁忌の理由
狭心症治療薬	硝酸イソソルビド	硝酸イソソルビド	ニトロール 注	血圧低下，ショック
	狭心症治療剤	ニコランジル	シグマート 注	

㉚ 動脈瘤 3件

　　大動脈は三層構造であるが，その中膜に血流が入り込み，層構造が剥がれて，解離してしまう現象．動脈壁が破裂すると重大な結果を招く．動脈瘤は，腹・胸大動脈以外に，肝臓・腎臓などの内臓，手足の動脈，脳動脈，冠動脈にも生じる．

大分類	中分類	一般名	商品名	禁忌の理由
抗血栓薬	線維素溶解酵素剤	ウロキナーゼ	ウロキナーゼ 注	出血惹起・止血困難
	血栓溶解剤	モンテプラーゼ製剤	クリアクター 注	
降圧薬	血圧降下剤	ヒドララジン塩酸塩	アプレゾリン 内 注	症状悪化

96

❸❶ バイパス手術 2件

　狭くなった心臓冠状動脈に，胸，胃，手，足などから採取した健康な血管の一部をつなげて迂回路を作る手術．

大分類	中分類	一般名	商品名	禁忌の理由
鎮痛薬	非ステロイド性消炎・鎮痛剤 NSAIDs	セレコキシブ	セレコックス 内	外国で心筋梗塞，脳卒中の報告
中毒治療薬	禁煙補助薬	経皮吸収ニコチン製剤	ニコチネル TTS30 貼付	症状悪化

● 〔IV 呼吸器系〕 ❷ 呼吸抑制・呼吸不全

IV 呼吸器系

❶ 肺機能低下，肺機能障害 8件

　　肺活量が正常値よりも20％以上下がると肺機能障害と診断される．その原因には，肺線維症などによる拘束性障害，喘息・COPDなどによる閉塞性障害がある．

大分類	中分類	一般名	商品名	禁忌の理由
抗真菌薬	カリニ肺炎治療剤	ペンタミジンイセチオン酸塩	ベナンバックス 注	本剤の効果が期待できない
抗悪性腫瘍薬	抗腫瘍性抗生物質	ブレオマイシン塩酸塩	ブレオ 注外	肺機能障害，線維化病変増悪
糖尿病治療薬	経口糖尿病用剤	メトホルミン塩酸塩	グリコラン 内	乳酸産生増加
			メトグルコ 内	
筋弛緩薬	A型ボツリヌス毒素製剤	A型ボツリヌス毒素	ボトックス 注	呼吸器系原疾患悪化
	B型ボツリヌス毒素製剤	B型ボツリヌス毒素	ナーブロック 注	
麻薬	経皮吸収型 持続性疼痛治療剤	ブプレノルフィン経皮吸収型	ノルスパン テ	呼吸機能抑制
呼吸器障害改善薬	呼吸促進剤	ドキサプラム塩酸塩水和物注	ドプラム 注	本剤効果ない

❷ 呼吸抑制・呼吸不全 27件

　　呼吸抑制とは血液ガスの異常を呼吸中枢が認識しにくくなることで生じる現象であり，患者はいわゆる息苦しさをあまり感じない．呼吸困難とは，呼吸するという生理運動に関して，苦しさや努力感などの自覚症状を有する状態をさす．

❷ 呼吸抑制・呼吸不全

禁忌医薬品
- 麻薬 **15件** 中枢性に呼吸を抑制する.
- 鎮咳薬 **6件** 該当するものには麻薬のコデインが含まれているので中枢性に呼吸が抑制される.

Ⅳ

呼吸器系

大分類	中分類	一般名	商品名	禁忌の理由
麻薬	モルヒネ塩酸塩	モルヒネ塩酸塩水和物	モルヒネ塩酸塩 内 注 坐, アンペック 内 注 坐, プレペノン 内 注 坐	
			MS コンチン 内, MS ツワイスロン 内	
	持続性癌疼痛治療剤	オキシコドン塩酸塩水和物	オキシコンチン 内	
	癌疼痛治療剤		オキノーム 内 注, オキファスト 内 注	
	持続癌疼痛治療剤性癌疼痛治療剤	ヒドロモルフォン塩酸塩	ナルサス 内	
			ナルラピド 内	
	鎮痛・鎮痙剤	ペチジン塩酸塩	オピスタン 内 注	呼吸抑制増強
	持続性癌疼痛治療剤	タペンタドール塩酸塩	タペンタ 内	
	癌疼痛治療剤	メサドン塩酸塩	メサペイン 内	
	癌疼痛治療用注射剤	ヒドロモルフォン塩酸塩	ナルベイン 注	
	アヘン末製剤	アヘン末	アヘン 内, アヘンチンキ 内	
	麻薬	アヘンアルカロイド塩酸塩	パンオピン 内 注	
	鎮痛剤	塩酸ペンタゾシン	ソセゴン 注, ペンタジン 注	
		トラマドール塩酸塩	トラマール 処方少 注	

JCOPY 498-11712

99

● 〔IV 呼吸器系〕 ❷ 呼吸抑制・呼吸不全

大分類	中分類	一般名	商品名	禁忌の理由
麻薬	経皮吸収型 持続性疼痛治療剤	ブプレノルフィン経皮吸収型	ノルスパン ⓣ	呼吸抑制増強
中毒治療薬	酒量抑制剤	シアナミド	シアナマイド ⓝ	呼吸機能抑制
	抗酒癖剤	ジスルフィラム	ノックビン ⓝ	原疾患悪化
抗不整脈治療薬	不整脈治療剤	アミオダロン塩酸塩	アンカロン ⓙ	説明記載なし
血管拡張薬	プロスタグランジンE₁製剤	アルプロスタジルアルファデクス	プロスタンディン点滴静注用 500μg ⓙ	低血圧による症状悪化
呼吸器障害改善薬	麻薬拮抗剤	ナロキソン塩酸塩注剤	ナロキソン塩酸塩 ⓙ	無効
		レバロルファン酒石酸塩	ロルファン ⓙ	
鎮咳薬	麻薬性鎮咳薬	コデインリン酸塩水和物	コデインリン酸塩 ⓝ	呼吸抑制増強
	鎮咳薬	オキシメテバノール錠	メテバニール ⓝ	
	鎮咳薬去痰剤	ジヒドロコデインリン酸塩，エフェドリン塩酸塩他	セキコデ ⓝ	
	鎮咳薬・鎮痛・解熱剤	ジプロフィリン，ジヒドロコデインリン酸塩他	カフコデ N ⓝ	
	鎮咳薬	ジヒドロコデインリン酸塩，dl-メチルエフェドリン塩酸塩他	フスコデ ⓝ	
	鎮咳薬去痰剤	キキョウ流エキス，カンゾウエキス他	オピセゾールコデイン ⓝ	

④ 間質性肺炎・肺線維症間質性肺炎・肺線維症

❸ 慢性閉塞性肺疾患〔COPD〕 6件

かつて肺気腫あるいは慢性気管支炎とよばれていた疾患で咳，痰，息切れを主徴とする．喫煙との強い関連性が指摘されている．重症になると体重減少，下肢の浮腫，血痰などが認められる．起床時の頭痛，口すぼめ呼吸，樽状胸部が認められる．

禁忌医薬品
- 麻薬 4件　呼吸抑制を増強する．

大分類	中分類	一般名	商品名	禁忌の理由
麻薬	癌疼痛治療剤	オキシコドン塩酸塩水和物徐放剤	オキシコンチン㊤	呼吸抑制増強
		オキシコドン塩酸塩水和物	オキノーム㊤注，オキファスト㊤注	
		タペンタドール塩酸塩	タペンタ㊤	
		メサドン塩酸塩	メサペイン㊤	
眼科用薬	緑内障・高眼圧症治療剤	チモロールマレイン酸塩	チモプトール(点眼)	喘息発作の誘発・増悪
	炭酸脱水素酵素阻害剤/β-遮断剤配合剤緑内障・高眼圧症治療剤	ドルゾラミド塩酸塩/チモロールマレイン酸塩	コソプト(点眼)	

❹ 間質性肺炎・肺線維症間質性肺炎・肺線維症 4件

大量のコラーゲン線維などが肺胞の間質に蓄積された状態．肺が十分にふくらまなくなり，ガス交換が十分にできないので酸素が不足し呼吸困難をきたす．

禁忌医薬品
- 抗悪性腫瘍薬 3件　症状増悪し，致命的となる．

● 〔Ⅳ　呼吸器系〕　❺　気管支喘息・気管支けいれん

大分類	中分類	一般名	商品名	禁忌の理由
抗悪性腫瘍薬	代謝拮抗性抗悪性腫瘍薬	ゲムシタビン塩酸塩	ジェムザール 注	症状増悪,致命的
	抗悪性腫瘍薬性抗生物質	アムルビシン塩酸塩	カルセド 注	
	抗悪性腫瘍薬	イリノテカン塩酸塩水和物	トポテシン 注,カンプト 注	
肝疾患治療薬	ペグインターフェロン-α-2a 製剤	ペグインターフェロン アルファ-2a	ペガシス 注	間質性肺炎増悪・再発

❺ 気管支喘息・気管支けいれん　35件

　　呼吸困難，咳，痰などが発作的に現れる気道の慢性的な炎症．アレルギーの一種で，体質が関与している場合が多い．抗原物質，寒気，運動，ストレス，感染などが気管支の炎症を誘発するとみなされる．

　禁忌医薬品
- 麻薬　13件　　気管支収縮が起こる．
- 鎮咳薬（コデイン＝麻薬を含む）　4件　　呼吸困難，気道分泌困難．
- 降圧薬　3件　　気管支を収縮し，喘息症状が誘発または悪化する．

大分類	中分類	一般名	商品名	禁忌の理由
抗アレルギー薬	抗アレルギー薬	シプロヘプタジン塩酸塩水和物	ペリアクチン 内	喘息悪化
	スギ花粉症の減感作療法（アレルゲン免疫療法）薬	標準化スギ花粉エキス原液	シダトレン スギ花粉舌下	喘息発作誘発
	減感作療法薬（アレルゲン免疫療法薬）	ヤケヒョウヒダニエキス原，コナヒョウヒダニエキス原	アシテア 処方少 ダニ舌下	
	ダニアレルギーの減感作療法（アレルゲン免疫療法）薬	コナヒョウヒダニエキス，ヤケヒョウヒダニエキス	治療用ダニアレルゲンエキス 処方少 注	

102

❺ 気管支喘息・気管支けいれん

麻薬	モルヒネ塩酸塩	モルヒネ塩酸塩水和物	モルヒネ塩酸塩 ⑰㊟㊤, アンペック ⑰㊟㊤, プレペノン ⑰㊟㊤	呼吸抑制, 気道分泌困難
			MS コンチン ⑰, MS ツワイスロン ⑰	
	癌疼痛治療剤	オキシコドン塩酸塩水和物	オキシコンチン ⑰	
			オキノーム ⑰㊟, オキファスト ⑰㊟	
		ヒドロモルフォン塩酸塩	ナルサス ⑰	
			ナルラピド ⑰	
	癌疼痛治療用注射剤		ナルベイン ㊟	
	麻薬	フェンタニルクエン酸塩	フェンタニル ㊟	
	ノイロレプトアナルゲシア用麻酔剤	フェンタニルクエン酸塩, ドロペリドール	タラモナール ㊟	
	持続性癌疼痛治療剤	タペンタドール塩酸塩	タペンタ ⑰	
	癌疼痛治療剤	メサドン塩酸塩	メサペイン ⑰	
	アヘン末製剤	アヘン末	アヘン ⑰, アヘンチンキ ⑰	
	麻薬	アヘンアルカロイド塩酸塩	パンオピン ⑰㊟	
鎮咳薬（コデイン＝麻薬を含む）	麻薬性鎮咳薬	コデインリン酸塩水和物	コデインリン酸塩 ⑰	気道分泌困難
	鎮咳薬去痰剤	ジヒドロコデインリン酸塩, エフェドリン塩酸塩他	セキコデ ⑰	
	鎮咳薬・鎮痛・解熱剤	ジプロフィリン, ジヒドロコデインリン酸塩他	カフコデ N ⑰	

JCOPY 498-11712

103

● 〔IV　呼吸器系〕 ❺ 気管支喘息・気管支けいれん

大分類	中分類	一般名	商品名	禁忌の理由
鎮咳薬（コデイン＝麻薬を含む）	鎮咳薬去痰剤	キキョウ流エキス, カンゾウエキス他	オピセゾールコデイン ⓘ	気道分泌困難
麻酔薬	全身麻酔剤	チアミラールナトリウム	イソゾール ⓘ, チトゾール ⓘ	喘息発作誘発
		チオペンタールナトリウム	ラボナール ⓘ	
	鎮静剤	スコポラミン臭化水素酸塩水和物	ハイスコ ⓘ	気道分泌物の排出困難
止血薬	下肢静脈瘤硬化剤	ポリドカノール	ポリドカスクレロール ⓘ	アレルギー反応
降圧薬	β遮断性　不整脈・狭心症治療剤	プロプラノロール塩酸塩	インデラル ⓘⓘ	喘息症状誘発・悪化
	慢性心不全治療剤, 高血圧・狭心症治療剤, 頻脈性心房細動治療剤	カルベジロール	アーチスト ⓘ	
	高血圧症・狭心症・不整脈治療剤, 本態性振戦治療剤	アロチノロール塩酸塩	アロチノロール塩酸塩 ⓘ	
狭心症薬	代謝性製剤	アデノシン	アデノスキャン ⓘ	重篤な呼吸障害
胃腸機能調整薬	消化管運動機能賦活剤	アクラトニウムナパジシル酸塩	アボビス ⓘ	喘息症状誘発
胆道疾患治療薬	利胆剤	デヒドロコール酸注	デヒドロコール酸 ⓘ	喉頭痙攣他を伴うショック
自律神経作用薬他	コリン類似薬	アセチルコリン塩化物	オビソート ⓘ	症状悪化
	副交感神経亢進剤	ベタネコール塩化物	ベサコリン ⓘ	
眼科用薬	緑内障・高眼圧症治療剤	チモロールマレイン酸塩	チモプトール ⓘ点眼	喘息発作の誘発・増悪
	炭酸脱水酵素阻害剤/β-遮断剤配合剤緑内障・高眼圧症治療剤	ドルゾラミド塩酸塩/チモロールマレイン酸塩	コソプト 点眼	

104

❻ アスピリン喘息

❻ アスピリン喘息 31件

　アスピリン（アセチルサリチル酸）などの非ステロイド性抗炎症薬 NSAIDs の投与により，呼吸困難，血圧低下のようなアナフィラキシー様の症状とともに，気管のけいれんが生じる．重症の場合には死に至ることもある．喘息，アスピリン過敏，鼻茸を3主徴とする．

禁忌医薬品

● 非ステロイド性抗炎症薬 NSAIDs **16件**　　気管支拡張作用を低下させ喘息発作を誘発する．プロスタグランジン合成阻害作用が関与していると考えられる．

大分類	中分類	一般名	商品名	禁忌の理由
鎮痛薬	解熱鎮痛剤	アセトアミノフェン	アセトアミノフェン ⓘ ⓔ	
	感冒剤	サリチルアミド，アセトアミノフェン他	PL ⓘ，幼児用 PL ⓘ	
			ペレックス ⓘ，小児用ペレックス ⓘ	
	非ステロイド性消炎・鎮痛剤 NSAIDs	アスピリン	アスピリン（川崎病以外に使用）処方少 ⓘ	喘息発作の誘発
		アスピリン，ダイアルミネート	バファリン A330 処方少 ⓘ	
			バファリン A81 ⓘ	
		ジクロフェナクナトリウム	ボルタレン ⓘ，ボルタレンサポ ⓔ	
			ボルタレン SR ⓘ	
		インドメタシン	インテバン ⓘ ⓔ ⓕ	
		イブプロフェン	ブルフェン ⓘ	

Ⅳ 呼吸器系

● 〔Ⅳ　呼吸器系〕　❻ アスピリン喘息

大分類	中分類	一般名	商品名	禁忌の理由
鎮痛薬	非ステロイド性消炎・鎮痛剤 NSAIDs	ケトプロフェン	カピステン 注，ケトプロフェン 注 坐	喘息発作の誘発
		プラノプロフェン	ニフラン 処方少 内	
		ロキソプロフェンナトリウム水和物	ロキソニン 内	
		ザルトプロフェン	ソレトン 内	
		ロルノキシカム	ロルカム 内	
		セレコキシブ	セレコックス 内	
		メロキシカム	モービック 内	
		インドメタシン（経皮用）	インテバン 外，インドメシン 外，カトレップ 外 テ	
		チアラミド塩酸塩	ソランタール 内	
	経皮鎮痛消炎テープ剤（無香性）	フェルビナク（経皮用）	ナパゲルン 外，セルタッチ 外	
	経皮鎮痛消炎剤	ジクロフェナクナトリウム（経皮用）	ボルタレン 外	
		ロキソプロフェンナトリウム水和物（経皮用）	ロキソニン 外 テ	
		ケトプロフェン（経皮用）	アドフィード 外，ステイバン 外，ゼポラス 外，フルルバン 外，ヤクバン 外	
			モーラステープ 外	
	解熱剤	スルピリン水和物	メチロン 注	
	解熱鎮痛剤	アセトアミノフェン配合	SG 内	

8 喀血

麻薬	慢性疼痛/抜歯後疼痛治療剤	トラマドール塩酸塩/アセトアミノフェン配合	トラムセット 内	
抗血栓薬	抗血小板剤	アスピリン，ダイアルミネート	バファリン A81 内	喘息発作の誘発
	アスピリン/ランソプラゾール配合剤	アスピリン，ランソプラゾール配合	タケルダ 内	
	抗血小板剤	アスピリン	バイアスピリン 内	
鎮咳薬	鎮咳薬・鎮痛・解熱剤	ジプロフィリン，ジヒドロコデインリン酸塩他	カフコデ N 内	

❼ 肺水腫 1件

いわゆる肺に水がたまる状況．原因は二種類ある．一つは，左心室に異常があり，全身へ血液を送り出す力が低下して血液が肺に過剰に貯留する心原性肺水腫．もう一つは重症肺炎，敗血症，重症外傷などで肺毛細血管の壁が病的に変化し液体成分が滲出する．

大分類	中分類	一般名	商品名	禁忌の理由
血管拡張薬	プロスタグランジン E1 製剤	アルプロスタジルアルファデクス	プロスタンディン注射用 20μg 注	心不全，肺水腫増悪

❽ 喀血 1件

肺結核，肺癌，肺の外傷などでみられる．喀血や血痰が認められる．

大分類	中分類	一般名	商品名	禁忌の理由
抗悪性腫瘍薬	抗悪性腫瘍薬	ベバシズマブ	アバスチン 注	肺出血（喀血）

● 〔IV　呼吸器系〕 ❾ 肺塞栓・深部静脈血栓症

❾ 肺塞栓・深部静脈血栓症 27件

エコノミー症候群の名でも知られている静脈血栓塞栓症である．主に下肢にできた深部静脈血栓が，血流によって肺動脈まで運ばれて生じる．

禁忌医薬品

● 女性ホルモン剤 24件 ［内ピル 3件］
エストロゲンは凝固因子を増加させ，血栓形成傾向を促進する．

大分類	中分類	一般名	商品名	禁忌の理由
抗悪性腫瘍薬	前立腺癌治療剤	エストラムスチンリン酸エステルナトリウム水和物	エストラサイト 内	症状悪化・再発
糖尿病治療薬	経口糖尿病用剤	メトホルミン塩酸塩	グリコラン 内	乳酸産生増加
			メトグルコ 内	
	選択的 DPP-4 阻害薬，ビグアナイド系薬配合剤	アログリプチン，メトホルミン	イニシンク 内	
女性ホルモン剤	経皮吸収型エストラジオール製剤	エストラジオール	エストラーナ テ	血栓形成傾向促進
			ル・エストロジェル 外，ディビゲル 外	
	経口エストラジオール製剤		ジュリナ 内	
	持続性男性・卵胞混合ホルモン剤	エストラジオール吉草酸エステル	プロギノン・デポー 注，ベラニンデポー 注	
	卵胞ホルモン製剤	エチニルエストラジオール	プロセキソール 内	
		エストリオール	ホーリン 内注，エストリオール 内注	
	結合型エストロゲン製剤	結合型エストロゲン	プレマリン 内	

❾ 肺塞栓・深部静脈血栓症

女性ホルモン剤	黄体・卵胞ホルモン混合製剤（内服用）	ノルエチステロン・メストラノール	ソフィア A 内, ソフィア C 内	血液凝固能亢進, 心血管系副作用
		クロルマジノン酢酸エステル・メストラノール	ルテジオン 内	血栓形成傾向促進
	黄体・卵胞ホルモン混合製剤	ヒドロキシプロゲステロンカプロン酸エステル	ルテスデポー 注	血栓形成傾向増強
	経口エストラジオール・プロゲスチン配合閉経後骨粗鬆症治療剤	エストラジオール・レボノルゲストレル	ウェールナラ 内	血栓形成傾向促進
	黄体・卵胞ホルモン配合	ノルゲストレル, エチニルエストラジオール	プラノバール 内	血液凝固能亢進, 症状増悪
	経皮吸収卵胞・黄体ホルモン製剤	エストラジオール・酢酸ノルエチステロン経皮吸収型	メノエイド 貼付	血栓形成傾向促進
	経口黄体ホルモン・卵胞ホルモン混合月経困難症治療剤	ドロスピレノン・エチニルエストラジオール	ヤーズ 内	血液凝固能亢進, 症状増悪
	経口避妊剤	レボノルゲストレル・エチニルエストラジオール	アンジュ 21 内, トリキュラー 21 内, アンジュ 28 内, トリキュラー 28 内	
		ノルエチステロン・エチニルエストラジオール配合	シンフェーズ T28 内	
		デソゲストレル・エチニルエストラジオール	マーベロン 21 内, マーベロン 28 内	
	月経困難症治療剤	ノルエチステロン・エチニルエストラジオール配合	ルナベル 内	

● 〔IV　呼吸器系〕 ❿ 胸水

大分類	中分類	一般名	商品名	禁忌の理由
女性ホルモン剤	月経困難症治療剤	レボノルゲストレル・エチニルエストラジオール配合製剤	ジェミーナ Ⓝ	血液凝固能亢進, 症状増悪
	持続性男性・卵胞混合ホルモン剤	テストステロンエナント酸エステル, エストラジオール吉草酸エステル	プリモジアン・デポー Ⓙ, ダイホルモン・デポー Ⓙ	
骨・Ca代謝薬	骨粗鬆症治療剤	ラロキシフェン塩酸塩	エビスタ Ⓝ	静脈血栓塞栓症増悪
		バゼドキシフェン酢酸塩	ビビアント Ⓝ	
止血薬	下肢静脈瘤硬化剤	ポリドカノール	ポリドカスクレロール Ⓙ	症状悪化, 血栓形成

❿ 胸水 4件

　胸膜腔にはごく少量の水があり, 肺の運動を円滑にする潤滑油の働きをしている. 肺がん, 乳がん, 肺結核, 肺炎などの感染症, 膠原病, 心臓病, 腎不全などでこの胸膜腔に余分に貯留したものが胸水.

禁忌医薬品

● 抗悪性腫瘍薬 3件　　重篤な副作用が発現し, 致命的となる.

大分類	中分類	一般名	商品名	禁忌の理由
抗悪性腫瘍薬	葉酸代謝拮抗剤	メトトレキサート	メソトレキセート ⓃⒿ	胸水に長時間貯留して毒性増強
	活性型葉酸製剤	レボホリナート Ca	アイソボリン Ⓙ	重篤な副作用, 致命的
	抗悪性腫瘍薬	イリノテカン塩酸塩水和物	トポテシン Ⓙ, カンプト Ⓙ	
抗リウマチ薬	抗リウマチ薬	メトトレキサート	リウマトレックス Ⓝ	胸水に長時間貯留して毒性増強

110

❶ 急性腹症，激しい腹痛

V　消化器系

❶ 急性腹症，激しい腹痛 12件

　急激に発症し，激しい腹痛を伴う数多くの疾患の総称で，早急に診断・治療を必要とする．手術対象になる場合も多い．穿孔性腹膜炎，急性虫垂炎，急性胆嚢炎，急性胆管炎，急性膵炎，腸閉塞，ヘルニア嵌頓，腹部大動脈瘤破裂，腸動・静脈急性閉塞，尿路結石，卵巣捻転などで生じる．

禁忌医薬品

● 下剤 11件

　腸管蠕動運動の亢進や腸管内容物の増大により，症状を増悪する．

大分類	中分類	一般名	商品名	禁忌の理由
腸疾患治療薬	過敏性腸症候群治療剤	ポリカルボフィルCa	コロネル 内，ポリフル 内	症状悪化
下剤	便秘治療剤	カルメロース製剤	バルコーゼ 内	
	緩下剤	センナ末	アジャスト A 内	腹痛等の症状増悪
			アローゼン 内	
		センノシド錠	プルゼニド 内	
		ダイオウ・センナ	セチロ 内	
		ピコスルファートナトリウム水和物製剤	ラキソベロン 内	症状増悪
	排便機能促進剤	ビサコジル	テレミンソフト 坐	症状悪化
	便軟化・腸運動促進緩下剤	カサンスラノール，ジオクチルソジウムスルホサクシネート	ビーマス 内	
	大腸検査・腹部外科手術前処置用下剤	クエン酸マグネシウム	マグコロール 内	症状増悪
	調剤用薬	グリセリン	グリセリン 内	腹膜炎，溶血，腎不全，症状悪化

JCOPY 498-11712

111

● 〔Ⅴ　消化器系〕　❸ 胃・十二指腸潰瘍

大分類	中分類	一般名	商品名	禁忌の理由
下剤	経口腸管洗浄剤	ピコスルファートナトリウム水和物	ピコプレップ 内	症状悪化

❷ 食道狭窄・アカラジア 6件

食道の機能障害の一種で，食道噴門部の開閉障害，食道蠕動運動障害により，飲食物の食道通過に障害が生じた状態．

> **禁忌医薬品**
> ● カリウムを含む輸液・栄養剤 3件
> 塩化カリウムの局所的な粘膜刺激作用により潰瘍，狭窄，穿孔をきたす．

大分類	中分類	一般名	商品名	禁忌の理由
骨・Ca代謝薬	骨粗鬆症治療剤	アレンドロン酸ナトリウム	ボナロン 内	食道局所に副作用発現
		リセドロン酸ナトリウム	ベネット 処方少 内	
		イバンドロン酸ナトリウム水和物	ボンビバ 内	
輸液・栄養剤	徐放性カリウム剤	塩化カリウム徐放剤	スローケー 内	潰瘍，狭窄，穿孔
	カリウムアスパルテート製剤	L-アスパラギン酸カリウム	アスパラカリウム 内	
	カリウム，マグネシウムアスパルテート製剤	L-アスパラギン酸カリウム・マグネシウム	アスパラ 内	

❸ 胃・十二指腸潰瘍 31件

胃には胃酸を主体とする胃潰瘍攻撃因子と，胃の内壁をカバーする粘液を主体とする胃潰瘍防御因子とがある．攻撃因子は胃酸以外に，コーヒー，アルコール，タバコ，非ステロイド性抗炎症薬 NSAIDs などがある．一方の防御因子はストレスで血管がけいれんして血液の流れが悪くなると，その部分をカバーする粘液が出にくくなり，防御システムが不十分になる．胃潰瘍が進行すると，胃穿孔につながる．

112　　JCOPY 498-11712

❸ 胃・十二指腸潰瘍

禁忌医薬品

● 非ステロイド性抗炎症薬（NSAIDs）**15件**　消化器への直接刺激作用およびプロスタグランジン合成阻害作用により，胃粘膜防御能が低下して，消化性潰瘍が悪化する．

大分類	中分類	一般名	商品名	禁忌の理由
抗悪性腫瘍薬	前立腺癌治療剤	エストラムスチンリン酸エステルナトリウム水和物	エストラサイト Ⓝ	消化性潰瘍悪化
鎮痛薬	アセトアミノフェン	アセトアミノフェン	アセトアミノフェン ⒩注	症状悪化
		サリチルアミド，アセトアミノフェン他	PL Ⓝ，幼児用 PL Ⓝ	消化性潰瘍悪化
		サリチルアミド，アセトアミノフェン他	ペレックス Ⓝ，小児用ペレックス	
	非ステロイド性消炎・鎮痛剤 NSAIDs	アスピリン	アスピリン 処方少 Ⓝ	胃出血・潰瘍悪化
		アスピリン，ダイアルミネート	バファリン A330 処方少 Ⓝ	
			バファリン A81 Ⓝ	
		ジクロフェナクナトリウム	ボルタレン Ⓝ，ボルタレンサポ Ⓢ	消化性潰瘍悪化
			ボルタレン SR Ⓝ	
		インドメタシン	インテバン Ⓢ	
		イブプロフェン	ブルフェン Ⓝ	
		ケトプロフェン	カピステン 注，ケトプロフェン 注Ⓢ	
		プラノプロフェン	ニフラン 処方少 Ⓝ	
		ロキソプロフェンナトリウム水和物	ロキソニン Ⓝ	

Ⅴ 消化器系

● 〔V　消化器系〕　❸ 胃・十二指腸潰瘍

大分類	中分類	一般名	商品名	禁忌の理由
鎮痛薬	非ステロイド性消炎・鎮痛剤 NSAIDs	ザルトプロフェン	ソレトン Ⓝ	消化性潰瘍悪化
		ロルノキシカム	ロルカム Ⓝ	
		セレコキシブ	セレコックス Ⓝ	
		メロキシカム	モービック Ⓝ	
		チアラミド塩酸塩	ソランタール Ⓝ	
	解熱剤	スルピリン水和物	メチロン 注	
抗アレルギー薬	持続性抗ヒスタミン剤	クレマスチンフマル酸塩	タベジール Ⓝ	
	抗アレルギー薬	シプロヘプタジン塩酸塩水和物	ペリアクチン Ⓝ	症状悪化
麻薬	慢性疼痛/抜歯後疼痛治療剤	トラマドール塩酸塩/アセトアミノフェン配合	トラムセット Ⓝ	消化性潰瘍悪化
抗血栓薬	抗血小板剤	アスピリン，ダイアルミネート	バファリン A81 Ⓝ	
	アスピリン/ランソプラゾール配合剤	アスピリン，ランソプラゾール配合	タケルダ Ⓝ	胃出血・潰瘍悪化
	抗血小板剤	アスピリン	バイアスピリン Ⓝ	消化性潰瘍悪化
降圧薬	高血圧症治療剤精神神経疾患治療剤	レセルピン	アポプロン Ⓝ注	症状悪化
鎮咳薬	鎮咳薬・鎮痛・解熱剤	ジプロフィリン，ジヒドロコデインリン酸塩他	カフコデ N Ⓝ	消化性潰瘍悪化
胃腸機能調整薬	消化管運動機能賦活剤	アクラトニウムナパジシル酸塩	アボビス Ⓝ	
自律神経作用薬他	コリン類似薬	アセチルコリン塩化物	オビソート 注	症状悪化
	副交感神経亢進剤	ベタネコール塩化物	ベサコリン Ⓝ	消化性潰瘍悪化

❺ 幽門・十二指腸の閉塞

❹ 胃内出血 4件

大分類	中分類	一般名	商品名	禁忌の理由
鎮痛薬	胃内粘液溶解除去剤	プロナーゼ	プロナーゼ MS ⓘ, ガスチーム ⓘ	出血悪化
胃腸機能調整薬	消化管運動改善剤	ドンペリドン錠	ナウゼリン ⓘ	症状悪化
	消化器機能異常治療剤	塩酸メトクロプラミド	プリンペラン ⓘ ⓙ	
造影剤	造影剤	炭酸水素ナトリウム, 酒石酸	バロス ⓘ	消化管が膨らみ, 出血部位を伸展

❺ 幽門・十二指腸の閉塞 8件

　器質的疾患によるもの, 外部臓器の圧迫によるもの, 運動機能の異常によるものがある. 器質的疾患で頻度が高いものは, 胃がんや胃・十二指腸潰瘍に伴う狭窄. 外部からの圧迫は膵臓や大腸などに大きい腫瘍が生じて胃壁外から圧迫している場合. 運動機能障害は神経症, 薬物, 過度の飲酒, 外傷などによる.

禁忌医薬品

● 泌尿器・生殖器, 頻尿・過活動膀胱治療薬 6件
　弱い副交感神経抑制作用により, 腸管運動が抑制.

大分類	中分類	一般名	商品名	禁忌の理由
抗アレルギー薬	持続性抗ヒスタミン剤	クレマスチンフマル酸塩	タベジール ⓘ	症状悪化
	抗アレルギー薬	シプロヘプタジン塩酸塩水和物	ペリアクチン ⓘ	
泌尿器・生殖器用薬	過活動膀胱治療剤	フェソテロジンフマル酸塩	トビエース ⓘ	
	頻尿治療剤	フラボキサート塩酸塩	ブラダロン ⓘ	腸管運動抑制

● 〔Ⅴ　消化器系〕　❻ 胃アトニー〔胃下垂〕・腸アトニー〔腸下垂〕

大分類	中分類	一般名	商品名	禁忌の理由
泌尿器・生殖器用薬	過活動膀胱治療剤	イミダフェナシン	ウリトス Ⓝ, ステーブラ Ⓝ	症状悪化
		フェソテロジンフマル酸塩	ベシケア Ⓝ	
	経皮吸収型 過活動膀胱治療剤	オキシブチニン塩酸塩経皮吸収型製剤	ネオキシ Ⓣ	
	尿失禁・頻尿治療剤	プロピベリン塩酸塩	バップフォー Ⓝ	

❻ 胃アトニー〔胃下垂〕・腸アトニー〔腸下垂〕 4件

胃アトニー：胃下垂は胃が骨盤よりも下がっている状態であるが，自覚症状はほとんどない．胃下垂に胃壁の筋肉の緊張が低下して胃の働きが鈍くなる症状が加わると胃アトニーと呼ばれる状態になる．胃痛，膨満感，曖気（ゲップ）などがある．

腸アトニー：腸が下がっている状態．ガスがたまる，便秘になるなどの症状が現れる．

禁忌医薬品

● すべて頻尿・過活動膀胱治療薬を主とした泌尿器・生殖器薬
抗コリン作用により消化管運動が低下するため症状が悪化する．

大分類	中分類	一般名	商品名	禁忌の理由
泌尿器・生殖器用薬	過活動膀胱治療剤	フェソテロジンフマル酸塩	トビエース Ⓝ	症状悪化
			ベシケア Ⓝ	
	経皮吸収型 過活動膀胱治療剤	オキシブチニン塩酸塩経皮吸収型製剤	ネオキシ Ⓣ	
	尿失禁・頻尿治療剤	プロピベリン塩酸塩	バップフォー Ⓝ	

❼ 腸管麻痺，麻痺性イレウス

❼ 腸管麻痺，麻痺性イレウス 22件

禁忌医薬品

• 消化性潰瘍治療薬 6件　消化管運動を抑制し症状を悪化させる．

大分類	中分類	一般名	商品名	禁忌の理由
抗悪性腫瘍薬	抗悪性腫瘍薬	イリノテカン塩酸塩水和物	トポテシン㊟，カンプト㊟	重篤な副作用，致命的
筋弛緩薬	中枢・末梢性筋緊張緩解剤	プリジノールメシル酸塩	ロキシーン ㊚㊟	
麻薬	癌疼痛治療剤	オキシコドン塩酸塩水和物	オキシコンチン ㊚	症状悪化
			オキノーム ㊚㊟，オキファスト ㊚㊟	
		ヒドロモルフォン塩酸塩	ナルサス ㊚	
			ナルラピド ㊚	
	癌疼痛治療用注射剤		ナルベイン ㊟	
	癌疼痛治療剤	タペンタドール塩酸塩	タペンタ ㊚	
		メサドン塩酸塩	メサペイン ㊚	
麻酔薬	鎮静剤	スコポラミン臭化水素酸塩水和物	ハイスコ ㊟	腸管の弛緩助長
消化性潰瘍治療薬	キノリジジン系抗ムスカリン剤	チキジウム臭化物	チアトン ㊚	症状悪化
	鎮痙剤	ブチルスコポラミン臭化物製剤	ブスコパン ㊚㊟	
		ロートエキス	ロートエキス ㊚	
	鎮痙・鎮痛剤	チメピジウム臭化物水和物	セスデン ㊚㊟	
	抗コリン性鎮痙剤	プロパンテリン臭化物	プロ・バンサイン 処方少 ㊚	
	アトロピン製剤	アトロピン硫酸塩水和物	硫酸アトロピン ㊚㊟	

V

消化器系

● 〔Ⅴ 消化器系〕 ❽ 腸閉塞・腸重積・イレウス

大分類	中分類	一般名	商品名	禁忌の理由
腸疾患治療薬	過敏大腸症療剤	メペンゾラート臭化物，フェノバルビタール	トランコロン Ⓝ，トランコロンＰ Ⓝ	症状悪化
自律神経作用薬他	副交感神経興奮剤	ネオスチグミンメチル硫酸塩，アトロピン硫酸塩水和物	アトワゴリバース Ⓒ	
泌尿器・生殖器用薬	過活動膀胱治療剤	フェソテロジンフマル酸塩	トビエース Ⓝ	
		イミダフェナシン	ウリトス Ⓝ，ステーブラ Ⓝ	
		フェソテロジンフマル酸塩	ベシケア Ⓝ	
	経皮吸収型 過活動膀胱治療剤	オキシブチニン塩酸塩経皮吸収型製剤	ネオキシ Ⓣ	

❽ 腸閉塞・腸重積・イレウス 38件

原因が腸の外側にある場合と，内側にある場合がある．外側の原因には，開腹手術後の癒着が最も一般的であり，癒着の部分を中心に腸が折れ曲がったり捻じれたりする．腸自体が自然に捻じれると腸捻転であり，腸間膜が圧迫されたり捻じれて血流障害を起こすと絞扼性腸閉塞となる．腸の内側に問題がある場合には，大腸がんによる閉塞や高齢者の硬結便や腸管運動低下も腸閉塞の原因となりうる．

> **禁忌医薬品**
> ● 下剤 9件 腸管ぜん動運動の亢進により腸管の閉塞による症状が増悪し，腸管穿孔に至るおそれ．

大分類	中分類	一般名	商品名	禁忌の理由
抗寄生虫薬	腸管アメーバ症治療剤	パロモマイシン硫酸塩	アメパロモ Ⓝ	イレウス（腸閉塞）症状悪化
予防接種	ウイルスワクチン類	弱毒生ヒトロタウイルス	ロタリックス Ⓝ	海外で本剤接種後に腸重積症再発症例の報告

118

❽ 腸閉塞・腸重積・イレウス

抗悪性腫瘍薬	抗悪性腫瘍薬	イリノテカン塩酸塩水和物	トポテシン (注), カンプト (注)	重篤な副作用, 致命的
輸液・栄養剤	内服用電解質剤	内服用電解質剤	ソリタ-T 配合顆粒 3 号 (内)	症状悪化
	蛋白アミノ酸製剤	経腸栄養剤	ツインライン NF (経腸)	消化管通過障害
		蛋白アミノ酸製剤	エネーボ (経腸)	
			ラコール NF (経腸), ラコール NF 半固形 (経腸)	
胃腸機能調整薬	消化管運動改善剤	ドンペリドン錠	ナウゼリン (内)(坐)	
	消化器機能異常治療剤	塩酸メトクロプラミド	プリンペラン (内)(注)	
腸疾患治療薬	消化管用吸着剤	天然ケイ酸アルミニウム	アドソルビン (内)	症状悪化
	過敏性腸症候群治療剤	ポリカルボフィル Ca	コロネル (内), ポリフル (内)	
	グアニル酸シクラーゼ C 受容体アゴニスト	リナクロチド	リンゼス (内)	消化管穿孔を起こすおそれ
下剤	緩下剤	ピコスルファートナトリウム水和物製剤	ラキソベロン (内)	症状増悪, 腸管穿孔
	クロライドチャネルアクチベーター	ルビプロストン	アミティーザ (内)	腸閉塞悪化
	胆汁酸トランスポーター阻害剤	エロビキシバット水和物	グーフィス (内)	
	経口末梢性μオピオイド受容体拮抗薬	ナルデメジントシル酸塩錠	スインプロイク (内)	消化管穿孔を起こすおそれ
	経口腸管洗浄剤	塩化ナトリウム, 塩化カリウム他	ニフレック (内)	腸管穿孔
		リン酸二水素ナトリウム一水和物, 無水リン酸水素二ナトリウム	ビジクリア (内)	

V

消化器系

● 〔Ⅴ 消化器系〕 ⑧ 腸閉塞・腸重積・イレウス

大分類	中分類	一般名	商品名	禁忌の理由
下剤	経口腸管洗浄剤	電解質配合	モビプレップ Ⓝ	腸管穿孔
		ピコスルファートナトリウム水和物	ピコプレップ Ⓝ	
	大腸検査・腹部外科手術前処置用下剤	クエン酸マグネシウム	マグコロール Ⓝ	腸管粘膜の虚血性変化,腸閉塞,腸管穿孔
自律神経作用薬他	エドロホニウム塩化物製剤	エドロホニウム塩化物	アンチレクス Ⓙ	症状悪化
	コリンエステラーゼ阻害薬	ジスチグミン臭化物	ウブレチド 処方少 Ⓝ	
	コリン類似薬	アセチルコリン塩化物	オビソート Ⓙ	閉塞状態悪化
	副交感神経亢進剤	ベタネコール塩化物	ベサコリン Ⓝ	症状悪化
	重症筋無力症治療剤	アンベノニウム塩化物	マイテラーゼ Ⓝ	
	副交感神経興奮剤	ネオスチグミンメチル硫酸塩,アトロピン硫酸塩水和物	アトワゴリバース Ⓙ	蠕動運動亢進
		ネオスチグミン	ワゴスチグミン Ⓝ Ⓙ	症状悪化
	重症筋無力症治療剤	ピリドスチグミン臭化物	メスチノン Ⓝ	
腎疾患薬	高リン血症治療剤（リン結合性ポリマー）	セベラマー塩酸塩錠	レナジェル Ⓝ	腸管穿孔
		ビキサロマー	キックリン Ⓝ	
	血清カリウム抑制剤	ポリスチレンスルホン酸カルシウム	カリメート Ⓝ	
泌尿器・生殖器用薬	過活動膀胱治療剤	フェソテロジンフマル酸塩	トビエース Ⓝ	症状悪化
			ベシケア Ⓝ	
		イミダフェナシン	ウリトス Ⓝ,ステーブラ Ⓝ	
		オキシブチニン塩酸塩経皮吸収型製剤	ネオキシ Ⓣ	

⑩ 壊死性腸炎

泌尿器・生殖器用薬	頻尿治療剤	フラボキサート塩酸塩	ブラダロン 内	腸管運動抑制
	尿失禁・頻尿治療剤	プロピベリン塩酸塩	バップフォー 内	症状悪化

⑨ 消化管狭窄・消化管通過障害〔障害部位不詳〕 6件

禁忌医薬品

- 輸液・栄養で経口摂取するカリウム製剤 5件
  塩化カリウムの局所的な粘膜刺激作用により潰瘍，狭窄，穿孔をきたす.

大分類	中分類	一般名	商品名	禁忌の理由
輸液・栄養剤	カリウム補給剤	塩化カリウム	K.C.L. エリキシル 内	消化管の閉塞，潰瘍または穿孔
		グルコン酸カリウム	グルコン酸K 内	
	徐放性カリウム剤	塩化カリウム徐放剤	スローケー 内	潰瘍，狭窄，穿孔
	カリウムアスパルテート製剤	L-アスパラギン酸カリウム	アスパラカリウム 内	
	カリウム，マグネシウムアスパルテート製剤	L-アスパラギン酸カリウム・マグネシウム	アスパラ 内	
腎疾患薬	慢性腎不全用剤	クレメジン原体（球形吸着炭）	クレメジン 内	排泄に支障をきたす

⑩ 壊死性腸炎 2件

乳児の疾患．腸への血流が障害されたところに感染が生じて腸が壊死する.

大分類	中分類	一般名	商品名	禁忌の理由
呼吸器障害改善薬	呼吸促進剤	ドキサプラム塩酸塩水和物注	ドプラム 注	壊死性腸炎悪化
鎮痛薬	NSAIDs	イブプロフェンL-リシン注射	イブリーフ 注	

V

消化器系

● 〔Ⅴ　消化器系〕　⓬ 中毒性巨大結腸症

⓫ 潰瘍性大腸炎 2件

指定難病．自己免疫疾患．大腸粘膜が炎症によりびらんや潰瘍を形成する．
自覚症状は粘血便，下痢，腹痛などで好発年齢は若年成人．

大分類	中分類	一般名	商品名	禁忌の理由
抗リウマチ薬	水溶性金製剤	金チオリンゴ酸ナトリウム	シオゾール ⓘ	症状悪化，重篤な副作用
降圧薬	高血圧症治療剤精神神経疾患治療剤	レセルピン	アポプロン ⓘ注	症状悪化

⓬ 中毒性巨大結腸症 5件

腸管のなかに溜まった細菌の毒素が排泄されずに腸内に停滞した結果，ガス
が発生して腸管が拡張する状態．菌が血流中に入ると敗血症に移行して多臓器
不全を起こす．

> **禁忌医薬品**
> ● すべて下剤　穿孔をおこすと腹膜炎，腸管出血につながる．

大分類	中分類	一般名	商品名	禁忌の理由
下剤	大腸検査・腹部外科手術前処置用下剤	クエン酸マグネシウム	マグコロール ⓘ	穿孔による腹膜炎，腸管出血
	経口腸管洗浄剤	塩化ナトリウム，塩化カリウム他	ニフレック ⓘ	
		リン酸二水素ナトリウム一水和物，無水リン酸水素二ナトリウム	ビジクリア ⓘ	
		電解質配合	モビプレップ ⓘ	
		ピコスルファートナトリウム水和物	ピコプレップ ⓘ	

122

⑭ 腸管穿孔・消化管穿孔〔障害部位不詳〕

⑬ 消化器運動機能不全 4件

禁忌医薬品

- 輸液・栄養の経口摂取するカリウム製剤 3件
  塩化カリウムの局所的な粘膜刺激作用により潰瘍，狭窄，穿孔をきたす．

大分類	中分類	一般名	商品名	禁忌の理由
輸液・栄養剤	徐放性カリウム剤	塩化カリウム徐放剤	スローケー ⓝ	潰瘍，狭窄，穿孔
	カリウムアスパルテート製剤	L-アスパラギン酸カリウム	アスパラカリウム ⓝ	
	カリウム，マグネシウムアスパルテート製剤	L-アスパラギン酸カリウム・マグネシウム	アスパラ ⓝ	
泌尿器・生殖器用薬	過活動膀胱治療剤	イミダフェナシン	ウリトス ⓝ,ステーブラ ⓝ	症状悪化

⑭ 腸管穿孔・消化管穿孔〔障害部位不詳〕 9件

禁忌医薬品

- 下剤 5件　　腹膜炎その他重篤な合併症を起こす．

大分類	中分類	一般名	商品名	禁忌の理由
輸液・栄養剤	内服用電解質剤	内服用電解質剤	ソリタ-T 配合顆粒 3 号 ⓝ	症状悪化
胃腸機能調整薬	消化管運動改善剤	ドンペリドン錠	ナウゼリン ⓝ坐	
	消化器機能異常治療剤	塩酸メトクロプラミド	プリンペラン ⓝ注	
下剤	経口腸管洗浄剤	塩化ナトリウム，塩化カリウム他	ニフレック ⓝ	重篤な合併症
		リン酸二水素ナトリウム一水和物，無水リン酸水素二ナトリウム	ビジクリア ⓝ	
		電解質配合	モビプレップ ⓝ	

V

消化器系

● 〔Ⅴ　消化器系〕　⑮ 嘔吐・脱水

大分類	中分類	一般名	商品名	禁忌の理由
下剤	調剤用薬	グリセリン	グリセリン Ⓝ	腹膜炎, 溶血, 腎不全
	経口腸管洗浄剤	ピコスルファートナトリウム水和物	ピコプレップ Ⓝ	重篤な合併症
造影剤	造影剤	炭酸水素ナトリウム, 酒石酸	バロス Ⓝ	消化管が膨らみ, 穿孔部位伸展, 腹痛等の症状悪化

⑮ 嘔吐・脱水 6件

　脱水症は細胞外液の電解質組成によって以下のように分類される.

(A) 低張性脱水（電解質欠乏性）

　発汗や嘔吐・下痢などの体液喪失に対して水のみを補充し続けると, 血漿中のNa濃度と血漿浸透圧の低下を伴う. 口渇感, 皮膚・粘膜の乾燥は少ない. 初期には自覚症状少ないが, 進行すると全身倦怠感や眠気がみられ, 四肢の冷感, 脈拍微弱が認められる.

(B) 等張性脱水

　水分とNa欠乏とがほぼ同じ割合で起こっている混合性の脱水で, 口渇感を伴う. 水分のみを摂取し続けると, 低張性脱水に変化しやすい.

(C) 高張性脱水

　発汗の亢進, 水分摂取の極端な低下などにより, 水分が不足した状態. 自分で水分摂取のできない乳幼児や高齢者に多い. 血漿中のNa濃度と血漿浸透圧が高値になる. 発熱と著しい口渇感を伴い, 口腔などの粘膜が乾燥する. 意識は保たれるが不隠・興奮の状態となる. 手足は冷たくならず, 脈拍もしっかりと触れる.

> **禁忌医薬品**
> ● 糖尿病治療薬 4件　　低血糖を起こす［参考: 脱水Ⅰ-⑩］.

大分類	中分類	一般名	商品名	禁忌の理由
糖尿病治療薬	スルホニルウレア系経口血糖降下剤	グリメピリド	アマリール Ⓝ	低血糖

⑯ 下痢・脱水

糖尿病治療薬	経口糖尿病用剤	メトホルミン塩酸塩	グリコラン Ⓝ	乳酸アシドーシス
			メトグルコ Ⓝ	輸液，インスリンの適用
	選択的 DPP-4 阻害薬，ビグアナイド系薬配合剤	アログリプチン，メトホルミン	イニシンク Ⓝ	
輸液・栄養剤	内服用電解質剤	内服用電解質剤	ソリタ-T 配合顆粒 3 号 Ⓝ	説明記載なし
下剤	調剤用薬	グリセリン	グリセリン Ⓝ	症状悪化

⑯ 下痢・脱水 9件

　通常の便は 70～80％の水分が含まれているが，水分が 90％を超えると下痢となる．腸の蠕動運動が異常に活発になり，腸の内容物が急速に通過するため水分の吸収が十分に行われない場合や，腸での水分の吸収が抑制されている状態で生じる．

　急性下痢は，水様便で回数が多く，腹痛を伴う．食中毒，急性胃腸炎，暴飲暴食，消化しにくい食べ物を大量に摂取した，寝冷えなどが原因．

禁忌医薬品

- 抗悪性腫瘍薬 **4件**　　下痢が増悪して脱水，電解質異常，循環不全を起こし致命的となる［参考：脱水Ⅰ-⑩］．

大分類	中分類	一般名	商品名	禁忌の理由
抗悪性腫瘍薬	代謝拮抗剤	テガフール・ウラシル配合	ユーエフティ UFT Ⓝ	脱水，電解質異常，循環不全で致命的
	活性型葉酸製剤	レボホリナート Ca	アイソボリン Ⓙ	
	還元型葉酸製剤	ホリナート Ca	ユーゼル Ⓝ，ロイコボリン Ⓝ	
	抗悪性腫瘍薬	イリノテカン塩酸塩水和物	トポテシン Ⓙ，カンプト Ⓙ	
糖尿病治療薬（Ⅱ型）	スルホニルウレア系経口血糖降下剤	グリメピリド	アマリール Ⓝ	低血糖
糖尿病治療薬	経口糖尿病用剤	メトホルミン塩酸塩	グリコラン Ⓝ	乳酸アシドーシス

● 〔Ⅴ　消化器系〕　⓱ けいれん性便秘・硬結便

大分類	中分類	一般名	商品名	禁忌の理由
糖尿病治療薬	経口糖尿病用剤	メトホルミン塩酸塩	メトグルコ Ⓝ	輸液，インスリンの適用
	選択的 DPP-4 阻害薬，ビグアナイド系薬配合剤	アログリプチン，メトホルミン	イニシンク Ⓝ	
抗精神病薬他	躁病・躁状態治療剤	炭酸リチウム	リーマス Ⓝ	リチウム毒性増強

⓱ けいれん性便秘・硬結便 8件

(A) 器質性便秘

物理的に便の通りが悪い．原因としては先天的に腸や肛門などが細いとか，腸の神経節が欠落しているヒルシュスプルング病．後天的には大腸や直腸などの腫瘍や炎症などによる狭窄など．急性のものとしてはイレウス．

(B) 機能性便秘

便意がない，大腸の蠕動が弱い．機能性は消化管などに明らかな理由を見つけることができない便秘で以下の3つに分類される．

① 弛緩性便秘　　大腸のぜん動が弱く，高齢者や筋力が衰えた病臥者に多い．

② けいれん性便秘　　ストレスなどにより副交感神経の緊張が高まり，大腸の蠕動が極度に強まる．このため，腹痛を伴う．

③ 直腸性便秘，硬結便　　直腸内に便がたまっても排便反射が起きない．便が固く，排便量が低下する．

禁忌医薬品

● すべて下剤　　硬結便では下剤の経口投与では十分な効果が得られず，腹痛等の症状を増悪する．けいれん性便秘では，蠕動運動亢進作用により腹痛等の症状を増悪する．

大分類	中分類	一般名	商品名	禁忌の理由
下剤	便秘治療剤	カルメロース製剤	バルコーゼ Ⓝ	症状悪化
	緩下剤	センナ末	アジャスト A Ⓝ	効果なく腹痛等の症状増悪

⑲ 腹水

下剤	緩下剤	センナ	アローゼン 内	効果なく腹痛等の症状増悪
		センノシド	プルゼニド 内	
		ダイオウ・センナ	セチロ 内	腹痛等の症状増悪
	排便機能促進剤	ビサコジル	テレミンソフト 坐	
	便軟化・腸運動促進緩下剤	カサンスラノール, ジオクチルソジウムスルホサクシネート	ビーマス 内	症状悪化
	大腸検査・腹部外科手術前処置用下剤	クエン酸マグネシウム	マグコロール 内	腸管粘膜の虚血性変化, 腸閉塞, 腸管穿孔

V

消化器系

⑱ 腹膜癒着・横隔膜欠損 2件

禁忌医薬品

- すべて腹膜透析液　横隔膜欠損がある場合では，透析液が胸腔へ移行し，呼吸困難が誘発される．高度の腹膜癒着がある場合では，腹膜の透析効率が低下しているため，透析治療の効果が期待できない．

大分類	中分類	一般名	商品名	禁忌の理由
腎疾患薬	腹膜透析液	腹膜透析液	ダイアニール N 腹膜透析	呼吸困難, 腹膜の透過効率低下
			エクストラニール 腹膜透析	

⑲ 腹水 6件

　腹腔内に異常に多量の液体が貯留した状態．肝臓疾患，特に肝硬変，右心不全，腹膜炎，急性膵炎，癌腎臓などで生じやすい．

禁忌医薬品

- 抗悪性腫瘍薬 3件　重篤な副作用が発現し，致命的となる．

JCOPY 498-11712

127

● 〔V　消化器系〕　⑳　直腸炎・直腸出血・痔核

大分類	中分類	一般名	商品名	禁忌の理由
抗悪性腫瘍薬	葉酸代謝拮抗剤	メトトレキサート	メソトレキセート 内注	腹水に長時間貯留して毒性増強
	活性型葉酸製剤	レボホリナート Ca	アイソボリン 注	重篤な副作用，致命的
	抗悪性腫瘍薬	イリノテカン塩酸塩水和物	トポテシン 注，カンプト 注	
抗リウマチ薬	抗リウマチ薬	メトトレキサート	リウマトレックス 内	腹水に長時間貯留して毒性増強
下剤	経口腸管洗浄剤	リン酸二水素ナトリウム一水和物，無水リン酸水素二ナトリウム	ビジクリア 内	リン酸ナトリウムの過度の吸収
肝疾患治療薬	肝蛋白代謝改善剤	マロチラート錠	カンテック 内	症状悪化

⑳ 直腸炎・直腸出血・痔核 5件

禁忌医薬品

- 非ステロイド系抗炎症薬（NSAIDs）3件
  粘膜刺激作用により直腸炎，直腸出血または痔疾を悪化させる．

大分類	中分類	一般名	商品名	禁忌の理由
鎮痛薬	非ステロイド性消炎・鎮痛剤 NSAIDs	ジクロフェナクナトリウム	ボルタレン 坐	症状悪化
		インドメタシン	インテバン 坐	直腸炎，直腸出血悪化，肛門（直腸）出血
		イブプロフェン L-リシン注射	イブリーフ 注	症状悪化
痔治療薬	痔疾用剤	硫酸アルミニウム K 水和物・タンニン酸注	ジオン 注	

128

下剤	排便機能促進剤	ビサコジル	テレミンソフト ㊥	治癒遅延, 症状悪化

㉑ 腸管機能残存なし 3件

　腸管の消化吸収ができない状態. 小腸の機能の低下したクローン病や疾患・外傷に起因する手術で腸の大部分を切除した時には, 吸収能力が残存しなくなる. 短腸症候群と呼ばれる状態でもある. 成分栄養だけの栄養剤が用いられる.

禁忌医薬品

● すべて輸液・栄養剤 3件　水, 電解質, 栄養素などが吸収されない.

大分類	中分類	一般名	商品名	禁忌の理由
輸液・栄養剤	蛋白アミノ酸製剤	経腸栄養剤	ツインライン NF ㊥	水, 電解質, 栄養素などが吸収されない
		タンパクアミノ酸製剤	エネーボ ㊥	
			ラコール NF ㊥, ラコール NF 半固形 ㊥	

㉒ 過酸症 1件

　胃酸過多と同義語. 胃液に含まれている塩酸の酸度が異常に高い状態のことで, 胃部不快感, 胸やけ, 噯気（げっぷ）などの症状が生じる.

大分類	中分類	一般名	商品名	禁忌の理由
胃腸機能調整薬	消化機能賦活亢進剤	カルニチン塩化物注	エントミン ㊟	胃液分泌亢進

㉓ 先天性消化器障害 1件

大分類	中分類	一般名	商品名	禁忌の理由
予防接種	ウイルスワクチン類	弱毒生ヒトロタウイルス	ロタリックス ㊤	海外で本剤接種後に腸重積症再発症例の報告

● 〔Ⅴ　消化器系〕　㉗　出血性大腸炎

㉔ 小腸機能障害 `1件`

　　小腸が手術で広範囲に切除され吸収面積が減少した場合や，クローン病のような小腸疾患により効吸収面積が減少して吸収能力が落ちた状態．

大分類	中分類	一般名	商品名	禁忌の理由
輸液・栄養剤	内服用電解質剤	内服用電解質剤	ソリタ-T配合顆粒3号 ⓝ	症状悪化

㉕ 偽膜性大腸炎 〔抗生物質の投与に伴う〕 `1件`

　　抗菌薬を使用することで腸内の細菌分布が変化し，クロストリジウム・ディフィシルという細菌の割合が増えたときに生じる炎症．院内感染でもっとも頻度が高く，下痢，腹部膨満感，腹痛を訴える．

大分類	中分類	一般名	商品名	禁忌の理由
腸疾患治療薬	止瀉剤	ロペラミド塩酸塩	ロペミン ⓝ	症状悪化

㉖ 胃排出不全 `1件`

　　胃の運動機能の低下により，胃内容の送り出し機能が低下している状態．自覚症状として胃のもたれ感が生じる．糖尿病でみられる．

大分類	中分類	一般名	商品名	禁忌の理由
下剤	経口腸管洗浄剤	電解質配合	モビプレップ ⓝ	腸管穿孔

㉗ 出血性大腸炎 `17件`

　　大腸の感染症の一種．大腸の感染症の一つで，O-157によるものが最も多い．他には赤痢菌が大腸に感染して生じる．大腸粘膜が炎症を起こして潰瘍や糜爛を形成する．症状は粘血便，下痢，腹痛．

> **禁忌医薬品**
> ● 麻薬 `11件`　腸管出血性大腸菌（O-157等）や赤痢菌等の重篤な細菌性下痢患者では，症状の悪化，治療期間の延長をきたす．
> ● 腸疾患治療薬 `4件`　腸管出血性大腸菌（O-157等）や赤痢菌等の重篤な細菌性下痢患者では，症状の悪化，治療期間の延長をきたす．

㉗ 出血性大腸炎

大分類	中分類	一般名	商品名	禁忌の理由
麻薬	モルヒネ塩酸塩	モルヒネ塩酸塩水和物	モルヒネ塩酸塩 ⓘ泡. アンペック 泡. プレペノン 泡	症状悪化, 治療期間の延長
			MS コンチン ⓘ, MS ツワイスロン ⓘ	
	癌疼痛治療剤	オキシコドン塩酸塩水和物	オキシコンチン ⓘ	
			オキノーム ⓘ, オキファスト 泡	
		ヒドロモルフォン塩酸塩	ナルサス ⓘ	
			ナルラピド ⓘ	
	癌疼痛治療用注射剤		ナルベイン 泡	
	癌疼痛治療剤	タペンタドール塩酸塩	タペンタ ⓘ	
		メサドン塩酸塩	メサペイン ⓘ	
	アヘン末製剤	アヘン末	アヘン ⓘ, アヘンチンキ ⓘ	
	麻薬	アヘンアルカロイド塩酸塩	パンオピン ⓘ泡	
鎮咳薬	麻薬性鎮咳薬	コデインリン酸塩水和物	コデインリン酸塩 ⓘ	
消化性潰瘍治療薬	鎮痙剤	ブチルスコポラミン臭化物製剤	ブスコパン ⓘ泡	
腸疾患治療薬	消化管用吸着剤	天然ケイ酸アルミニウム	アドソルビン ⓘ	
	整腸剤	タンニン酸アルブミン	タンナルビン ⓘ	
		ベルベリン塩化物水和物・ゲンノショウコエキス配合	フェロベリン ⓘ	
	止瀉剤	ロペラミド塩酸塩・細	ロペミン ⓘ	

V 消化器系

JCOPY 498-11712

131

● 〔VI　肝臓・胆嚢・膵臓系〕 ❶ 肝機能障害，肝臓障害

VI　肝臓・胆嚢・膵臓系

❶ 肝機能障害，肝臓障害 159件 五大禁忌

解説は本書利用の手引中「五大禁忌と特徴」（4 頁を参照）．

禁忌医薬品

- 37 部門にまたがっている．
- 女性ホルモン剤 28件 ［内ピル 3件 ］　代謝能が低下しており肝臓への負担が増加するため，症状が増悪する．
- NSAIDs を主とする鎮痛薬 19件 ・障害を悪化させる．
- 泌尿器・生殖器用薬 10件 ［内 PED-5 が 4件 ］　本剤の血中濃度が過度に上昇する．
- 抗悪性腫瘍薬 8件 　副作用を増悪させる．
- 輸液・栄養剤 8件 　アミノ酸の代謝が十分に行われないため，症状が悪化する．
- 抗血栓薬 6件 　肝障害がさらに悪化する．
- 肝疾患治療薬 6件 　肝予備能が低下している可能性があり，重大な副作用が生じる．自己免疫性肝炎が悪化する．

大分類	中分類	一般名	商品名	禁忌の理由
抗菌薬	抗菌性物質	フラジオマイシン硫酸塩・トリプシン配合	フランセチン・T 外	症状増悪
	ニューキノロン系経口抗菌薬	モキシフロキサシン塩酸塩	アベロックス 内	安全性未確立
	結核化学療法剤	イソニアジドメタンスルホン酸ナトリウム	ネオイスコチン 内	肝障害悪化
		イソニアジド	ヒドラ 内注, イスコチン 内注	
		ピラジナミド	ピラマイド 内	肝障害増悪
		リファンピシン	リファジン 内	症状悪化

❶ 肝機能障害，肝臓障害

抗ウイルス (HIV) 薬	抗ウイルス薬化学療法剤	ホスアンプレナビルカルシウム水和物	レクシヴァ Ⓝ	血中濃度過剰上昇
	HIV プロテアーゼ阻害剤	アタザナビル硫酸塩	レイアタッツ Ⓝ	
抗真菌薬	深在性真菌症治療剤 (アゾール系)	イトラコナゾール	イトリゾール Ⓝ Ⓒ注	不可逆的な肝障害
	アリルアミン系抗真菌薬	テルビナフィン塩酸塩	ラミシール Ⓝ	
抗悪性腫瘍薬	葉酸代謝拮抗剤	メトトレキサート	メソトレキセート Ⓝ注	肝障害悪化
	代謝拮抗剤	テガフール・ギメラシル・オテラシル K 配合	ティーエスワン TS-1 Ⓝ	
	前立腺癌治療剤	フルタミド	オダイン Ⓝ	症状悪化
		アビラテロン酢酸エステル	ザイティガ Ⓝ	血中濃度過剰上昇
		エストラムスチンリン酸エステルナトリウム水和物	エストラサイト Ⓝ	肝障害悪化
	抗悪性腫瘍薬経口黄体ホルモン製剤	メドロキシプロゲステロン酢酸エステル	ヒスロン H Ⓝ	副作用増悪
	徐放性前立腺肥大症治療剤	クロルマジノン酢酸エステル	プロスタール Ⓝ	肝障害増悪
	抗悪性腫瘍薬	ベキサロテン	タルグレチン Ⓝ	副作用が強くあらわれる
鎮痛薬	解熱鎮痛剤	アセトアミノフェン	アセトアミノフェン Ⓝ坐	重篤な転帰
	総合感冒剤	サリチルアミド，アセトアミノフェン他	PL Ⓝ，幼児用 PL Ⓝ	肝障害増悪
	感冒剤		ペレックス Ⓝ，小児用ペレックス Ⓝ	

Ⅵ

肝臓・胆嚢・膵臓系

● 〔Ⅵ 肝臓・胆嚢・膵臓系〕 ❶ 肝機能障害，肝臓障害

大分類	中分類	一般名	商品名	禁忌の理由
鎮痛薬	非ステロイド性消炎・鎮痛剤 NSAIDs	アスピリン	アスピリン（川崎病以外に使用）処方少 ⓘ	肝障害悪化
		アスピリン，ダイアルミネート	バファリン A330 処方少 ⓘ	血中濃度過剰上昇
		ジクロフェナクナトリウム	ボルタレン ⓘ ⓟ，ボルタレンサポ ⓘ ⓟ	肝障害悪化
			ボルタレン SR ⓘ	
		インドメタシン	インテバン ⓟ	
		イブプロフェン	ブルフェン ⓘ	
		ケトプロフェン	カピステン ⓙ，ケトプロフェン ⓙ ⓟ	
		プラノプロフェン	ニフラン 処方少 ⓘ	
		ロキソプロフェンナトリウム水和物	ロキソニン ⓘ	
		ザルトプロフェン	ソレトン ⓘ	
		ロルノキシカム	ロルカム ⓘ	
		セレコキシブ	セレコックス ⓘ	
		メロキシカム	モービック ⓘ	
		チアラミド塩酸塩	ソランタール ⓘ	
	解熱剤	スルピリン水和物	メチロン ⓙ	
	解熱鎮痛剤	アセトアミノフェン配合	SG ⓘ	
抗リウマチ薬	水溶性金製剤	金チオリンゴ酸ナトリウム	シオゾール ⓙ	
	抗リウマチ薬	メトトレキサート	リウマトレックス ⓘ	
糖尿病治療薬	スルホニルウレア系経口血糖降下剤	グリメピリド	アマリール ⓘ	低血糖

❶ 肝機能障害，肝臓障害

糖尿病治療薬	経口糖尿病用剤	メトホルミン塩酸塩	グリコラン Ⓝ	乳酸代謝能低下，乳酸アシドーシス
			メトグルコ Ⓝ	
	インスリン抵抗性改善剤	ピオグリタゾン塩酸塩	アクトス Ⓝ	本剤が蓄積される
	選択的 DPP-4 阻害薬（2 型糖尿病治療薬）	ビルダグリプチン	エクア Ⓝ	肝障害増悪
	選択的 DPP-4 阻害薬 / チアゾリジン系薬配合	アログリプチン安息香酸塩，ピオグリタゾン塩酸塩	リオベル Ⓝ	本剤が蓄積される
	選択的 DPP-4 阻害薬 / ビグアナイド系薬配合剤	アログリプチン，メトホルミン	イニシンク Ⓝ	乳酸代謝能低下，乳酸アシドーシス
脂質異常症治療薬	H マグネシウム-CoA 還元酵素阻害剤	シンバスタチン	リポバス Ⓝ	肝機能障害増悪
		フルバスタチンナトリウム	ローコール Ⓝ	
		ピタバスタチン Ca 水和物	リバロ Ⓝ	本剤の血漿中濃度異常上昇
	高脂血症治療剤	ロミタピドメシル酸塩	ジャクスタピッド Ⓝ	肝機能障害増悪．本剤血中濃度異常上昇．
		フェノフィブラート	トライコア Ⓝ，リピディル Ⓝ	
痛風・高尿酸血症薬	尿酸排泄薬	ベンズブロマロン	ユリノーム Ⓝ	肝障害悪化
女性ホルモン剤	エストラジオール	エストラジオール	エストラーナ Ⓣ	
			ル・エストロジェル Ⓖ，ディビゲル Ⓖ	
			ジュリナ Ⓖ	

Ⅵ 肝臓・胆嚢・膵臓系

● 〔Ⅵ　肝臓・胆嚢・膵臓系〕　❶ 肝機能障害，肝臓障害

大分類	中分類	一般名	商品名	禁忌の理由
女性ホルモン剤	持続性男性・卵胞混合ホルモン剤	エストラジオール吉草酸エステル	プロギノン・デポー 注，ベラニンデポー 注	肝障害悪化
	卵胞ホルモン製剤	エストリオール	ホーリン 内注，エストリオール 内	
	結合型エストロゲン製剤	結合型エストロゲン	プレマリン 内	
	黄体ホルモン製剤	プロゲステロン	プロゲホルモン 注，ルテウム 注	
			ルテウム 膣錠，ウトロゲスタン 膣錠，ワンクリノン 膣錠，ルティナス 処方少 膣錠	
	レトロ・プロゲステロン製剤	ジドロゲステロン	デュファストン 内	
	抗悪性腫瘍薬経口黄体ホルモン製剤	メドロキシプロゲステロン酢酸エステル	ヒスロン 内，プロベラ 内	
	持続性黄体ホルモン製剤	ヒドロキシプロゲステロンカプロン酸エステル・油性	プロゲデポー 注	
	経口黄体ホルモン剤	クロルマジノン酢酸エステル	ルトラール 内	
	黄体・卵胞ホルモン混合製剤（内服用）	ノルエチステロン・メストラノール	ソフィア A 内，ソフィア C 内	
	経口黄体ホルモン剤	ノルエチステロン	ノアルテン 内	
	黄体・卵胞ホルモン混合製剤（内服用）	クロルマジノン酢酸エステル・メストラノール	ルテジオン 内	
	黄体・卵胞ホルモン混合製剤	ヒドロキシプロゲステロンカプロン酸エステル他	ルテスデポー 注	

❶ 肝機能障害，肝臓障害

女性ホルモン剤	経口エストラジオール・プロゲスチン配合閉経後骨粗鬆症治療剤	エストラジオール・レボノルゲストレル	ウェールナラ 内	肝障害悪化
	黄体・卵胞ホルモン配合	ノルゲストレル，エチニルエストラジオール	プラノバール 内	症状悪化
	経皮吸収卵胞・黄体ホルモン製剤	エストラジオール・酢酸ノルエチステロン経皮吸収型	メノエイド 貼付	
	経口黄体ホルモン・卵胞ホルモン混合月経困難症治療剤	ドロスピレノン・エチニルエストラジオール	ヤーズ 内	
	経口避妊剤	レボノルゲストレル・エチニルエストラジオール	アンジュ 21 内，トリキュラー 21 内，アンジュ 28 内，トリキュラー 28 内	
		ノルエチステロン・エチニルエストラジオール配合	シンフェーズ T28 内	
		デソゲストレル・エチニルエストラジオール	マーベロン 21 内，マーベロン 28 内	肝障害悪化
	月経困難症治療剤	ノルエチステロン・エチニルエストラジオール配合	ルナベル 内	
		レボノルゲストレル・エチニルエストラジオール配合製剤	ジェミーナ 内	
	子宮内黄体ホルモン放出システム	レボノルゲストレル	ミレーナ（子宮内黄体ホルモン）	
	排卵誘発剤	クロミフェンクエン酸塩	クロミッド 内	
	持続性男性・卵胞混合ホルモン剤	テストステロンエナント酸エステル，エストラジオール吉草酸エステル	プリモジアン・デポー 注，ダイホルモン・デポー 注	

Ⅵ 肝臓・胆嚢・膵臓系

137

● 〔VI　肝臓・胆嚢・膵臓系〕　❶ 肝機能障害，肝臓障害

大分類	中分類	一般名	商品名	禁忌の理由
輸液・栄養剤	腎不全用総合アミノ酸注射液	腎不全用総合アミノ酸	ネオアミユー 注，キドミン 注	高アンモニア血症悪化
	静注用脂肪乳剤	ダイズ油	イントラリポス 注	肝性昏睡，高窒素血症
	高カロリー輸液用	糖・電解質・アミノ酸・総合ビタミン液	エルネオパ 注	アミノ酸が代謝されず症状が悪化
			ネオパレン 注	
	蛋白アミノ酸製剤 494	経腸栄養剤	ツインライン NF 経腸	肝性昏睡，高窒素血症
	腎不全用必須アミノ酸製剤	腎不全用必須アミノ酸製剤	アミユー 内	
	蛋白アミノ酸製剤	蛋白アミノ酸製剤	エネーボ 経腸	
			ラコール NF 経腸，ラコール NF 半固形 経腸	
筋弛緩薬	筋緊張性疼痛疾患治療剤	クロルフェネシンカルバミン酸エステル	リンラキサー 内	過去の論文に準拠
	筋緊張緩和剤	チザニジン塩酸塩	テルネリン 内	肝機能障害増悪
	痙性麻痺緩解剤・悪性症候群治療剤	ダントロレンナトリウム水和物	ダントリウム 内	本剤による肝障害が疑われる症例報告
麻薬	モルヒネ塩酸塩	モルヒネ塩酸塩水和物	モルヒネ塩酸塩 内注，アンペック 注坐，プレペノン 注	肝性昏睡
			MS コンチン 内，MS ツワイスロン 内	
	鎮痛・鎮痙剤	ペチジン塩酸塩	オピスタン 内注	
	アヘン末製剤	アヘン末	アヘン 内，アヘンチンキ 内	

❶ 肝機能障害，肝臓障害

麻薬	麻薬	アヘンアルカロイド塩酸塩	パンオピン ⓘⓝ注	肝性昏睡
	慢性疼痛/抜歯後疼痛治療剤	トラマドール塩酸塩/アセトアミノフェン配合	トラムセット ⓝ	
麻酔薬	鎮静剤	スコポラミン臭化水素酸塩水和物	ハイスコ 注	副作用発現
中毒治療薬	酒量抑制剤	シアナミド	シアナマイド ⓝ	スリガラス様封入体の発現による悪影響
	抗酒癖剤	ジスルフィラム	ノックビン ⓝ	原疾患悪化
血液製剤	血漿分画製剤	ポリエチレングリコール処理抗 HBs 人免疫グロブリン	ヘブスブリン IH 注	組織障害を起こす
造血薬	静脈内注射液・鉄剤	含糖酸化鉄注	フェジン 注	肝障害増悪
抗血栓薬	経口 FXa 阻害剤	エドキサバントシル酸塩水和物錠	リクシアナ ⓝ	出血の危険性
	選択的直接作用型第 Xa 因子阻害剤	リバーロキサバン	イグザレルト ⓝ	
	経口抗凝固剤	ワルファリンカリウム	ワーファリン ⓝ	出血
	抗血小板剤	チクロピジン塩酸塩製剤	パナルジン ⓝ	肝障害増悪
	血栓溶解剤（rt-PA 製剤）	アルテプラーゼ	アクチバシン 注, グルトパ 注	肝障害増悪, 出血
	抗血栓性末梢循環改善剤	バトロキソビン製剤	デフィブラーゼ 注	本剤血中濃度異常上昇
降圧薬	選択的アルドステロンブロッカー/カリウム保持性利尿薬	エプレレノン	セララ 処方少 高血圧症および慢性心不全共通 ⓝ	高カリウム血症などの電解質異常
	持続性 Ca 拮抗薬, H マグネシウム-CoA 還元酵素阻害剤	アムロジピンベシル酸塩・アトルバスタチン Ca 水和物配合	カデュエット ⓝ	副作用の発現頻度増加, 肝障害悪化

VI

肝臓・胆嚢・膵臓系

● 〔Ⅵ 肝臓・胆嚢・膵臓系〕 ❶ 肝機能障害，肝臓障害

大分類	中分類	一般名	商品名	禁忌の理由
降圧薬	A-Ⅱアンタゴニスト	ロサルタン K	ニューロタン Ⓝ	本剤の血中濃度過剰上昇
	胆汁排泄型持続性 AT₁ 受容体ブロッカー	テルミサルタン	ミカルディス Ⓝ	本剤血中濃度過剰上昇
	持続性 ARB/利尿薬合剤	ロサルタン K・ヒドロクロロチアジド配合	プレミネント Ⓝ	
	ニトプロ持続静注液	ニトロプルシドナトリウム水和物	ニトプロ Ⓘ	肝循環抑制
狭心症薬	狭心症治療剤	ニコランジル	シグマート Ⓘ	血中濃度過剰上昇
抗不整脈治療薬	不整脈治療剤	ジソピラミド	リスモダン R Ⓝ	徐放性製剤の投与不適
血管拡張薬	プロスタグランジン E₁ 製剤	アルプロスタジルアルファデクス	プロスタンディン点滴静注用 500µg Ⓘ	低血圧による症状悪化
	PDE-5 ホスホジエステラーゼ 5 阻害薬	シルデナフィルクエン酸塩	レバチオ Ⓝ	本剤血中濃度過剰上昇
		タダラフィル	アドシルカ Ⓝ	使用経験なし
利尿薬	炭酸脱水酵素抑制剤	アセタゾラミドナトリウム	ダイアモックス ⓃⒾ	
鎮咳薬	麻薬性鎮咳薬	コデインリン酸塩水和物	コデインリン酸塩 Ⓝ	
	鎮咳薬去痰剤	ジヒドロコデインリン酸塩，エフェドリン塩酸塩他	セキコデ Ⓝ	肝性昏睡
	鎮咳薬・鎮痛・解熱剤	ジヒドロコデインリン酸塩，ジプロフィリン他	カフコデ N Ⓝ	
	鎮咳薬去痰剤	キキョウ流エキス，カンゾウエキス他	オピセゾールコデイン Ⓝ	

❶ 肝機能障害，肝臓障害

胃腸機能調整薬	食欲抑制剤	マジンドール	サノレックス 処方少 (内)	本剤血中濃度異常上昇
腸疾患治療薬	潰瘍性大腸炎治療剤	メサラジン錠	ペンタサ (内)(注腸)(坐)	肝障害悪化
			アサコール (内)	
肝疾患治療薬	ペグインターフェロンα-2b 製剤	ペグインターフェロン α-2b	ペグイントロン (注)	
	抗ウイルス薬	リバビリン	レベトール (内), コペガス (内)	重大副作用
	抗ウイルス薬/HCV NS3/4A プロテアーゼ阻害剤	アスナプレビル	スンベプラ (内)	
		ダクラタスビル塩酸塩・アスナプレビル他	ジメンシー (内)	本剤の血中濃度過剰上昇
	抗ウイルス薬化学療法剤	オムビタスビル・パリタプレビル・リトナビル配合	ヴィキラックス (内)	
	肝臓疾患用剤・アレルギー用薬	グリチルリチン酸―アンモニウム・グリシン・DL-メチオニン配合	グリチロン (内)	アンモニア処理能低下, 肝性昏睡
胆道疾患治療薬	経口胆石溶解剤	ケノデオキシコール酸	チノ (内)	肝機能障害増悪
	利胆剤	デヒドロコール酸注	デヒドロコール酸 (注)	
抗精神病薬他	セロトニン・ノルアドレナリン再取り込み阻害薬（SNRI）	デュロキセチン塩酸塩	サインバルタ (内)	肝障害が悪化, 本剤の血中濃度異常上昇
抗不安・睡眠薬	入眠剤	ゾルピデム酒石酸塩錠	マイスリー (内)	血中濃度過剰上昇
	メラトニン受容体アゴニスト	ラメルテオン	ロゼレム (内)	
抗てんかん薬	抗てんかん薬, 躁病・躁状態治療剤, 片頭痛治療薬	バルプロ酸ナトリウム徐放錠	デパケン (内), バレリン (内)	肝機能障害増悪, 致死的

Ⅵ

肝臓・胆嚢・膵臓系

● 〔Ⅵ　肝臓・胆嚢・膵臓系〕 ● 肝機能障害，肝臓障害

大分類	中分類	一般名	商品名	禁忌の理由
片頭痛治療薬	5-HT1B/1D 受容体作動型片頭痛治療薬	スマトリプタンコハク酸塩	イミグラン 内 注 点鼻	血中濃度過剰上昇
		ゾルミトリプタン	ゾーミッグ 内	
		ナラトリプタン塩酸塩	アマージ 内	
		リザトリプタン安息香酸塩	マクサルト 内	
		エレトリプタン臭化水素酸塩	レルパックス 内	
パーキンソン病治療薬	抗パーキンソン病治療薬	アポモルヒネ塩酸塩	アポカイン 内	
	選択的 MAO-B 阻害剤	ラサギリンメシル酸塩	アジレクト 内	
自律神経作用薬他	遺伝子組換え型インターフェロン β-1a 製剤	インターフェロン β-1a	アボネックス 注	症状悪化
		インターフェロン -β-1b	ベタフェロン 注	
泌尿器・生殖器用薬	過活動膀胱治療剤	フェソテロジンフマル酸塩	トビエース 内	血中濃度過剰上昇
			ベシケア 内	
	選択的 β3 アドレナリン受容体作動性過活動膀胱治療剤	ミラベグロン錠	ベタニス 内	
	前立腺肥大症治療剤	アリルエストレノール錠	パーセリン 内	肝機能障害増悪
		クロルマジノン酢酸エステル	プロスタール 内	
	5α還元酵素阻害薬前立腺肥大症治療薬	デュタステリド	アボルブ 内	血中濃度過剰上昇
	PDE-5 阻害薬（前立腺肥大症に伴う排尿障害改善剤）	タダラフィル	ザルティア 内	使用経験ない
勃起不全治療薬	PDE-5 阻害薬（勃起不全改善薬）	タダラフィル	シアリス 内	

❸ 慢性肝炎・肝硬変・高アンモニア血症

勃起不全治療薬	PDE-5 阻害薬（勃起不全改善薬）	シルデナフィルクエン酸塩	バイアグラ Ⓝ	使用経験ない
		バルデナフィル塩酸塩水和物	レビトラ Ⓝ	
皮膚科用薬	角化症治療剤	エトレチナート	チガソン Ⓝ	本剤の作用増強

❷ 急性肝炎・劇症肝炎 1件

劇症肝炎では，肝炎様の症状（発熱，感冒様症状，全身倦怠感，食欲不振）が現れてから8週以内に肝性脳症（意識障害）が現れる．

大分類	中分類	一般名	商品名	禁忌の理由
胆道疾患治療薬	肝・胆・消化機能改善剤	ウルソデオキシコール酸	ウルソ Ⓝ	症状悪化

❸ 慢性肝炎・肝硬変・高アンモニア血症 6件

炎症により障害された肝臓細胞は修復されると線維化する．その線維化が慢性的に生じて肝臓全体に広がった状態が肝硬変．肝硬変では肝臓の機能は著しく低下する．加えて，硬く小さくなった肝臓の中を走行する門脈に高い圧がかかると胃静脈瘤や食道静脈瘤が生じ，破裂して大出血を起こす．

> **禁忌医薬品**
> ● 肝疾患治療 1件 薬剤に含まれる DL-メチオニンの代謝物が尿素合成を抑制しアンモニア処理能を低下させる．肝疾患治療薬とはいえすべての肝疾患が適応対象ではない．血中アンモニア濃度の上昇は肝性昏睡を誘発するおそれがある．

大分類	中分類	一般名	商品名	禁忌の理由
脂質異常症治療薬	H マグネシウム-CoA 還元酵素阻害剤	ロスバスタチンカルシウム	クレストール Ⓝ	血中濃度過剰上昇，肝障害増悪
		アトルバスタチンCa	リピトール Ⓝ	副作用の発現頻度増加，肝障害悪化

● 〔VI　肝臓・胆嚢・膵臓系〕 ❹ 自己免疫肝炎

大分類	中分類	一般名	商品名	禁忌の理由
降圧薬	持続性 Ca 拮抗薬, Hマグネシウム-CoA 還元酵素阻害剤	アムロジピンベシル 酸塩・アトルバスタ チン Ca 水和物配合	カデュエット ⓘ	副作用の発 現頻度増加, 肝障害悪化
利尿薬	炭酸脱水酵素抑制剤	アセタゾラミドナト リウム	ダイアモックス ⓘ注	肝性昏睡
肝疾患 治療薬	経口 B 型慢性肝炎 治療剤	プロパゲルマニウム	セロシオン ⓘ	肝炎重症化
眼科用薬	蛍光眼底造影剤	フルオレセイン	フルオレサイト 注	重篤な副作 用

❹ 自己免疫肝炎 8件

　　指定難病. 外敵と戦う免疫システムが自らの身体を攻撃する自己免疫疾患の 一つ. 中年以降の女性に好発する原因不明の肝疾患. 倦怠感, 黄疸を訴える. 早期に発見し的確な治療を行うと予後は比較的よい.

禁忌医薬品

● 肝疾患治療薬 6件　　インターフェロンでは肝炎が重症化する.

大分類	中分類	一般名	商品名	禁忌の理由
肝疾患 治療薬	天然型 インターフェ ロン-α 製剤	インターフェロン α（NAMALWA）	スミフェロン 注	
	天然型インターフェロ ン ベータ	インターフェロン β	フエロン 注	
	遺伝子組換え型イン ターフェロンα-2b 製 剤	インターフェロン α-2b	イントロン A 注	
	ペグインターフェロン -α-2a 製剤	ペグインターフェロ ン α-2a	ペガシス 注	疾患増悪
	ペグインターフェロン α-2b 製剤	ペグインターフェロ ン α-2b	ペグイントロン 注	
	抗ウイルス薬	リバビリン	レベトール ⓘ, コペガス ⓘ	

❻ 肝腫瘍

自律神経作用薬他	遺伝子組換え型インターフェロンβ-1a製剤	インターフェロンβ-1a	アボネックス (注)	肝炎が悪化
		インターフェロンβ-1b	ベタフェロン (注)	

❺ 黄疸 4件

血液中の胆汁色素ビリルビンが異常に増加し，眼球結膜，皮膚に沈着した状態．肝臓そのものの疾患や胆汁の排泄経路である胆管系に異常がある場合に生じる．

禁忌医薬品

● 肝疾患治療薬 2件　　B型慢性肝炎が重症化する．

大分類	中分類	一般名	商品名	禁忌の理由
抗悪性腫瘍薬	抗悪性腫瘍薬	イリノテカン塩酸塩水和物	トポテシン (注)，カンプト (注)	重篤な副作用，致命的
鎮痛薬	非ステロイド性消炎・鎮痛剤 NSAIDs	イブプロフェンL-リシン注射	イブリーフ (注)	症状悪化
肝疾患治療薬	肝蛋白代謝改善剤	マロチラート錠	カンテック (内)	
	経口B型慢性肝炎治療剤	プロパゲルマニウム	セロシオン (内)	肝炎重症化

❻ 肝腫瘍 7件

禁忌医薬品

● すべて女性ホルモン剤 7件 ［内ピル 3件］　　症状が増悪する．

大分類	中分類	一般名	商品名	禁忌の理由
女性ホルモン剤	経口黄体ホルモン・卵胞ホルモン混合月経困難症治療剤	ドロスピレノン・エチニルエストラジオール	ヤーズ (内)	症状増悪
	経口避妊剤	レボノルゲストレル・エチニルエストラジオール	アンジュ21 (内)，トリキュラー21 (内)，アンジュ28 (内)，トリキュラー28 (内)	

Ⅵ 肝臓・胆嚢・膵臓系

● 〔Ⅵ　肝臓・胆嚢・膵臓系〕　❼ 胆道障害，胆道閉鎖，胆嚢疾患

大分類	中分類	一般名	商品名	禁忌の理由
女性ホルモン剤	経口避妊剤	ノルエチステロン・エチニルエストラジオール配合	シンフェーズ T28 ⓘ	症状増悪
		デソゲストレル・エチニルエストラジオール	マーベロン 21 ⓘ，マーベロン 28 ⓘ	
	月経困難症治療剤	ノルエチステロン・エチニルエストラジオール配合	ルナベル ⓘ	症状悪化
		レボノルゲストレル・エチニルエストラジオール配合製剤	ジェミーナ ⓘ	
	子宮内黄体ホルモン放出システム	レボノルゲストレル	ミレーナ（子宮内黄体ホルモン）	

❼ 胆道障害，胆道閉鎖，胆嚢疾患　10件

　　胆石とは胆嚢の中に生じた石で，胆嚢の出口を石が塞ぐと，胆嚢が破れて胆汁性腹膜炎を起こす.

禁忌医薬品

- 胆道疾患治療薬　3件　　利胆作用があるため原疾患を悪化させる.
- 脂質異常症治療薬　2件　　薬剤の血清コレステロール低下作用は，主に腸管内で胆汁酸と結合してその糞中排泄量を増大させることにより発現するため効果が期待できない.

大分類	中分類	一般名	商品名	禁忌の理由
抗菌薬	結核化学療法剤	リファンピシン	リファジン ⓘ	症状悪化
脂質異常症治療薬	H マグネシウム-CoA 還元酵素阻害剤	ピタバスタチン Ca 水和物	リバロ ⓘ	本剤の血漿中濃度異常上昇
	高脂血症治療剤	フェノフィブラート	トライコア ⓘ，リピディル ⓘ	胆石形成
輸液・栄養剤	高カロリー輸液	糖・電解質・アミノ酸・総合ビタミン液	エルネオパ ⓙ	微量元素の血漿中濃度上昇

⑨ 膵炎・膵臓障害

輸液・栄養剤	高カロリー輸液用微量元素製剤	高カロリー輸液用微量元素製剤	エレメンミック 注, ミネラリン 注	微量元素の血漿中濃度上昇
			ボルビサール 注	
	ブドウ糖・電解質・アミノ酸・ビタミン・微量元素	ブドウ糖・電解質・アミノ酸・ビタミン・微量元素	ワンパル 注	
胆道疾患治療薬	肝・胆・消化機能改善剤	ウルソデオキシコール酸	ウルソ 内	症状悪化
	経口胆石溶解剤	ケノデオキシコール酸	チノ 内	原疾患悪化,胆汁うっ滞
	利胆剤	デヒドロコール酸注	デヒドロコール酸 注	症状悪化

❽ 胆汁分泌が悪い 2件

　肝機能の低下を示唆する.

大分類	中分類	一般名	商品名	禁忌の理由
降圧薬	胆汁排泄型持続性 AT₁受容体ブロッカー	テルミサルタン	ミカルディス 内	本剤が体内に蓄積される
	胆汁排泄型持続性 AT₁受容体ブロッカー/持続性 Ca 拮抗薬合剤	テルミサルタン/アムロジピンベシル酸塩配合	ミカムロ 内	

❾ 膵炎・膵臓障害 6件

　膵組織からの酵素の逸脱による組織の自己消化によって起こる炎症である.大きく急性膵炎と慢性膵炎に分けられるが, 急性膵炎の原因はまず飲酒, 次いで十二指腸乳頭に胆石が詰まって起こる胆石性膵炎, 原因不明である. 慢性膵炎でも最も多い原因は飲酒とされている.

大分類	中分類	一般名	商品名	禁忌の理由
鎮痛薬	非ステロイド性消炎・鎮痛剤 NSAIDs	インドメタシン	インテバン 坐	症状悪化

● 〔Ⅵ　肝臓・胆嚢・膵臓系〕 ❿ デュビン・ジョンソン症候群

大分類	中分類	一般名	商品名	禁忌の理由
輸液・栄養剤	蛋白アミノ酸製剤	経腸栄養剤	ツインライン NF（経腸）	膵炎増悪
抗血栓薬	血栓溶解剤（rt-PA 製剤）	アルテプラーゼ	アクチバシン（注），グルトパ（注）	急性膵炎悪化，出血
胃腸機能調整薬	消化機能賦活亢進剤	カルニチン塩化物注	エントミン（注）	膵液分泌亢進
	食欲抑制剤	マジンドール	サノレックス（処方少）（内）	インスリン分泌抑制作用
胆道疾患治療薬	経口胆石溶解剤	ケノデオキシコール酸	チノ（内）	原疾患悪化

❿ デュビン・ジョンソン症候群 1件

　　肝臓機能の異常で胆汁色素ビリルビンが体内にとどまる遺伝性疾患．黄疸に伴い全身瘙痒感，倦怠感が生じる場合がある．特別な治療が必要とはされていない．

大分類	中分類	一般名	商品名	禁忌の理由
女性ホルモン剤	黄体・卵胞ホルモン配合	ノルゲストレル，エチニルエストラジオール	プラノバール（内）	肝障害悪化

❶ 血液異常・血液障害〔詳細不詳〕

Ⅶ　血液系

❶ 血液異常・血液障害〔詳細不詳〕 23件

　血液を構成する成分（赤血球・白血球・血小板など）の量・質・機能の異常.

禁忌医薬品
- NSAIDs を主とした鎮痛薬 9件 　血液の異常を悪化させる.
- 抗リウマチ薬 3件 　症状の悪化および重篤な副作用があらわれる.

大分類	中分類	一般名	商品名	禁忌の理由
抗寄生虫薬	抗トリコモナス剤	チニダゾール	チニダゾール「F」⦅内⦆	血液疾患悪化
抗悪性腫瘍薬	前立腺癌治療剤	エストラムスチンリン酸エステルナトリウム水和物	エストラサイト ⦅内⦆	
鎮痛薬	解熱鎮痛剤	アセトアミノフェン	アセトアミノフェン⦅内⦆⦅坐⦆	重篤な転帰
		アスピリン	アスピリン 処方少 ⦅内⦆	症状悪化
		アスピリン, ダイアルミネート・	バファリン A330 処方少 ⦅内⦆	症状悪化,重篤な副作用
		ジクロフェナクナトリウム	ボルタレン⦅内⦆,ボルタレンサポ⦅坐⦆	血液異常悪化
			ボルタレン SR⦅内⦆	
	非ステロイド性消炎・鎮痛剤 NSAIDs	インドメタシン	インテバン坐剤⦅坐⦆	血液凝固障害
		イブプロフェン	ブルフェン⦅内⦆	血液異常悪化
		ケトプロフェン	カピステン⦅注⦆,ケトプロフェン⦅注⦆⦅坐⦆	症状悪化

JCOPY 498-11712

149

● 〔Ⅶ　血液系〕 ❶ 血液異常・血液障害〔詳細不詳〕

大分類	中分類	一般名	商品名	禁忌の理由
鎮痛薬	非ステロイド性鎮痛・消炎剤 NSAIDs	プラノプロフェン	ニフラン 処方少 内	血液異常悪化
		ロキソプロフェンナトリウム水和物	ロキソニン 内	血液凝固障害
		ザルトプロフェン	ソレトン 内	
		ロルノキシカム	ロルカム 内	血液異常悪化
		メロキシカム	モービック 内	症状悪化
		チアラミド塩酸塩	ソランタール 内	薬剤性の血液障害, 重篤な転帰
	解熱剤	スルピリン水和物	メチロン 注	症状悪化
抗リウマチ薬	水溶性金製剤	金チオリンゴ酸ナトリウム	シオゾール 注	血液異常悪化
	ウイルソン病治療剤・金属解毒剤	ペニシラミン	メタルカプターゼ（関節リウマチ）50mg 内. 100mg 内	症状悪化
	抗リウマチ薬	ブシラミン	リマチル 内	重篤な血液障害
麻薬	慢性疼痛/抜歯後疼痛治療剤	トラマドール塩酸塩/アセトアミノフェン配合	トラムセット 内	重篤な転帰
鎮咳薬	鎮咳薬・鎮痛・解熱剤	ジプロフィリン，ジヒドロコデインリン酸塩他	カフコデ N 内	
抗てんかん薬	向精神作用性てんかん治療剤・躁状態治療剤	カルバマゼピン	テグレトール 内	血液異常悪化

③ 骨髄機能低下，造血機能低下

❷ 貧血〔詳細不詳〕 12件

禁忌医薬品

● 狭心症治療薬 9件
　血圧低下により貧血症状（めまい，立ちくらみ等）を悪化させる．

大分類	中分類	一般名	商品名	禁忌の理由
女性ホルモン剤	子宮内膜症治療剤	ジエノゲスト	ディナゲスト Ⓝ	出血症状増悪，大量出血
降圧薬	ニトプロ持続静注液	ニトロプルシドナトリウム水和物	ニトプロ Ⓙ	血圧低下，貧血症状悪化
狭心症薬	狭心症治療剤	ニトログリセリン	バソレーター Ⓙ	血圧低下，貧血症状悪化
			ミリスロール Ⓙ	
			ミオコール Ⓙ	
	ニトログリセリン貼付薬		ミリステープ Ⓣ	
	硝酸イソソルビド	硝酸イソソルビド	ニトロール ⓃⓄ	
	虚血性心疾患治療剤〈持効錠〉		ニトロール R Ⓝ	
			フランドル ⓃⓉ	
	狭心症治療用 ISMN 製剤	一硝酸イソソルビド	アイトロール Ⓝ	
	血管拡張薬・シアン化合物解毒剤	亜硝酸アミル	亜硝酸アミル（狭心症）Ⓝ	
血管拡張薬	プロスタグランジン E_1 製剤	アルプロスタジルアルファデクス	プロスタンディン点滴静注用 500μg Ⓙ	低血圧による症状悪化

❸ 骨髄機能低下，造血機能低下 25件

　化学療法で用いる抗癌剤は速い速度で分裂・増殖を繰り返す細胞を攻撃するように作られている．そのため，化学療法は癌細胞と同時に速い速度で分裂・増殖を繰り返す骨髄細胞をも敵とみなして攻撃し，骨髄の機能が抑制される．

VII

血液系

● 〔VII 血液系〕 ❸ 骨髄機能低下，造血機能低下

禁忌医薬品

● 抗悪性腫瘍薬 **18件**

　骨髄抑制は用量規制因子であり，感染症または出血を伴い重篤化する．

大分類	中分類	一般名	商品名	禁忌の理由
抗菌薬	クロラムフェニコール系	クロラムフェニコール	クロマイ (膣錠)	重篤で致命的な血液障害
		クロラムフェニコールコハク酸エステルナトリウム	クロロマイセチンサクシネート (注)	
抗ウイルス薬	抗サイトメガロウイルス化学療法剤	ガンシクロビル	デノシン (注)	重篤な好中球減少，血小板減少
抗悪性腫瘍薬	抗悪性腫瘍薬	ニムスチン塩酸塩	ニドラン (注)	骨髄機能抑制
	代謝拮抗性抗悪性腫瘍薬	ペメトレキセドナトリウム水和物	アリムタ (注)	骨髄抑制増悪，致命的
	代謝拮抗剤	テガフール・ギメラシル・オテラシルK配合	ティーエスワンTS-1 (内)	骨髄抑制増強
		テガフール・ウラシル配合	ユーエフティUFT (内)	骨髄抑制増悪，重症感染症
	代謝拮抗性抗悪性腫瘍薬	ゲムシタビン塩酸塩	ジェムザール (注)	骨髄抑制増悪，致命的
	活性型葉酸製剤	レボホリナートCa	アイソボリン (注)	骨髄抑制による感染症増悪，致命的
	還元型葉酸製剤	ホリナートCa	ユーゼル (内)，ロイコボリン (内)	
	抗悪性腫瘍薬性抗生物質	アムルビシン塩酸塩	カルセド (注)	
	ビンカアルカロイド系抗悪性腫瘍薬	ビノレルビン酒石酸塩	ナベルビン (注)	
	抗悪性腫瘍薬	パクリタキセル	タキソール (注)	
			アブラキサン (注)	

152

❹ 血液凝固異常〔出血傾向，血栓傾向〕

抗悪性腫瘍薬	抗悪性腫瘍薬	ドセタキセル（添加物ポリソルベート）	タキソテール㊟，ワンタキソテール㊟	骨髄抑制悪化，致命的
		エリブリンメシル酸塩	ハラヴェン㊟	骨髄抑制悪化
		ネダプラチン	アクプラ㊟	骨髄抑制による感染症悪化，致命的
		カルボプラチン	パラプラチン㊟	
		イリノテカン塩酸塩水和物	トポテシン㊟，カンプト㊟	
		エトポシド	ラステット㊨㊟，ベプシド㊨㊟	
	放射性医薬品	塩化ストロンチウム	メタストロン㊟	
抗リウマチ薬	抗リウマチ薬	ブシラミン	リマチル㊨	骨髄機能低下による重篤な血液障害の報告
		メトトレキサート	リウマトレックス㊨	骨髄抑制悪化
中毒治療薬	鉄キレート剤	デフェラシロクス懸濁用錠	エクジェイド㊨	重篤な副作用
		デフェラシロクス	ジャドニュ㊨	重篤な副作用が発現

❹ 血液凝固異常〔出血傾向，血栓傾向〕 3件

　　血液凝固異常には出血傾向と血栓傾向があるが，臨床的に問題になるのは主として出血傾向である．

禁忌医薬品

● 輸液・栄養剤 1件　　出血の危険性が増大する．

大分類	中分類	一般名	商品名	禁忌の理由
輸液・栄養剤	静注用脂肪乳剤	ダイズ油	イントラリポス㊟	出血傾向

● 〔Ⅶ　血液系〕　❻　血友病

大分類	中分類	一般名	商品名	禁忌の理由
鎮痛薬	非ステロイド性消炎・鎮痛剤 NSAIDs	イブプロフェンL-リシン注射	イブリーフ注	出血傾向
血液製剤	血漿分画製剤	乾燥人血液凝固因子抗体迂回活性複合体	ファイバ注	凝固亢進

❺　白血病　3件

　　骨髄中の造血幹細胞は自らを複製・変化（分化）させて，白血球（顆粒球やリンパ球細胞など），赤血球，血小板に成熟する．造血幹細胞が癌化すると，白血球に変化する途中の未成熟細胞や成熟細胞が異常に増殖して，骨髄内の正常な赤血球や白血球などの産生が抑制される．そのために貧血や免疫力の低下などが起こる．

> **禁忌医薬品**
> ● すべて造血薬　　骨髄中の芽球が十分減少していない骨髄性白血病や末梢血液中に骨髄芽球の認められる骨髄性白血病では芽球が増加する．

大分類	中分類	一般名	商品名	禁忌の理由
造血薬	G-CSF 製剤	フィルグラスチム	グラン注	芽球増加
		ナルトグラスチム	ノイアップ注	
		レノグラスチム	ノイトロジン注	

❻　血友病　5件

　　血液凝固因子のうちⅧ因子，Ⅸ因子の欠損ないし活性低下による遺伝性血液凝固異常症．血小板は正常なので出血時間は異常を認めず，一方，内出血が起こりやすい．

> **禁忌医薬品**
> ● 輸液・栄養剤　4件　　出血時間を延長させる．

大分類	中分類	一般名	商品名	禁忌の理由
ビタミン剤	総合ビタミン製剤	ビタミン総合・高カロリー	ネオラミン・マルチV注，マルタミン注，ビタジェクト注	出血時間延長

154

❽ グルコース 6 リン酸脱水素酵素欠損〔G6PD〕欠損（溶血性貧血）

輸液・栄養剤	高カロリー輸液	総合ビタミン・糖・アミノ酸・電解質液	エルネオパ 注	出血時間延長
		総合ビタミン・糖・アミノ酸・電解質液	ネオパレン 注 フルカリック 注	
	ブドウ糖・電解質・アミノ酸・ビタミン・微量元素	ブドウ糖・電解質・アミノ酸・ビタミン・微量元素	ワンパル 注	

❼ 異常ヘモグロビン 1件

　　血色素ヘモグロビンの形態異常を呈する遺伝性疾患．鎌状赤血球貧血，サラセミア，不安定ヘモグロビン症が生じる．

大分類	中分類	一般名	商品名	禁忌の理由
肝疾患治療薬	抗ウイルス薬	リバビリン	レベトール 内, コペガス 内	異常ヘモグロビン症悪化

❽ グルコース 6 リン酸脱水素酵素欠損〔G6PD〕欠損（溶血性貧血）4件

　　赤血球の寿命は約 120 日だが，溶血性貧血では 15〜20 日と短い．先天性と後天性がある．禁忌薬の使用で溶血しやすくなる．

大分類	中分類	一般名	商品名	禁忌の理由
抗菌薬	合成抗菌剤	ST：スルファメトキサゾール・トリメトプリム合剤	バクタ 内, バクトラミン 内	溶血
抗寄生虫薬	抗マラリア剤	プリマキンリン酸塩	プリマキン 内	溶血性貧血
痛風・抗尿酸血症薬	がん化学療法用尿酸分解酵素製剤	ラスブリカーゼ	ラスリテック 注	
中毒治療薬	メトヘモグロビン血症治療剤	メチルチオニニウム塩化物水和物注	メチレンブルー 処方少 注	メトヘモグロビン血症の増悪・溶血

血液系

● 〔Ⅶ　血液系〕　⑩ 鉄欠乏状態にない患者

❾ メトヘモグロビン血症〔新生児のチアノーゼ〕 3件

ヘモグロビンの構成要素である2価の鉄イオンが酸化されて3価の鉄イオンになり，酸素結合能力や運搬能力が失われた状態．

禁忌医薬品

● メトヘモグロビン血症治療剤 2件　治療薬が同時に禁忌とされている珍しいケース．原因によって対応が異なることがわかる．

大分類	中分類	一般名	商品名	禁忌の理由
麻酔薬	局所麻酔薬	リドカイン・プロピトカイン配合	エムラ 外	症状悪化
		プロカイン塩酸塩	塩酸プロカイン 注，ロカイン 注	
中毒治療薬	メトヘモグロビン血症治療剤	メチルチオニニウム塩化物水和物注	メチレンブルー 処方少 注	交叉アレルギー，毒性の強い次亜塩素酸塩形成

❿ 鉄欠乏状態にない患者 6件

血清鉄の正常値は $60 \sim 199 \mu g / dL$，血清フェリチンは $42 \sim 326 ng / mL$．鉄過剰状態では，活性酸素が生じやすくなり，生じた活性酸素が各臓器を攻撃する．肝炎，肝硬変，肝臓がん，糖尿病，膵臓癌，心不全を引き起こす．

禁忌医薬品

● 造血薬・鉄剤 5件　鉄過剰症をきたす．

大分類	中分類	一般名	商品名	禁忌の理由
造血薬	鉄欠乏性貧血治療剤	溶性ピロリン酸第二鉄	インクレミン 内	過剰症
	徐放性鉄剤	硫酸鉄水和物	テツクール 内，フェロ・グラデュメット 内	
		フマル酸第一鉄	フェルム 内	

156

⓭ 血液異常・白血球減少

造血薬	可溶性の非イオン型鉄剤	クエン酸第一鉄ナトリウム	フェロミア ⓘ	過剰症
	静脈内注射液・鉄剤	含糖酸化鉄注	フェジン 注	
造影剤	造影剤	フェルカルボトラン注	リゾビスト 注	本剤の鉄により症状悪化

⓫ 血液異常・汎血球減少 1件

骨髄に存在する造血幹細胞の異常により，赤血球・白血球・血小板のすべての血中細胞成分が全体的に減少した状態．

大分類	中分類	一般名	商品名	禁忌の理由
抗真菌薬	アリルアミン系抗真菌薬	テルビナフィン塩酸塩	ラミシール ⓘ	血液疾患悪化

⓬ 血液異常・Hb 低下 1件

鉄分不足，月経，消化管潰瘍，慢性腎不全，肝硬変，子宮筋腫，末期がんなどで生じやすい．

大分類	中分類	一般名	商品名	禁忌の理由
抗ウイルス（HIV）薬	HIV ヌクレオシド系逆転写酵素阻害薬	ジドブジン	レトロビル 処方少 ⓘ	好中球数，Hb 値減少

⓭ 血液異常・白血球減少 4件

抗がん剤や放射線治療では，骨髄機能が低下し白血球（顆粒球）が減少する．白血球減少は易感染性を生じさせる．

禁忌医薬品

• 免疫抑制薬 2件　白血球数が更に減少する．

血液系

●〔Ⅶ　血液系〕⓯ 血液異常・好中球数減少

大分類	中分類	一般名	商品名	禁忌の理由
抗悪性腫瘍薬	抗多発性骨髄腫剤	メルファラン	アルケラン Ⓝ	致死的感染症，出血傾向
免疫抑制薬	免疫抑制薬	アザチオプリン	イムラン Ⓝ，アザニン Ⓝ	白血球数減少
		ミゾリビン	ブレディニン Ⓝ	重篤な感染症，出血傾向
抗血栓薬	抗血小板剤	チクロピジン塩酸塩製剤	パナルジン Ⓝ	白血球減少症

⓮ 血液異常・無顆粒球症 1件

　　白血球は顆粒球（好中球，好酸球，好塩基球），リンパ球（T 細胞，B 細胞，NK 細胞），単球（マクロファージ大食細胞）からなり，正常値は 7500個／mm³．そのうちの好中球は白血球百分率で 40〜70％ある．好中球数が 500個／μL 以下まで減少すると無顆粒球症と呼ばれる．易感染性を生じさせる．

大分類	中分類	一般名	商品名	禁忌の理由
抗真菌薬	アリルアミン系抗真菌薬	テルビナフィン塩酸塩	ラミシール Ⓝ	血液疾患悪化

⓯ 血液異常・好中球数減少 1件

　　好中球数が 500〜3000個で好中球減少症と診断される．易感染性を生じさせる．

大分類	中分類	一般名	商品名	禁忌の理由
抗ウイルス（HIV）薬	HIV ヌクレオシド系逆転写酵素阻害薬	ジドブジン	レトロビル 処方箋 Ⓝ	好中球数，Hb 値減少

⑰ 鎌状赤血球貧血

⑯ 血液異常・血小板減少 4件

血小板数の正常値は 20～35万 / μL. これが 15万 / μL より低下した場合に血小板減少と診断される. 臨床的には, 抗がん剤の影響を受けて骨髄機能が抑制される場合が多い.

禁忌医薬品
● 鎮痛薬 2件　　血小板減少症が悪化する.

大分類	中分類	一般名	商品名	禁忌の理由
抗真菌薬	アリルアミン系抗真菌薬	テルビナフィン塩酸塩	ラミシール 内	血液疾患悪化
抗悪性腫瘍薬	抗多発性骨髄腫剤	メルファラン	アルケラン 内	致死的感染症, 出血傾向
鎮痛薬	非ステロイド性消炎・鎮痛剤 NSAIDs	イブプロフェンL-リシン注射	イブリーフ 注	血液疾患悪化
抗血栓薬	血栓溶解剤(rt-PA 製剤)	アルテプラーゼ	アクチバシン 注, グルトパ（虚血性脳血管障害急性期）注	出血を助長

⑰ 鎌状赤血球貧血 1件

遺伝性疾患. 赤血球の形状が鎌状になり酸素運搬機能が低下する貧血.

大分類	中分類	一般名	商品名	禁忌の理由
女性ホルモン剤	黄体・卵胞ホルモン配合	ノルゲストレル,エチニルエストラジオール	プラノバール 内	血栓症, 肝障害

● 〔Ⅷ　内分泌系〕　❷ 甲状腺疾患・機能亢進，バセドウ病

Ⅷ　内分泌系

❶ 脳下垂体機能不全 3件

　下垂体前葉機能低下症は指定難病．腫瘍（下垂体腫瘍，頭蓋咽頭腫，胚細胞腫瘍など），炎症性疾患（サルコイドーシス，自己免疫性炎症性疾患であるリンパ球性下垂体炎），外傷・手術による場合が多い．副腎皮質ホルモン欠乏，甲状腺ホルモン欠乏，インスリン様成長因子欠乏などが生じる．

大分類	中分類	一般名	商品名	禁忌の理由
糖尿病治療薬	経口糖尿病用剤	メトホルミン塩酸塩	グリコラン 内	低血糖
			メトグルコ 内	
	選択的 DPP-4 阻害薬，ビグアナイド系薬配合剤	アログリプチン，メトホルミン	イニシンク 内	

❷ 甲状腺疾患・機能亢進，バセドウ病 11件

　原因は不明だが，自己免疫により甲状腺を刺激する抗体が出現するためとも考えられている．

> **禁忌医薬品**
> ● 局所麻酔薬で血管収縮剤（アドレナリン，ノルアドレナリン）を添加したもの 4件 　血管収縮薬に対して反応しやすく，心悸亢進，胸痛等が起こる．

大分類	中分類	一般名	商品名	禁忌の理由
女性ホルモン剤	切迫流・早産治療剤	リトドリン塩酸塩	ウテメリン 内 注	症状増悪
麻酔薬	局所麻酔薬	リドカイン塩酸塩・アドレナリン	キシロカイン（硬膜外麻酔・伝達麻酔・浸潤麻酔・表面麻酔）注	病状悪化

❸ 甲状腺疾患・機能低下

麻酔薬	局所麻酔剤	プロカイン塩酸塩	塩酸プロカイン(注), ロカイン(血管収縮剤添加不可)(注)	心悸亢進, 胸痛
		コカイン塩酸塩	コカイン塩酸塩 (外(表面麻酔))	症状悪化
		パラブチルアミノ安息香酸ジエチルアミノエチル塩酸塩	テーカイン(血管収縮剤添加不可)(内)	
心不全薬	昇圧剤	エチレフリン塩酸塩	エホチール (内)(注)	心悸亢進, 頻脈等悪化
	低血圧治療剤	ミドドリン塩酸塩	メトリジン (内)	
胃腸機能調整薬	消化管運動機能賦活薬	アクラトニウムナパジシル酸塩	アボビス (内)	心房細動誘発・悪化
消化性潰瘍治療薬	制酸剤	沈降炭酸カルシウム	沈降炭酸カルシウム (内)	症状悪化
自律神経作用薬他	コリン類似薬	アセチルコリン塩化物	オビソート (注)	不整脈
	副交感神経亢進剤	ベタネコール塩化物	ベサコリン (内)	心房細動

❸ 甲状腺疾患・機能低下 〔10件〕

甲状腺ホルモンの分泌が低下して活動性が低下する.

禁忌医薬品

- 胃腸機能調整 〔1件〕　血中カルシウム濃度の上昇により病態に悪影響を及ぼす.
- 輸液・栄養剤 〔5件〕　高マグネシウム血症が悪化または誘発される.

大分類	中分類	一般名	商品名	禁忌の理由
輸液・栄養剤	アミノ酸加総合電解質液	ブドウ糖加アミノ酸	アミカリック (注)	高マグネシウム血症が悪化・誘発
	アミノ酸・ビタミンB₁加総合電解質液	アミノ酸・ビタミンB₁加総合電解質	アミグランド (注), パレセーフ (注)	
	ビタミンB₁・糖・電解質・アミノ酸液		ビーフリード (注)	

● 〔Ⅷ　内分泌系〕　❹ 甲状腺疾患・機能異常

大分類	中分類	一般名	商品名	禁忌の理由
輸液・栄養剤	高カロリー輸液	総合ビタミン・糖・アミノ酸・電解質液	フルカリック 注	高マグネシウム血症が悪化・誘発
	ブドウ糖・電解質・アミノ酸・ビタミン・微量元素	ブドウ糖・電解質・アミノ酸・ビタミン・微量元素	ワンパル 注	症状悪化
麻酔薬	胃粘膜局麻剤	ピペリジノアセチルアミノ安息香酸エチル	スルカイン 内	
降圧薬	ニトプロ持続静注液	ニトロプルシドナトリウム水和物	ニトプロ 注	甲状腺機能低下
胃腸機能調整薬	胃腸薬	タカヂアスターゼ，メタケイ酸アルミン酸マグネシウム他	S・M 内，FK 内，KM 内，つくしA・M 内	高 Ca 血症増悪
消化性潰瘍治療薬	消化性潰瘍・胃炎・慢性肝疾患治療薬	メチルメチオニンスルホニウムクロリド錠	キャベジンU配合散 処方少 内	高 Ca 血症
腎疾患薬	高リン血症治療剤	沈降炭酸 Ca	カルタン 内	症状増悪

❹ 甲状腺疾患・機能異常 11件
〔甲状腺中毒症（甲状腺機能亢進症，破壊性甲状腺炎）なのか甲状腺機能低下症なのかが明記されていない〕

禁忌医薬品
- 造影剤　8件　　ヨードが甲状腺に集積し，ヨード過剰に対する自己調節メカニズムが機能できず，症状が悪化．

大分類	中分類	一般名	商品名	禁忌の理由
消毒薬	外用消毒剤	ポピドンヨード	イソジン（産婦人科用クリーム）外	甲状腺ホルモン関連物質に影響を与える
抗悪性腫瘍薬	抗悪性腫瘍薬抗生物質製剤	エピルビシン塩酸塩	ファルモルビシン 注	甲状腺障害増悪

162

❺ 副甲状腺〔上皮小体〕機能亢進症

他のホルモン製剤	遺伝子組換えヒト卵胞刺激ホルモン（FSH）製剤	ホリトロピン アルファ	ゴナールエフ 注	
造影剤	非イオン性尿路・血管造影剤	イオパミドール	イオパミロン 注	
	造影剤	イオプロミド	プロスコープ 注	
		イオメプロール	イオメロン 注	
		イオベルソール	オプチレイ 注	
		イオヘキソール	オムニパーク 注	症状が悪化
		アミドトリゾ酸ナトリウムメグルミン	ウログラフイン 注	
		イオトロラン	イソビスト（脊髄撮影，コンピューター断層撮影における脳室，脳槽，脊髄造影）注	
		ヨード化ケシ油脂肪酸エチルエステル	リピオドール 注	

❺ 副甲状腺〔上皮小体〕機能亢進症 2件

　　副甲状腺ホルモンが必要以上に分泌されることにより，骨のカルシウムが減少して骨粗鬆症，腎結石，消化性潰瘍，膵炎などを引き起こす．

禁忌医薬品

● **胃腸機能調整薬** 1件
　　血中カルシウム濃度の上昇により病態に悪影響を及ぼす．

大分類	中分類	一般名	商品名	禁忌の理由
麻酔薬	胃粘膜局麻剤	ピペリジノアセチルアミノ安息香酸エチル	スルカイン 内	症状悪化
胃腸機能調整薬	胃腸薬	タカヂアスターゼ，メタケイ酸アルミン酸マグネシウム他	S・M 内，つくしA・M 内，FK 内，KM 内	高 Ca 血症増悪

● 〔Ⅷ　内分泌系〕　❼ 褐色細胞腫

❻ 副甲状腺機能低下症 5件

指定難病である．低カルシウム血症や高リン血症などを呈する．

禁忌医薬品
- 輸液・栄養剤 5件　高リン血症が悪化または誘発される．

大分類	中分類	一般名	商品名	禁忌の理由
輸液・栄養剤	アミノ酸加総合電解質液	ブドウ糖加アミノ酸	アミカリック (注)	高リン血症悪化・誘発
	アミノ酸・ビタミン B_1 加総合電解質液	アミノ酸・ビタミン B_1 加総合電解質	アミグランド (注),パレセーフ (注)	
	ビタミン B_1・糖・電解質・アミノ酸液	アミノ酸・ビタミン B_1 加総合電解質	ビーフリード (注)	
	高カロリー輸液用	糖・電解質・アミノ酸・総合ビタミン液	フルカリック (注)	
	ブドウ糖・電解質・アミノ酸・ビタミン・微量元素	ブドウ糖・電解質・アミノ酸・ビタミン・微量元素	ワンパル (注)	症状悪化

❼ 褐色細胞腫 14件

副腎髄質あるいは脊髄に沿った交感神経節細胞に発生する良性腫瘍で，腫瘍からカテコールアミンが分泌されるため，急激な血圧上昇をきたす．

禁忌医薬品
- 降圧薬 6件　β 遮断薬の単独投与により急激に血圧が上昇する．

大分類	中分類	一般名	商品名	禁忌の理由
他のホルモン製剤	合成グルカゴン製剤	グルカゴン	グルカゴン G ノボ (注)	急激な昇圧発作
降圧薬		アテノロール	テノーミン (内)	
	β 遮断性	ビソプロロールフマル酸塩	ビソノテープ (テ)	急激な昇圧
			メインテート (内)	
		プロプラノロール塩酸塩	インデラル (内)(注)	

164　　JCOPY 498-11712

❽ アジソン病・副腎皮質機能不全〔慢性副腎皮質機能低下症〕

降圧薬	慢性心不全治療剤，高血圧・狭心症治療剤，頻脈性心房細動治療剤	カルベジロール	アーチスト Ⓝ	
	高血圧症・狭心症・不整脈治療剤，本態性振戦治療剤	アロチノロール塩酸塩	アロチノロール塩酸塩 Ⓝ	急激な昇圧
抗不整脈治療薬	短時間作用型β選択的遮断剤	ランジオロール塩酸塩	コアベータ Ⓙ	
	短時間作用型β遮断剤	エスモロール塩酸塩	ブレビブロック Ⓙ	
心不全薬	急性循環不全改善剤	ドパミン塩酸塩	イノバン Ⓙ，カコージン Ⓙ	症状悪化
	経口ドパミンプロドラッグ	ドカルパミン	タナドーパ Ⓝ	
	低血圧治療剤	ミドドリン塩酸塩	メトリジン Ⓝ	急激な昇圧
胃腸機能調整剤	消化器機能異常治療剤	塩酸メトクロプラミド	プリンペラン Ⓝ	急激な昇圧発作
抗精神病薬他	精神・情動安定剤	スルピリド	ドグマチール Ⓝ Ⓙ，アビリット Ⓝ	

⑧ アジソン病・副腎皮質機能不全〔慢性副腎皮質機能低下症〕 `21件`

　　両側の副腎が90%以上損なわれると生じる．原因として多いのは，副腎結核と自己免疫によるもの．主として糖質コルチコイド，鉱質コルチコイドの欠損症状が現れる．

> **禁忌医薬品**
>
> ● 輸液・栄養剤 `11件`　　アジソン病ではアルドステロン分泌低下により，カリウム排泄障害をきたしているので，高カリウム血症となる．

大分類	中分類	一般名	商品名	禁忌の理由
糖尿病治療薬	経口糖尿病用剤	メトホルミン塩酸塩	グリコラン Ⓝ	低血糖
	ビグアナイド系経口血糖降下剤		メトグルコ Ⓝ	

● 〔Ⅷ　内分泌系〕 ❽ アジソン病・副腎皮質機能不全〔慢性副腎皮質機能低下症〕

大分類	中分類	一般名	商品名	禁忌の理由
糖尿病治療薬	選択的 DPP-4 阻害薬，ビグアナイド系薬配合剤	アログリプチン，メトホルミン	イニシンク Ⓝ	低血糖
他のホルモン製剤	遺伝子組換えヒト卵胞刺激ホルモン（FSH）製剤	ホリトロピン アルファ	ゴナールエフ Ⓒ	症状悪化
	下垂体 ACTH 分泌機能検査用薬副腎皮質ホルモン合成阻害剤	メチラポン	メトピロン Ⓝ	急性副腎不全
輸液・栄養剤	カリウム補給剤	塩化カリウム	K.C.L. ⓒⓃ	高カリウム血症
			スローケー Ⓝ	
			塩化カリウム ⓒ	
		グルコン酸カリウム	グルコンサン K Ⓝ	
	カリウムアスパルテート製剤	L-アスパラギン酸カリウム	アスパラカリウム Ⓝⓒ	
	カリウム，マグネシウムアスパルテート製剤	L-アスパラギン酸カリウム・マグネシウム	アスパラ Ⓝⓒ	
	アミノ酸加総合電解質液	ブドウ糖加アミノ酸	アミカリック ⓒ	高カリウム血症悪化・誘発
	アミノ酸・ビタミン B₁ 加総合電解質液	アミノ酸・ビタミン B₁ 加総合電解質	アミグランド ⓒ，パレセーフ ⓒ	
	ビタミン B₁・糖・電解質・アミノ酸液		ビーフリード ⓒ	
	高カロリー輸液	総合ビタミン・糖・アミノ酸・電解質液	フルカリック ⓒ	
	ブドウ糖・電解質・アミノ酸・ビタミン・微量元素	ブドウ糖・電解質・アミノ酸・ビタミン・微量元素	ワンパル ⓒ	症状悪化
麻酔薬	全身麻酔剤	チアミラールナトリウム	イソゾール ⓒ，チトゾール ⓒ	催眠作用持続・増強，高カリウム血症悪化
		チオペンタールナトリウム	ラボナール ⓒ	

166

❾ アンドロゲン依存性悪性腫瘍〔前立腺癌等〕

降圧薬	抗アルドステロン性利尿薬/カリウム保持性利尿薬	スピロノラクトン	アルダクトンA ⑰	高カリウム血症
利尿薬	カリウム保持性利尿薬	カンレノ酸カリウム	ソルダクトン ㊟	
	炭酸脱水酵素抑制剤	アセタゾラミドナトリウム	ダイアモックス ⑰㊟	電解質異常増悪
自律神経作用薬他	コリン類似薬	アセチルコリン塩化物	オビソート ㊟	症状悪化

❾ アンドロゲン依存性悪性腫瘍〔前立腺癌等〕 5件

　　アンドロゲンは男性ホルモンの総称であり，男性ホルモンの95％はテストステロンが占める．女性では卵巣と副腎などで産生されるが男性の量の約10％以下であり，過剰に分泌されると排卵障害，不妊の原因となる.

大分類	中分類	一般名	商品名	禁忌の理由
女性ホルモン剤	持続性男性・卵胞混合ホルモン剤	テストステロンエナント酸エステル，エストラジオール吉草酸エステル	プリモジアン・デポー ㊟，ダイホルモン・デポー ㊟	腫瘍の悪化・顕性化
男性ホルモン剤	経口蛋白同化ステロイド剤	メテノロンエナント酸エステル	プリモボラン ⑰，プリモボランデポー ㊟	
他のホルモン製剤	視床下部性 性腺機能低下症治療剤	ゴナドレリン酢酸塩	ＬＨ-ＲＨ ㊟，ヒポクライン ㊟	
	ヒト絨毛性性腺刺激ホルモン	ヒト絨毛性性腺刺激ホルモン HCG	HCG モチダ ㊟，ゴナトロピン ㊟	
	遺伝子組換えヒト卵胞刺激ホルモン（FSH）製剤	ホリトロピン アルファ	ゴナールエフ ㊟	

● 〔Ⅷ　内分泌系〕 ❷ 抗利尿ホルモン不適合分泌症候群〔水中毒〕

❿ 卵胞刺激ホルモン FSH 高〔原発性性腺機能不全〕 1件

性腺（精巣や卵巣）自体の障害による機能不全があり，下垂体から分泌される FSH が高い．FSH の濃度が高い患者では精巣機能不全症が示唆され，本剤の効果が期待できない．

大分類	中分類	一般名	商品名	禁忌の理由
他のホルモン製剤	遺伝子組換えヒト卵胞刺激ホルモン（FSH）製剤	ホリトロピン アルファ	ゴナールエフ㊟	症状悪化

⓫ 性早熟症 1件

第二次性徴が通常よりも早く出現する症状．思春期早発症．男子では，9 歳未満で精巣が 4mL 以上の大きさになった場合，女子では，乳房の発育が 7 歳 6 カ月以前に起こってしまった場合を指す．

大分類	中分類	一般名	商品名	禁忌の理由
他のホルモン製剤	ヒト絨毛性性腺刺激ホルモン	ヒト絨毛性性腺刺激ホルモン HCG	HCG モチダ㊟，ゴナトロピン㊟	性的早熟を早め骨端の早期閉鎖

⓬ 抗利尿ホルモン不適合分泌症候群〔水中毒〕 1件

抗利尿ホルモンが過剰に分泌され，体内に水分がたまる状態．血液中のナトリウム分が不足する．脳浮腫，けいれん，意識障害が生じる．

大分類	中分類	一般名	商品名	禁忌の理由
他のホルモン製剤	ペプタイド系抗利尿薬ホルモン用剤	ペプタイド系抗利尿薬ホルモン	ミニリンメルト㊤	低 Na 血症

⓭ アルドステロン症

⓭ アルドステロン症 2件

　副腎皮質ホルモンのひとつであるアルドステロンの分泌が過剰になることで生じる．アルドステロンは腎臓に作用し，体のなかにナトリウムと水分をためるので高血圧になる．その一方で血液中のカリウムは減少し筋力が低下する．

大分類	中分類	一般名	商品名	禁忌の理由
肝疾患治療薬	肝臓疾患用剤・アレルギー用薬	グリチルリチン酸一アンモニウム，グリシン，L-システイン塩酸塩水和物	強力ネオミノファーゲンシー 注	低K血症，高血圧症等悪化
		グリチルリチン酸一アンモニウム・グリシン・DL-メチオニン配合	グリチロン 内	

Ⅷ

内分泌系

●〔IX 代謝系〕❶ 糖尿病

IX 代謝系

❶ 糖尿病 23件

　糖尿病には2つのタイプがある．1つは，膵臓のベータ細胞が自己免疫に
よって破壊され，インスリンの分泌がなくなってしまうI型糖尿病．もうひと
つは，インスリンの分泌が不足したり，分泌量が十分であっても作用効率が低
下しているタイプでII型糖尿病．糖尿病の9割以上がII型である．

禁忌医薬品

- 女性ホルモン **7件** ［内ピル **3件**］　糖尿病性腎症，糖尿病性網膜症等
  の血管病変を伴う場合．血栓症等の心血管系の障害が発生しやすく
  なる．
- 輸液・栄養 **5件**　高血糖があらわれる．

大分類	中分類	一般名	商品名	禁忌の理由
女性ホルモン剤	経口黄体ホルモン・卵胞ホルモン混合月経困難症治療剤	ドロスピレノン・エチニルエストラジオール	ヤーズ Ⓝ	血栓症等の心血管系障害
	経口避妊剤	レボノルゲストレル・エチニルエストラジオール	アンジュ 21 Ⓝ，トリキュラー 21 Ⓝ，アンジュ 28 Ⓝ，トリキュラー 28 Ⓝ	
		ノルエチステロン・エチニルエストラジオール配合	シンフェーズ T28 Ⓝ	
		デソゲストレル・エチニルエストラジオール	マーベロン 21 Ⓝ，マーベロン 28 Ⓝ	
	月経困難症治療剤	ノルエチステロン・エチニルエストラジオール配合	ルナベル Ⓝ	
		レボノルゲストレル・エチニルエストラジオール配合製剤	ジェミーナ Ⓝ	

❶ 糖尿病

女性ホルモン剤	切迫流・早産治療剤	リトドリン塩酸塩	ウテメリン 内注	過度の血糖上昇，高ケトン血症
他のホルモン製剤	遺伝子組換えヒト成長ホルモン製剤	ソマトロピン	ジェノトロピン 注，ノルディトロピン 注	血糖値が下がらない
			ヒューマトロープ 注，グロウジェクト 注	
輸液・栄養剤	成分栄養剤	経腸栄養剤	エレンタール 経腸	高血糖
	蛋白アミノ酸製剤	経腸栄養剤	ツインライン NF 経腸	高血糖，高ケトン血症
		蛋白アミノ酸製剤	エネーボ 経腸	
			ラコール NF 経腸，ラコール NF 半固形 経腸	
	肝不全用成分栄養剤	肝不全用経腸栄養剤	ヘパン ED 経腸	
麻酔薬	局所麻酔剤	リドカイン塩酸塩・アドレナリン	キシロカイン（硬膜外麻酔・伝達麻酔・浸潤麻酔・表面麻酔）注	病状悪化
		プロカイン塩酸塩	塩酸プロカイン 注，ロカイン（血管収縮剤添加不可）注	
		コカイン塩酸塩	コカイン塩酸塩 外(表面麻酔)点眼	
		パラブチルアミノ安息香酸ジエチルアミノエチル塩酸塩	テーカイン（血管収縮剤 添加不可）内	
降圧薬	選択的アルドステロンブロッカー/カリウム保持性利尿薬	エプレレノン	セララ 処方少 高血圧の場合 内	高カリウム血症
抗精神病薬他	抗精神病薬他病剤	オランザピン	ジプレキサ 内	重篤な高血糖

● 〔IX 代謝系〕 ❷ I 型糖尿病

大分類	中分類	一般名	商品名	禁忌の理由
抗精神病薬他	抗精神病薬他病剤	クエチアピンフマル酸塩	セロクエル⑰, ビプレッソ⑰	重篤な高血糖
腎疾患薬	腹膜透析用剤	腹膜透析液	エクストラニール (腹膜透析)	マルターゼ欠損
眼科用薬	蛍光眼底造影剤	フルオレセイン	フルオレサイト(注)	重篤な副作用

❷ I 型糖尿病 17件

膵臓の β 細胞が破壊されインスリンが分泌されないので，インスリンを体外から補給する必要がある．インスリン注射が欠かせない．

禁忌医薬品

● すべて糖尿病治療薬　インスリンの適用である．

大分類	中分類	一般名	商品名	禁忌の理由
糖尿病治療薬	スルホニルウレア系経口血糖降下剤	グリメピリド	アマリール⑰	インスリンの適用
	速効型インスリン分泌促進薬	ミチグリニド Ca 水和物	グルファスト⑰	輸液，インスリンの適用
	経口糖尿病用剤	メトホルミン塩酸塩	グリコラン⑰	
			メトグルコ⑰	
	インスリン抵抗性改善剤	ピオグリタゾン塩酸塩	アクトス⑰	
	DPP-4 阻害薬	シタグリプチンリン酸塩水和物	ジャヌビア⑰, グラクティブ⑰	
		ビルダグリプチン	エクア⑰	インスリンの適用
		テネリグリプチン臭化水素酸塩水和物	テネリア⑰	輸液，インスリンの適用
		リナグリプチン	トラゼンタ⑰	
		アログリプチン安息香酸塩	ネシーナ⑰	
		アナグリプチン	スイニー⑰	

172

❸ 糖尿病性ケトアシドーシス

糖尿病治療薬	ヒト GLP-1 アナログ注射液	リラグルチド	ビクトーザ 注	インスリンの適用
	2型糖尿病治療剤/持続性 GLP-1 受容体作動薬	セマグルチド（遺伝子組換え）	オゼンピック 注	
	速効型インスリン分泌促進薬/食後過血糖改善薬配合	ミチグリニド Ca 水和物，ボグリボース配合	グルベス 内	輸液，インスリンの適用
	選択的 DPP-4 阻害薬/チアゾリジン系薬配合	アログリプチン安息香酸塩，ピオグリタゾン塩酸塩	リオベル 内	
	選択的 DPP-4 阻害薬/ビグアナイド系薬配合剤	アログリプチン，メトホルミン	イニシンク 内	
	選択的 DPP-4 阻害剤/選択的 SGLT2 阻害剤配合剤・2型糖尿病治療剤	シタグリプチンリン酸塩水和物/イプラグリフロジン L-プロリン配合錠	スージャヌ配合錠 内	

❸ 糖尿病性ケトアシドーシス 5件

　極度にインスリンが不足すると，血液中のブドウ糖を代謝できなくなり高血糖状態になる．体はブドウ糖の代わりに脂肪を分解してエネルギーをつくるので，この際に副産物としてつくり出されるケトン体が血液中に急に増えて高ケトン血症になり，血液は酸性になる（ケトアシドーシス）．低血圧，頻脈，意識障害，昏睡などのさまざまな異常が発生する．I型糖尿病に多い．

禁忌医薬品
- 糖尿病治療薬 5件　　インスリン製剤による速やかな治療が必須となる．

大分類	中分類	一般名	商品名	禁忌の理由
糖尿病治療薬	DPP-4 阻害薬	ビルダグリプチン	エクア 内	インスリン，輸液の適用
		リナグリプチン	トラゼンタ 内	
	ヒト GLP-1 アナログ注射液	リラグルチド	ビクトーザ 注	

● 〔IX　代謝系〕❹ ケトーシス，糖尿病性ケトーシス

大分類	中分類	一般名	商品名	禁忌の理由
糖尿病治療薬	選択的 DPP-4 阻害剤/選択的 SGLT2 阻害剤配合剤・2 型糖尿病治療剤	シタグリプチンリン酸塩水和物/イプラグリフロジン L-プロリン配合錠	スージャヌ配合錠 Ⓝ	インスリン，輸液の適用
	2 型糖尿病治療剤/持続性 GLP-1 受容体作動薬	セマグルチド（遺伝子組換え）	オゼンピック Ⓙ	

❹ ケトーシス，糖尿病性ケトーシス 15件

　ケトン体が血中に増加する状態をいう．過度なダイエットによる絶食とか災害時などで食糧が尽きている場合には，糖質の摂取が過剰に少なくなる．そのような状況下では，体は筋肉に蓄えられたタンパク質を分解して糖質の原料とする．この際，脂肪酸がエネルギー化する役割を果し，その結果ケトン体が生じる．

禁忌医薬品

● 糖尿病治療薬 14件
　輸液，インスリンによる速やかな高血糖の是正が必須となる．

大分類	中分類	一般名	商品名	禁忌の理由
糖尿病治療薬	スルホニルウレア系経口血糖降下剤	グリメピリド	アマリール Ⓝ	インスリンの適用
	速効型インスリン分泌促進薬	ミチグリニド Ca 水和物	グルファスト Ⓝ	
	経口糖尿病用剤	メトホルミン塩酸塩	グリコラン Ⓝ	
			メトグルコ Ⓝ	
	食後過血糖改善剤	ボグリボース	ベイスン Ⓝ	輸液，インスリンの適用
	インスリン抵抗性改善剤	ピオグリタゾン塩酸塩	アクトス Ⓝ	
	選択的 DPP-4 阻害薬	シタグリプチンリン酸塩水和物	ジャヌビア Ⓝ，グラクティブ Ⓝ	
		テネリグリプチン臭化水素酸塩水和物	テネリア Ⓝ	

174

❺ 代謝性アシドーシス，糖尿病性ケトアシドーシス

糖尿病治療薬	選択的 DPP-4 阻害薬	アログリプチン安息香酸塩	ネシーナ ⓘ	輸液，インスリンの適用
		アナグリプチン	スイニー ⓘ	
	糖尿病食後過血糖改善剤	ミグリトール	セイブル ⓘ	
	速効型インスリン分泌促進薬/食後過血糖改善薬配合	ミチグリニド Ca 水和物，ボグリボース配合	グルベス ⓘ	
	選択的 DPP-4 阻害薬/チアゾリジン系薬配合	アログリプチン安息香酸塩，ピオグリタゾン塩酸塩	リオベル ⓘ	
	選択的 DPP-4 阻害薬/ビグアナイド系薬配合剤	アログリプチン，メトホルミン	イニシンク ⓘ	
輸液・栄養剤	静注用脂肪乳剤	ダイズ油	イントラリポス ⓙ	ケトーシス亢進

❺ 代謝性アシドーシス，糖尿病性ケトアシドーシス 8件

　腎機能が低下して尿中への水素イオン排泄が不十分になると血中に水素イオンが蓄積して血液は酸性（アシドーシス）となる．この状態では，細胞はバランスをとるために水素イオンを細胞内に取り込み，代わりにカリウムを細胞外に放出し，高カリウム血症をきたす．

禁忌医薬品

● 降圧薬 **6件**　　アシドーシスによる心収縮力低下，末梢動脈拡張，血圧低下等の発現を助長する．

大分類	中分類	一般名	商品名	禁忌の理由
降圧薬	β遮断剤	アテノロール	テノーミン ⓘ	心筋収縮力抑制増強
		ビソプロロールフマル酸塩	ビソノテープ ⓣ	
			メインテート ⓘ	
		プロプラノロール塩酸塩	インデラル ⓘⓙ	

● 〔IX 代謝系〕 ❻ 脂質代謝障害・脂質異常症〔旧名：高脂血症〕

大分類	中分類	一般名	商品名	禁忌の理由
降圧薬	慢性心不全治療剤，高血圧・狭心症治療剤，頻脈性心房細動治療剤	カルベジロール	アーチスト ⓘ	心筋収縮力抑制増強
	高血圧症・狭心症・不整脈治療剤，本態性振戦治療剤	アロチノロール塩酸塩	アロチノロール塩酸塩 ⓘ	
抗不整脈治療薬	β遮断剤	ランジオロール塩酸塩	コアベータ ⓘ	
		エスモロール塩酸塩	ブレビブロック ⓘ	

❻ 脂質代謝障害・脂質異常症〔旧名：高脂血症〕 11件

脂質異常症は動脈硬化を招き，心筋梗塞や脳梗塞の原因となる．日本人における三大死因のうち，心疾患，脳血管疾患もその原因に脂質異常症が大きな割合を占める．

禁忌医薬品

- 女性ホルモン剤 10件 ［内ピル 3件］ 血栓症等の心血管系の障害が発生しやすくなるとの報告がある．また，脂質代謝に影響を及ぼす可能性があるため，症状が増悪する．

大分類	中分類	一般名	商品名	禁忌の理由
女性ホルモン剤	黄体・卵胞ホルモン混合製剤	ノルエチステロン・メストラノール	ソフィアA ⓘ，ソフィアC ⓘ	症状悪化
		クロルマジノン酢酸エステル・メストラノール	ルテジオン ⓘ	
		ノルゲストレル，エチニルエストラジオール	プラノバール ⓘ	
	経口黄体ホルモン・卵胞ホルモン混合月経困難症治療剤	ドロスピレノン・エチニルエストラジオール	ヤーズ ⓘ	血栓症等の心血管系障害，症状悪化

❼ 乳酸アシドーシス，高乳酸血症

女性ホルモン剤	経口避妊剤	レボノルゲストレル・エチニルエストラジオール	アンジュ 21 ⓘ，トリキュラー 21 ⓘ，アンジュ 28 ⓘ，トリキュラー 28 ⓘ	症状悪化
		ノルエチステロン・エチニルエストラジオール配合	シンフェーズ T28 ⓘ	
		デソゲストレル・エチニルエストラジオール	マーベロン 21 ⓘ，マーベロン 28 ⓘ	
	月経困難症治療剤	ノルエチステロン・エチニルエストラジオール配合	ルナベル ⓘ	血栓症等の心血管系障害，症状悪化
		レボノルゲストレル・エチニルエストラジオール配合製剤	ジェミーナ ⓘ	
	持続性男性・卵胞混合ホルモン剤	テストステロンエナント酸エステル，エストラジオール吉草酸エステル	プリモジアン・デポー ⓘ，ダイホルモン・デポー ⓘ	症状悪化
輸液・栄養剤	静注用脂肪乳剤	ダイズ油	イントラリポス ⓘ	

❼ 乳酸アシドーシス，高乳酸血症 10件

　糖尿病では，肝臓や筋肉において血糖が生成される糖新生よりも，乳酸を生成する解糖の方がより亢進しているために，乳酸の血中濃度は上昇する．その結果，乳酸は酸性なので，血液の pH が酸性に傾き高乳酸血症になり，乳酸アシドーシスを生じさせる．

禁忌医薬品
- 輸液・栄養剤 5件　乳酸血症が悪化する．

● 〔IX 代謝系〕 ❽ アミノ酸代謝異常

大分類	中分類	一般名	商品名	禁忌の理由
糖尿病治療薬	経口糖尿病用剤	メトホルミン塩酸塩	グリコラン Ⓝ	乳酸アシドーシス
			メトグルコ Ⓝ	
	選択的 DPP-4 阻害薬,ビグアナイド系薬配合剤	アログリプチン,メトホルミン	イニシンク Ⓝ	
輸液・栄養剤	アミノ酸加総合電解質液	ブドウ糖加アミノ酸	アミカリック Ⓙ	乳酸血症悪化
	アミノ酸・ビタミン B₁ 加総合電解質液	アミノ酸・ビタミン B₁ 加総合電解質	アミグランド Ⓙ,パレセーフ Ⓙ	
	糖・電解質・アミノ酸液	ブドウ糖加アミノ酸	アミノフリード Ⓙ	
	ビタミン B₁・糖・電解質・アミノ酸液	アミノ酸・ビタミン B₁ 加総合電解質	ビーフリード Ⓙ	症状悪化
	高カロリー輸液用	糖・電解質・アミノ酸・総合ビタミン液	フルカリック Ⓙ	乳酸血症悪化
腎疾患薬	腹膜透析液	腹膜透析液	ダイアニール 腹膜透析	乳酸アシドーシス
			エクストラニール 腹膜透析	

❽ アミノ酸代謝異常 18件

遺伝性の異常により蛋白質の構成成分であるアミノ酸の一部を代謝できない. そのためにアミノ酸の代謝産物が蓄積して症状が現れる. 代表的なものにフェニルケトン尿症がある.

禁忌医薬品
- 輸液・栄養剤 17件　アミノ酸インバランスが助長される.

大分類	中分類	一般名	商品名	禁忌の理由
輸液・栄養剤	腎不全用総合アミノ酸注射液	腎不全用総合アミノ酸	ネオアミユー Ⓙ,キドミン Ⓙ	アミノ酸が代謝されず症状悪化

❽ アミノ酸代謝異常

輸液・栄養剤	肝不全用経口栄養剤	肝性脳症改善アミノ酸	アミノレバン (注)	
	ブドウ糖加アミノ酸注射液	ブドウ糖加アミノ酸	プラスアミノ (注)	
	肝不全用アミノ酸注射液	肝不全用アミノ酸	モリヘパミン (注)	
	アミノ酸加総合電解質液	ブドウ糖加アミノ酸	アミカリック (注)	
	アミノ酸・ビタミン B_1 加総合電解質液	アミノ酸・ビタミン B_1 加総合電解質	アミグランド (注),パレセーフ (注)	
	糖・電解質・アミノ酸液	ブドウ糖加アミノ酸	アミノフリード (注)	
	ビタミン B_1・糖・電解質・アミノ酸液	アミノ酸・ビタミン B_1 加総合電解質	ビーフリード (注)	アミノ酸が代謝されず症状悪化
	ブドウ糖・電解質・アミノ酸・ビタミン・微量元素	ブドウ糖・電解質・アミノ酸・ビタミン・微量元素	ワンパル (注)	
	高カロリー輸液用	糖・電解質・アミノ酸・総合ビタミン液	エルネオパ (注)	
			ネオパレン (注)	
			フルカリック (注)	
	成分栄養剤	経腸栄養剤	エレンタール (経腸)	
		経腸栄養剤	ツインフイン NF (経腸)	
	蛋白アミノ酸製剤	蛋白アミノ酸製剤	エネーボ (経腸)	
			ラコール NF (経腸),ラコール NF 半固形 (経腸)	
	肝不全用成分栄養剤	腎不全用経腸栄養剤	ヘパン ED (経腸)	
肝疾患治療薬	肝不全用経口栄養剤	アミノ酸配合	アミノレバン (注)	

IX 代謝系

● 〔IX　代謝系〕 ⑪ ビタミン A 過剰症

❾ 先天性グリセリン代謝異常 1件

　　肝臓でグリセリン（グリセロール）からグルコースが作られ，血液中に供給される過程が先天的に障害されている.

大分類	中分類	一般名	商品名	禁忌の理由
利尿薬	頭蓋内圧亢進・頭蓋内浮腫治療剤眼圧降下剤	濃グリセリン，果糖の配合	グリセオール 注	重篤な低血糖症

❿ 痛風 1件

　　高尿酸血症が先行し，尿酸が体の中にたまり，それが結晶になって関節炎を起こす. 放置すると激しい関節の疼痛発作を繰り返し，腎臓障害が生じる. 風が吹くように，痛みが下肢（足・膝），上肢（手・肘），腰，胸骨など全身の関節や骨端を移動し，かつ痛みの強さが変化することから，痛風と名付けられたとされている.

大分類	中分類	一般名	商品名	禁忌の理由
造血薬	白血球減少症治療剤	アデニン	ロイコン 内注	症状悪化

⑪ ビタミン A 過剰症 2件

　　通常の食生活でビタミン過剰症になることはまずない. 薬剤やサプリメントの長期間あるいは必要量以上の摂取により発症する. ビタミン A 過剰症では悪心，嘔吐，めまい，全身倦怠感，食欲不振などを訴える.

大分類	中分類	一般名	商品名	禁忌の理由
抗悪性腫瘍薬	抗悪性腫瘍薬	ベキサロテン	タルグレチン 内	ビタミン A 過剰症増悪
皮膚科用薬	角化症治療剤	エトレチナート	チガソン 内	

⑮ 分岐鎖アミノ酸代謝異常〔先天性〕

⑫ ビタミン D 過剰症 1件

　ビタミン D は脂溶性ビタミンなので，摂取過剰すると体内に蓄積される．活性型ビタミン D は腸管からのカルシウムの吸収を促進して血中カルシウムの濃度を上昇させるので，血管壁，腎臓，脳などにカルシウムが沈着する．腎臓で起こると尿毒症を生じる．

大分類	中分類	一般名	商品名	禁忌の理由
骨・Ca 代謝薬	活性型ビタミン D₃ 製剤	カルシトリオール	ロカルトロール 内注	高 Ca 血症 増悪

⑬ ビタミン B₁₂ 欠乏症 1件

大分類	中分類	一般名	商品名	禁忌の理由
降圧薬	ニトプロ持続静注液	ニトロプルシドナトリウム水和物	ニトプロ 注	シアン中毒

⑭ 骨粗鬆症以外の代謝性骨疾患 2件

　骨粗鬆症以外の代謝性骨疾患とは骨軟化症，くる病，軟骨無形成症，骨形成不全症，大理石骨病，原発性副甲状腺機能亢進症，骨ページェット病，二次性副甲状腺機能亢進症，腎性骨異栄養症などである．

大分類	中分類	一般名	商品名	禁忌の理由
骨・Ca 代謝薬	骨粗鬆症治療剤	テリパラチド酢酸塩	テリボン 注	骨肉腫
		テリパラチド	フォルテオ 注	

⑮ 分岐鎖アミノ酸代謝異常〔先天性〕 1件

　必須アミノ酸のうちバリン，ロイシン，イソロイシンは側鎖の炭化水素が枝分かれした形であることから分岐鎖アミノ酸と呼ばれる．

大分類	中分類	一般名	商品名	禁忌の理由
肝疾患 治療薬	分岐鎖アミノ酸製剤	L-イソロイシン，L-ロイシン他	リーバクト 内	痙攣，呼吸障害

IX

代謝系

● 〔IX 代謝系〕 ⑯ 尿素サイクル異常症

⑯ 尿素サイクル異常症 1件

　指定難病である．尿素サイクルとは主に肝臓において，生体内で発生する有毒なアンモニアを無毒な尿素に代謝する経路．尿素サイクル異常症では高アンモニア血症となり，嘔吐，多呼吸，けいれん，意識障害などがみられる．

大分類	中分類	一般名	商品名	禁忌の理由
抗てんかん薬	抗てんかん薬，躁病・躁状態治療剤，片頭痛治療剤	バルプロ酸ナトリウム徐放錠	デパケン ⓘ，バレリン ⓘ	重篤な高アンモニア血症

❷ 脳卒中〔血栓塞栓〕

X　脳・神経系

❶ 一過性脳虚血発作 TIA 6件

　脳への血流が一過性に障害され，運動麻痺，感覚障害などの症状が現れ 24 時間以内，多くは数分以内にその症状が完全に消失するもの．脳梗塞の前兆として重要．

禁忌医薬品
- 片頭痛薬 5件 　一過性脳虚血性発作があらわれる．

大分類	中分類	一般名	商品名	禁忌の理由
止血薬	下肢静脈瘤硬化剤	ポリドカノール	ポリドカスクレロール 注	奇異性塞栓症が関与している可能性
片頭痛治療薬	5-HT1B/1D 受容体作動型片頭痛治療剤	スマトリプタンコハク酸塩	イミグラン 内 注 点鼻	脳血管障害，TIA
		ゾルミトリプタン	ゾーミッグ 内	
		ナラトリプタン塩酸塩	アマージ 内	
		リザトリプタン安息香酸塩	マクサルト 内	
		エレトリプタン臭化水素酸塩	レルパックス 内	

❷ 脳卒中〔血栓塞栓〕 25件

　脳梗塞には，動脈硬化を起こした脳内の血管で発生した血栓か脳内血管を閉塞するアテローム血栓と，心臓にできた血栓がとぶ心原性脳塞栓の 2 タイプがある．添付文書では多くの場合，血栓塞栓疾患として扱われている．

● 〔X 脳・神経系〕 ❷ 脳卒中〔血栓塞栓〕

禁忌医薬品

- 女性ホルモン剤 **15件** ［内ピル **3件**］　　脳卒中（主として脳梗塞）の危険性がプラセボ投与群と比較して有意に高くなる．
- PDE-5阻害薬 **4件**　　バイアグラで代表されるPDE-5阻害薬は，全身の血管拡張作用による軽度の血圧低下を起こす．血圧下降は脳循環の低下に結びつくので，脳梗塞・脳出血や心筋梗塞の既往歴が最近6カ月以内では禁忌とされている．

大分類	中分類	一般名	商品名	禁忌の理由
抗悪性腫瘍薬	前立腺癌治療剤	エストラムスチンリン酸エステルナトリウム水和物	エストラサイト Ⓝ	症状悪化・再発
女性ホルモン剤	エストラジオール	エストラジオール	エストラーナ Ⓣ	血栓形成傾向促進
			ジュリナ Ⓝ	
			ル・エストロジェル Ⓖ, ディビゲル Ⓖ	
	持続性男性・卵胞混合ホルモン剤	エストラジオール吉草酸エステル	プロギノン・デポー Ⓙ, ペラニンデポー Ⓙ	症状悪化・再発
	卵胞ホルモン製剤	エストリオール	ホーリン Ⓝ, エストリオール Ⓝ	
	結合型エストロゲン製剤	結合型エストロゲン	プレマリン Ⓝ	
	抗悪性腫瘍薬経口黄体ホルモン製剤	メドロキシプロゲステロン酢酸エステル	ヒスロン Ⓝ, プロベラ Ⓝ	
	経口エストラジオール・プロゲスチン配合閉経後骨粗鬆症治療剤	エストラジオール・レボノルゲストレル	ウェールナラ Ⓝ	
	経皮吸収卵胞・黄体ホルモン製剤	エストラジオール・酢酸ノルエチステロン経皮吸収型	メノエイド 貼付	血栓形成傾向促進

184

❷ 脳卒中〔血栓塞栓〕

女性ホルモン剤	経口黄体ホルモン・卵胞ホルモン混合月経困難症治療剤	ドロスピレノン・エチニルエストラジオール	ヤーズ 内	血液凝固能亢進，症状増悪
	経口避妊剤	レボノルゲストレル・エチニルエストラジオール	アンジュ 21 内，トリキュラー 21 内，アンジュ 28 内，トリキュラー 28 内	
		ノルエチステロン・エチニルエストラジオール配合	シンフェーズ T28 内	
		デソゲストレル・エチニルエストラジオール	マーベロン 21 内，マーベロン 28 内	
	月経困難症治療剤	ノルエチステロン・エチニルエストラジオール配合	ルナベル 内	
	持続性男性・卵胞混合ホルモン剤	テストステロンエナント酸エステル，エストラジオール吉草酸エステル	プリモジアン・デポー 注，ダイホルモン・デポー 注	
他のホルモン製剤	遺伝子組換えヒト絨毛性性腺刺激ホルモン製剤	コリオゴナドトロピン アルファ	オビドレル 注	症状悪化
止血薬	下肢静脈瘤硬化剤	ポリドカノール	ポリドカスクレロール 注	奇異性塞栓症が関与している可能性
抗血栓薬	選択的抗トロンビン	アルガトロバン水和物注	ノバスタン HI 注，スロンノン H I 注	出血性脳梗塞
	線維素溶解酵素剤	ウロキナーゼ	ウロナーゼ 注，ウロキナーゼ（6 万単位のみ）注	
片頭痛治療薬	片頭痛治療薬治療剤	塩酸ロメリジン	ミグシス 内	病巣部の血流低下

X

脳・神経系

JCOPY 498-11712

185

● 〔X　脳・神経系〕　❸ 脳卒中〔出血〕

大分類	中分類	一般名	商品名	禁忌の理由
泌尿器・生殖器用薬	PDE-5 阻害薬（前立腺肥大症に伴う排尿障害改善剤）	タダラフィル	ザルティア 内	使用経験なし
勃起不全治療薬	PDE-5 阻害薬（勃起不全改善薬）	タダラフィル	シアリス 内	
		シルデナフィルクエン酸塩	バイアグラ 内	
		バルデナフィル塩酸塩水和物	レビトラ 内	

❸ 脳卒中〔出血〕 21件

　　頭蓋内の出血病態の総称．ストレスや寒さなどによる血圧上昇で起きやすくなるが，通常，頭痛などの前触れはなく，突然に生じる．程度の差はあっても意識障害が起こり，出血が大きい場合はすぐに昏睡状態になり，死亡する．

禁忌医薬品

- 狭心症治療薬 7件　　頭蓋内圧を上昇させる．
- PDE-5 阻害薬 4件　　バイアグラで代表される PDE-5 阻害薬は，全身の血管拡張作用による軽度の血圧低下を起こす．血圧下降は脳循環の低下に結びつくので，脳梗塞・脳出血や心筋梗塞の既往歴が最近 6 カ月以内では禁忌とされている．

大分類	中分類	一般名	商品名	禁忌の理由
抗アレルギー薬	ホスホジエステラーゼ阻害剤脳血管障害・気管支喘息改善剤	イブジラスト	ケタス 内	止血遅れる
抗血栓薬	血栓溶解剤（rt-PA 製剤）	アルテプラーゼ	アクチバシン 注，グルトパ 注	出血惹起，止血困難
	線維素溶解酵素剤	ウロキナーゼ	ウロナーゼ 注，ウロキナーゼ（6 万単位のみ）注	出血惹起・止血困難
降圧薬	血圧降下剤	ヒドララジン塩酸塩	アプレゾリン 内 注	頭蓋内出血悪化

❸ 脳卒中〔出血〕

狭心症薬	狭心症治療剤	ニトログリセリン	ミオコール ⑭	頭蓋内圧上昇
			ミリステープ ㊜	
	硝酸イソソルビド	硝酸イソソルビド	ニトロール ㊤㊟⑭	
	虚血性心疾患治療剤〈持効錠〉		ニトロール R ㊤	
			フランドル ㊤㊜	
	狭心症治療用 ISMN 製剤	一硝酸イソソルビド	アイトロール ㊤	
	血管拡張薬・シアン化合物解毒剤	亜硝酸アミル	亜硝酸アミル（狭心症）㊤	
血管拡張薬	脳・末梢血行動態改善剤，子宮鎮痙剤	イソクスプリン塩酸塩	ズファジラン ㊟	症状悪化
	循環系作用酵素製剤	カリジノゲナーゼ	サークレチン S ㊤，カリクレイン ㊤	出血助長
片頭痛治療薬	片頭痛治療薬治療剤	塩酸ロメリジン	ミグシス ㊤	症状悪化
脳卒中薬	アデノシン三リン酸製剤	アデノシン三リン酸ニナトリウム	トリノシン ㊟，ATP ㊟	出血増悪
	脳循環・代謝改善剤	ニセルゴリン	サアミオン ㊤	出血を助長
	脳出血治療薬	イフェンプロジル酒石酸塩	セロクラール ㊤	記載なし
泌尿器・生殖器用薬	PDE-5 阻害薬（前立腺肥大症に伴う排尿障害改善剤）	タダラフィル	ザルティア ㊤	使用経験なし
勃起不全治療薬	PDE-5 阻害薬（勃起不全改善薬）	タダラフィル	シアリス ㊤	
		シルデナフィルクエン酸塩	バイアグラ ㊤	
		バルデナフィル塩酸塩水和物	レビトラ ㊤	

X

脳・神経系

● 〔X 脳・神経系〕 ④ 脳血管障害

④ 脳血管障害 13件

脳血管障害は脳卒中とほぼ同義語とみなされる. 脳梗塞, 脳出血, くも膜下出血が代表的な疾患.

禁忌医薬品

● 片頭痛薬 5件 脳血管障害や一過性脳虚血性発作が現れる.

大分類	中分類	一般名	商品名	禁忌の理由
女性ホルモン剤	月経困難症治療剤	レボノルゲストレル・エチニルエストラジオール配合製剤	ジェミーナ 内	症状悪化
麻酔薬	注射用全身麻酔剤	ケタミン塩酸塩	ケタラール 注	一過性血圧上昇, 脳圧亢進
中毒治療薬	禁煙補助薬	経皮吸収ニコチン製剤	ニコチネル TTS30 貼付	症状悪化
降圧薬	ニトプロ持続静注液	ニトロプルシドナトリウム水和物	ニトプロ 注	脳循環抑制
血管拡張薬	プロスタグランジンE₁製剤	アルプロスタジルアルファデクス	プロスタンディン点滴静注用 500μg 注	低血圧による症状悪化
呼吸器障害改善薬	呼吸促進剤	ドキサプラム塩酸塩水和物注	ドプラム 注	過度の昇圧, 脳血管収縮・脳血流の減少
胃腸機能調整薬	食欲抑制剤	マジンドール	サノレックス 処方少 内	症状悪化
片頭痛治療薬	5-HT1B/1D 受容体作動型片頭痛治療薬	スマトリプタンコハク酸塩	イミグラン 内 注 点鼻	脳血管障害, TIA
		ゾルミトリプタン	ゾーミッグ 内	
		ナラトリプタン塩酸塩	アマージ 内	
		リザトリプタン安息香酸塩	マクサルト 内	

188

❺ 脳・脊髄に器質的疾患〔脳腫瘍除く〕，頭蓋内血腫

| 片頭痛治療薬 | 5-HT1B/1D 受容体作動型片頭痛治療薬 | エレトリプタン臭化水素酸塩 | レルパックス Ⓝ | 脳血管障害，TIA |
| 眼科用薬 | 蛍光眼底造影剤 | フルオレセイン | フルオレサイト Ⓒ | 重篤な副作用 |

❺ 脳・脊髄に器質的疾患〔脳腫瘍除く〕，頭蓋内血腫 `7件`

腫瘍を除く器質的疾患とは感染症，血管障害を指す．

> **禁忌医薬品**
> • 消化性潰瘍治療薬 `3件`　中枢神経系症状が現れる．
> • 抗寄生虫薬 `2件`　中枢神経系症状が現れる．

大分類	中分類	一般名	商品名	禁忌の理由
抗菌薬	嫌気性菌感染症治療剤	メトロニダゾール	アネメトロ Ⓒ	中枢神経系症状
抗寄生虫薬	抗原虫剤		フラジール Ⓝ	
	抗トリコモナス剤	チニダゾール	チニダゾール「F」Ⓝ	脳波等に異常
抗アレルギー薬	アレルギー性疾患治療剤	ジフェンヒドラミン塩酸塩・臭化 Ca	レスカルミン Ⓒ	症状悪化
消化性潰瘍治療薬	ヘリコバクター・ピロリ除菌治療剤	ラベプラゾールナトリウム，アモキシシリン水和物，クラリスロマイシン配合	ラベファイン Ⓝ	中枢神経系症状
		ランソプラゾール，アモキシシリン，メトロニダゾール	ランピオン Ⓝ	
		タケキャブ，アモリン（アモキシシリン），フラジール（メトロニダゾール）	ボノピオン Ⓝ	

X

脳・神経系

●〔Ⅹ　脳・神経系〕　❼ 動静脈奇形

❻ 中枢神経系疾患〔髄膜炎，ポリオ，脊髄癆等〕 3件

　　神経系のうち脳と脊髄が中枢神経系である．中枢神経系の障害には脳腫瘍，脳卒中，アルツハイマー病，認知障害，多発性硬化症，パーキンソン病，精神疾患がある．髄膜炎は髄膜（脳および脊髄を覆う保護膜）の炎症，灰白脊髄炎（ポリオ）は脊髄運動神経細胞（前角細胞）が障害され左右非対称性の麻痺を残す疾患，脊髄癆は脳（脊髄）梅毒．

禁忌医薬品

● 麻酔薬 1件　　脊椎麻酔により症状が悪化する．

大分類	中分類	一般名	商品名	禁忌の理由
麻薬	モルヒネ塩酸塩	モルヒネ塩酸塩水和物	モルヒネ塩酸塩㊟，アンペック㊟，プレペノン〔くも膜下投与〕㊟	くも膜下投与で病状悪化
	麻薬	フェンタニルクエン酸塩	フェンタニル（くも膜下のみ）㊟	
麻酔薬	長時間作用性局所麻酔剤	ブピバカイン塩酸塩水和物	マーカイン注脊麻用 0.5%等比重㊟，0.5%高比重㊟	脊椎麻酔で症状悪化

❼ 動静脈奇形 2件

　　胎児期に血管が作られる過程で，動脈と静脈の間に異常なつながり短絡（シャント）が生じた奇形．血管の弱い部分が破損して出血し，くも膜下出血・脳内出血が生じる危険性を有する．

大分類	中分類	一般名	商品名	禁忌の理由
抗血栓薬	線維素溶解酵素剤	ウロキナーゼ	ウロナーゼ㊟	出血惹起・止血困難
	血栓溶解剤	モンテプラーゼ製剤	クリアクター㊟	

⑪ 頭蓋内圧亢進

❽ 頭蓋内出血 1件

大分類	中分類	一般名	商品名	禁忌の理由
鎮痛薬	非ステロイド性消炎・鎮痛剤 NSAIDs	イブプロフェン L-リシン注射	イブリーフ 注	症状悪化

❾ 頭蓋内血腫 2件

脳の内部や脳と頭蓋骨の間に血液がたまった状態. 血腫が発生する場所により硬膜外血腫, 硬膜下血腫, 脳内血腫などに分類される.

大分類	中分類	一般名	商品名	禁忌の理由
利尿薬	経口浸透圧利尿薬・メニエール病改善剤	イソソルビド内用液	イソバイド 内, メニレット 内	頭蓋内再出血
	脳圧降下, 浸透圧利尿薬	D-マンニトール, D-ソルビトール	マンニットール 注, マンニットール S 注	

❿ 脳機能障害 1件

詳細不明.

大分類	中分類	一般名	商品名	禁忌の理由
狭心症薬	狭心症治療剤	ニコランジル	シグマート 注	過度の血圧低下が脳機能障害に悪影響

⑪ 頭蓋内圧亢進 2件

頭蓋内占拠性病変（脳腫瘍, 頭蓋内出血・血腫）, 脳梗塞・脳炎などによる脳浮腫, 動脈血中の炭酸ガス上昇に伴う頭蓋内血液量の増加, 脳脊髄液の増加で生じる水頭症などで頭蓋内圧亢進が生じる.

大分類	中分類	一般名	商品名	禁忌の理由
麻薬	鎮痛剤	塩酸ペンタゾシン	ソセゴン 注, ペンタジン 注	頭蓋内圧上昇

X

脳・神経系

● 〔Ⅹ　脳・神経系〕　⑬ 視床下部等の頭蓋内器官の活動性腫瘍

大分類	中分類	一般名	商品名	禁忌の理由
麻酔薬	注射用全身麻酔剤	ケタミン塩酸塩	ケタラール 注	一過性血圧上昇，脳圧亢進

⑫ 下垂体腫瘍 3件

　　成長ホルモン，性腺刺激ホルモンを分泌する下垂体の一部の細胞が腫瘍化したもの．脳腫瘍の中で第3番目に多い．ホルモンを多く作らず細胞が腫瘍化したものは全体の約40％だが，乳腺に作用して乳汁を分泌させるプロラクチンを分泌させたものが約30％ある．

大分類	中分類	一般名	商品名	禁忌の理由
他のホルモン製剤	遺伝子組換えヒト卵胞刺激ホルモン（FSH）製剤	ホリトロピン アルファ	ゴナールエフ 注	腫瘍の悪化・顕性化
		フォリトロピンベータ	フォリスチム 注	
	遺伝子組換えヒト絨毛性性腺刺激ホルモン製剤	コリオゴナドトロピン アルファ	オビドレル 注	

⑬ 視床下部等の頭蓋内器官の活動性腫瘍 2件

　　視床下部や下垂体部は8種類のホルモンを分泌する重要な部位であると同時に，すべての脳腫瘍の約四分の一がここで発生する．

大分類	中分類	一般名	商品名	禁忌の理由
他のホルモン製剤	遺伝子組換えヒト卵胞刺激ホルモン（FSH）製剤	ホリトロピン アルファ	ゴナールエフ 注	腫瘍の悪化・顕性化
	遺伝子組換えヒト絨毛性性腺刺激ホルモン製剤	コリオゴナドトロピン アルファ	オビドレル 注	

⑭ 片頭痛〔前兆を伴う〕

⑭ 片頭痛〔前兆を伴う〕 6件

　機能性のもの，すなわち明らかな脳の器質的病変を伴わない機能性頭痛の1つで，人口の約8%あるとされている．一般的には，片側性の脈拍に一致した拍動性の頭痛が発作的に生じる．悪心・嘔吐を伴い，光や音に対して過敏になる．

禁忌医薬品

● すべて女性ホルモン剤 6件 ［内ピル 3件］　　前兆を伴う片頭痛の患者は前兆を伴わない患者に比べ脳血管障害（脳卒中等）が発生しやすくなる．

大分類	中分類	一般名	商品名	禁忌の理由
女性ホルモン剤	経口黄体ホルモン・卵胞ホルモン混合月経困難症治療剤	ドロスピレノン・エチニルエストラジオール	ヤーズ 内	脳血管障害
	経口避妊剤	レボノルゲストレル・エチニルエストラジオール	アンジュ21 内, トリキュラー21 内, アンジュ28 内, トリキュラー28 内	
		ノルエチステロン・エチニルエストラジオール配合	シンフェーズT28 内	
		デソゲストレル・エチニルエストラジオール	マーベロン21 内, マーベロン28 内	
	月経困難症治療剤	ノルエチステロン・エチニルエストラジオール配合	ルナベル 内	
		レボノルゲストレル・エチニルエストラジオール配合製剤	ジェミーナ 内	

X

脳・神経系

193

●〔X　脳・神経系〕 ⓰ パーキンソン病，パーキンソニズム

⓯ 多発性硬化症等の脱髄疾患 `3件`

　　有髄神経を取り巻く髄鞘が障害されて神経伝導速度が遅くなった状態．中枢神経系と末梢神経系の疾患がある．中枢神経系の代表は多発性硬化症や視神経脊髄炎（Devic 症候群），末梢神経系障害の代表は Guillain-Barré 症候群．

`禁忌医薬品`
● すべて抗リウマチ薬　　症状の再燃および悪化．

大分類	中分類	一般名	商品名	禁忌の理由
抗リウマチ薬	抗ヒト TNFα モノクローナル抗体製剤	インフリキシマブ	レミケード Ⓡ	
	完全ヒト型可溶性 TNFα/LTα レセプター製剤	エタネルセプト	エンブレル Ⓡ	症状再燃・悪化
	ヒト型抗ヒト TNFα モノクローナル抗体製剤	アダリムマブ	ヒュミラ Ⓡ	

⓰ パーキンソン病，パーキンソニズム `7件`

　　中脳黒質内の神経伝達物質ドーパミン（神経細胞）が選択的に破壊されドーパミンが極端に減少する疾患．

`禁忌医薬品`
● 抗精神病薬 `4件`　　錐体外路症状が現れやすい．

大分類	中分類	一般名	商品名	禁忌の理由
胃腸機能調整薬	消化管運動機能賦活剤	アクラトニウムナパジシル酸塩	アボビス Ⓝ	症状悪化
抗精神病薬他	精神神経安定剤	フルフェナジンデカン酸	フルデカシン Ⓡ	
	抗精神病薬他病剤	ハロペリドール	セレネース Ⓝ Ⓡ	
	持効性抗精神病薬他病剤	ハロペリドールデカン酸エステル	ハロマンス Ⓡ, ネオペリドール Ⓡ	錐体外路症状悪化
	抗精神病薬他病剤	チミペロン	トロペロン Ⓝ	

⑰ てんかん・けいれん

自律神経作用薬他	コリン類似薬	アセチルコリン塩化物	オビソート 注	症状悪化
	副交感神経亢進剤	ベタネコール塩化物	ベサコリン 内	

⑰ てんかん・けいれん　33件

　遺伝素因と外因とがある．局在関連性てんかんの大部分および症候性全般てんかんでは，脳損傷をおこす外因（頭部外傷，脳血管障害，脳腫瘍，脳炎，髄膜炎，周産期障害など）がある．

禁忌医薬品

● 麻薬　14件　　脊髄の刺激効果が現れる．

大分類	中分類	一般名	商品名	禁忌の理由
抗菌薬	抗結核性抗生物質製剤	サイクロセリン	サイクロセリン 内	精神障害悪化
抗寄生虫薬	抗マラリア剤	メフロキン塩酸塩	メファキン 内	痙攣
抗アレルギー薬	アレルギー性疾患治療剤	ケトチフェンフマル酸塩	ザジテン 内	
麻薬	モルヒネ塩酸塩	モルヒネ塩酸塩水和物	モルヒネ塩酸塩 内注，アンペック 注坐，プレペノン 注	脊髄の刺激効果
			MS コンチン 内，MS ツワイスロン 内	
	持続性癌疼痛治療剤	オキシコドン塩酸塩水和物	オキシコンチン 内	
	癌疼痛治療剤		オキノーム 内注，オキファスト 内注	
	持続癌疼痛治療剤性癌疼痛治療剤	ヒドロモルフォン塩酸塩	ナルサス 内	
			ナルラピド 内	
	癌疼痛治療用注射剤		ナルベイン 注	
	麻薬	フェンタニルクエン酸塩	フェンタニル 注	

X

脳・神経系

● 〔Ⅹ　脳・神経系〕　⑰　てんかん・けいれん

大分類	中分類	一般名	商品名	禁忌の理由
麻薬	鎮痛・鎮痙剤	ペチジン塩酸塩	オピスタン ⓘ注	脊髄の刺激効果
	ノイロレプトアナルゲシア用麻酔剤	フェンタニルクエン酸塩，ドロペリドール	タラモナール 注	
	アヘン末製剤	アヘン末	アヘン ⓘ，アヘンチンキ ⓘ	
	麻薬	アヘンアルカロイド塩酸塩	パンオピン ⓘ注	
	鎮痛剤	トラマドール塩酸塩	トラマール ⓘ注	てんかん発作
	慢性疼痛/抜歯後疼痛治療剤	トラマドール塩酸塩/アセトアミノフェン配合	トラムセット ⓘ	
麻酔薬	注射用全身麻酔剤	ケタミン塩酸塩	ケタラール 注	痙攣誘発
	麻酔用神経遮断剤	ドロペリドール	ドロレプタン 注	
抗血栓薬	血栓溶解剤（rt-PA 製剤）	アルテプラーゼ	アクチバシン（虚血性脳血管障害急性期）注，グルトパ（虚血性脳血管障害急性期）注	てんかんとの鑑別困難
利尿薬	カリウム保持性利尿薬	カンレノ酸カリウム	ソルダクトン 注	てんかん発作
呼吸器障害改善薬	呼吸促進剤	ドキサプラム塩酸塩水和物注	ドプラム 注	症状悪化
鎮咳薬	麻薬性鎮咳薬	コデインリン酸塩水和物	コデインリン酸塩 ⓘ	脊髄の刺激効果
	鎮咳薬	オキシメテバノール錠	メテバニール ⓘ	
	鎮咳薬去痰剤	ジヒドロコデインリン酸塩，エフェドリン塩酸塩他	セキコデ ⓘ	
		キキョウ流エキ，カンゾウエキス他	オピセゾールコデイン ⓘ	

⑱ 重症筋無力症

胃腸機能調整薬	消化管運動機能賦活剤	アクラトニウムナパジシル酸塩	アボビス ㊄	痙攣増強
抗精神病薬他	躁病・躁状態治療剤	炭酸リチウム	リーマス ㊄	てんかん発作
自律神経作用薬他	コリン類似薬	アセチルコリン塩化物	オビソート ㊟	痙攣
	副交感神経亢進剤	ベタネコール塩化物	ベサコリン ㊄	
	遺伝子組換え型インターフェロンβ-1a	インターフェロン-β-1a	アボネックス ㊟	てんかん発作
		インターフェロン-β-1b	ベタフェロン ㊟	
造影剤	造影剤	イオトロラン	イソビスト（脊髄撮影，コンピューター断層撮影における脳室，脳槽，脊髄造影）㊟240	痙攣，てんかん発作

⑱ 重症筋無力症 34件

　難病指定．自己免疫疾患．脊髄前角の運動ニューロンの神経終末とその支配筋線維とで形成される「神経筋接合部」の筋線維膜に存在するアセチルコリン受容体の働きを妨げる抗体（抗アセチルコリン受容体抗体）が体内で作られて，脳からの指令が筋肉に伝わりにくくなる．胸腺異常と密接な関連があり，約8割の患者で何らかの胸腺異常がある．自覚症状は筋肉低下，易疲労性．

禁忌医薬品

● 抗不安・睡眠薬 16件 　　筋弛緩作用により症状を悪化させる．

大分類	中分類	一般名	商品名	禁忌の理由
女性ホルモン剤	子癇の発症抑制・治療剤	硫酸マグネシウム水和物，ブドウ糖	マグネゾール ㊟，マグセント ㊟	骨格筋弛緩
筋弛緩薬	A型ボツリヌス毒素936製剤	A型ボツリヌス毒素	ボトックス ㊟	過剰な筋弛緩，呼吸困難，嚥下障害

● 〔X　脳・神経系〕　⑱　重症筋無力症

大分類	中分類	一般名	商品名	禁忌の理由
筋弛緩薬	痙性麻痺緩解剤・悪性症候群治療剤	ダントロレンナトリウム水和物	ダントリウム Ⓝ	症状悪化
	B型ボツリヌス毒素製剤	B型ボツリヌス毒素	ナーブロック Ⓙ	病態悪化
	非脱分極性麻酔用筋弛緩薬	ロクロニウム臭化物注	エスラックス Ⓙ	筋弛緩作用遷延
麻酔薬	催眠鎮静剤	ミダゾラム注	ドルミカム Ⓙ	症状悪化
抗不整脈治療薬	不整脈治療剤	プロカインアミド塩酸塩	アミサリン ⓃⒿ	筋力低下亢進
抗不安・睡眠薬	マイナートランキライザー	アルプラゾラム	コンスタン Ⓝ, ソラナックス Ⓝ	
	精神安定剤	エチゾラム	デパス Ⓝ	
	心身安定剤	クロナゼパム	リーゼ Ⓝ	
	マイナートランキライザー	ジアゼパム	セルシン ⓃⒿ, ホリゾン ⓃⒿ	
	精神神経用剤	ブロマゼパム	レキソタン Ⓝ, セニラン Ⓝ坐	
	マイナートランキライザー	ロラゼパム	ワイパックス Ⓝ	
		クロキサゾラム	セパゾン Ⓝ	
	抗不安剤	ロフラゼプ酸エチル錠	メイラックス Ⓝ	症状悪化
	睡眠導入剤	トリアゾラム	ハルシオン Ⓝ	
		ロルメタゼパム	エバミール Ⓝ, ロラメット Ⓝ	
	睡眠導入剤（ブロチゾラム口腔内崩壊錠）	ブロチゾラム	レンドルミン Ⓝ	
	麻酔導入剤	フルニトラゼパム製剤	サイレース ⓃⒿ, ロヒプノール Ⓝ Ⓙ	
	睡眠誘導剤，抗痙攣剤	ニトラゼパム製剤	ベンザリン Ⓝ, ネルボン Ⓝ	
	睡眠剤	エスタゾラム	ユーロジン Ⓝ	

198

⑲ 頭蓋内腫瘍

大分類	中分類	一般名	商品名	禁忌の理由
抗不安・睡眠薬	入眠剤	ゾルピデム酒石酸塩錠	マイスリー Ⓝ	
	睡眠障害改善剤	ゾピクロン錠	アモバン Ⓝ	
抗てんかん薬	小児用抗けいれん剤	ジアゼパム	ダイアップ Ⓢ	
	抗てんかん薬	クロバザム	マイスタン Ⓝ	
		クロナゼパム	リボトリール Ⓝ, ランドセン Ⓝ	
	抗けいれん剤	ミダゾラム	ミダフレッサ 処方少 Ⓙ	
パーキンソン病治療薬	パーキンソン病治療薬	トリヘキシフェニジル塩酸塩	アーテン Ⓝ	症状悪化
		乳酸ビペリデン	アキネトン Ⓝ注	
泌尿器・生殖器用薬	過活動膀胱治療剤	フェソテロジンフマル酸塩	トビエース Ⓝ	
		イミダフェナシン	ウリトス Ⓝ, ステーブラ Ⓝ	
		フェソテロジンフマル酸塩	ベシケア Ⓝ	
	経皮吸収型 過活動膀胱治療剤	オキシブチニン塩酸塩経皮吸収型製剤	ネオキシ Ⓣ	
	尿失禁・頻尿治療剤	プロピベリン塩酸塩	バップフォー Ⓝ	

⑲ 頭蓋内腫瘍 2件

　頭蓋内占拠性病変による頭蓋内圧亢進症状（三主徴：頭痛，悪心・嘔吐，うっ血乳頭）と腫瘍発生部位による局所症状を呈する．局所症状は多くの場合は発生部位の脱落症状だが刺激症状としてのけいれんが生じる場合もある．

大分類	中分類	一般名	商品名	禁忌の理由
抗血栓薬	線維素溶解酵素剤	ウロキナーゼ	ウロナーゼ Ⓙ	出血惹起・止血困難
	血栓溶解剤	モンテプラーゼ製剤	クリアクター Ⓙ	

● 〔X 脳・神経系〕 ㉓ 馬尾障害

⑳ 知覚不全または感覚異常 〔共に〕 1件

痛覚，温覚，触覚などを感じなくなること．抗がん剤の副作用や放射線治療により生じる．

大分類	中分類	一般名	商品名	禁忌の理由
抗悪性腫瘍薬	抗悪性腫瘍薬	オキサリプラチン	エルプラット 注	末梢神経症状増悪

㉑ 脱髄性シャルコー・マリー・トゥース病 1件

遺伝性の神経原性筋萎縮．下肢・足の筋萎縮と感覚障害を特徴とし，進行すると上肢・手にも障害が生じる．

大分類	中分類	一般名	商品名	禁忌の理由
抗悪性腫瘍薬	抗悪性腫瘍薬	ビンクリスチン硫酸塩	オンコビン 注	説明文なし

㉒ 進行性多巣性白質脳症 〔PML〕 1件

健常人の 70％以上が不顕性感染している JC ウイルスが，AIDS や臓器移植などで免疫不全となることで発症する．半盲，片麻痺，精緻運動障害，失語，失認，見当識能力の低下などが生じる．極めて珍しい疾患．

大分類	中分類	一般名	商品名	禁忌の理由
自律神経作用薬他	多発性硬化症治療剤ヒト化抗ヒトα4インテグリンモノクローナル抗体製剤	ナタリズマブ	タイサブリ 注	PML 増悪・再発

㉓ 馬尾障害 1件

急性の両下肢麻痺・膀胱直腸障害を呈する．

大分類	中分類	一般名	商品名	禁忌の理由
鎮痛薬	腰椎椎間板ヘルニア治療剤	注射用コンドリアーゼ	ヘルニコア 注	手術が必要

❶ 腎機能障害

XI 腎・泌尿器系

❶ 腎機能障害 104件 五大禁忌

解説は本書利用の手引中「五大禁忌と特徴」（5頁を参照）.

禁忌医薬品

- 輸液・栄養剤 21件 水分, 電解質の過剰投与に陥りやすく, 症状が悪化する. また, アミノ酸の代謝産物である尿素等が滞留し, 症状が悪化する.
- 鎮痛薬 17件 NSAIDs を主とする. 薬剤の血中濃度が上昇し, 重篤な副作用が発現する.
- 抗悪性腫瘍薬 7件 薬剤は腎から排泄されるので, 排泄遅延により副作用が強く現れる.
- 糖尿病薬 6件 低血糖を起こす.

大分類	中分類	一般名	商品名	禁忌の理由
抗菌薬	抗菌性物質	フラジオマイシン硫酸塩・トリプシン配合	フランセチン・T 外	症状増悪
抗寄生虫薬	抗マラリア剤	アトバコン・プログアニル塩酸塩配合	マラロン 内	本剤血中濃度異常上昇
抗悪性腫瘍薬	葉酸代謝拮抗剤	メトトレキサート	メソトレキセート 内 注	副作用増強
	抗悪性腫瘍薬	カペシタビン	ゼローダ 内	副作用重症化・発現率上昇
	代謝拮抗剤	テガフール・ギメラシル・オテラシルK配合	ティーエスワン TS-1 内	骨髄抑制等の副作用
	抗悪性腫瘍薬	フルダラビンリン酸エステル	フルダラ 内 注	副作用増強
	抗腫瘍性抗生物質	ブレオマイシン塩酸塩	ブレオ 注 外	重篤な肺症状

XI

腎・泌尿器系

JCOPY 498-11712

201

● 〔XI 腎・泌尿器系〕 ● 腎機能障害

大分類	中分類	一般名	商品名	禁忌の理由
抗悪性腫瘍薬	抗悪性腫瘍薬	シスプラチン	ランダ 注，ブリプラチン 注，アイエーコール 注	腎障害増悪，重篤な副作用
		ネダプラチン	アクプラ 注	腎障害増悪
鎮痛薬	解熱鎮痛剤	アセトアミノフェン	アセトアミノフェン 内坐	重篤な転帰
		アスピリン	アスピリン 処方少 内	腎障害増悪
		アスピリン，ダイアルミネート	バファリン A330 処方少 内	血中濃度異常上昇，重篤な副作用
		ジクロフェナク Na	ボルタレン 内，ボルタレンサポ 坐	腎障害悪化
			ボルタレン SR 内	
	非ステロイド性消炎・鎮痛剤 NSAIDs	インドメタシン	インテバン 坐	腎機能障害悪化
		イブプロフェン	ブルフェン 内	腎障害悪化
		イブプロフェン L-リシン注射	イブリーフ 注	
		ケトプロフェン	カピステン 注，ケトプロフェン 注坐	
		プラノプロフェン	ニフラン 処方少 内	
		ロキソプロフェンナトリウム水和物	ロキソニン 内	急性腎不全，ネフローゼ症候群
		ザルトプロフェン	ソレトン 内	
		ロルノキシカム	ロルカム 内	腎障害悪化
		セレコキシブ	セレコックス 内	
		メロキシカム	モービック 内	
		チアラミド塩酸塩	ソランタール 内	重篤な転帰

202

❶ 腎機能障害

鎮痛薬	解熱剤	スルピリン水和物	メチロン ⓒ注	症状悪化
抗リウマチ薬	水溶性金製剤	金チオリンゴ酸 Na	シオゾール ⓒ注	
	ウイルソン病治療剤・金属解毒剤	ペニシラミン	メタルカプターゼ ⓒ内	
	抗リウマチ薬	ブシラミン	リマチル ⓒ内	
		メトトレキサート	リウマトレックス ⓒ内	副作用増強
抗アレルギー薬	アレルギー性疾患治療剤	ジフェンヒドラミン塩酸塩・臭化 Ca	レスカルミン ⓒ注	ブロム中毒
糖尿病治療薬	スルホニルウレア系経口血糖降下剤	グリメピリド	アマリール ⓒ内	低血糖
	経口糖尿病用剤	メトホルミン塩酸塩	グリコラン ⓒ内	本剤の排泄減少
			メトグルコ ⓒ内	
	インスリン抵抗性改善剤	ピオグリタゾン塩酸塩	アクトス ⓒ内	血中濃度異常上昇
	選択的 DPP-4 阻害薬/チアゾリジン系薬配合	アログリプチン安息香酸塩, ピオグリタゾン塩酸塩	リオベル ⓒ内	
	選択的 DPP-4 阻害薬/ビグアナイド系薬配合剤	アログリプチン, メトホルミン	イニシンク ⓒ内	本剤の排泄減少
痛風・高尿酸血症薬	尿酸排泄薬	ベンズブロマロン	ユリノーム ⓒ内	症状悪化, 効果期待できない
他のホルモン製剤	ペプタイド系抗利尿薬ホルモン用剤	ペプタイド系抗利尿薬ホルモン	ミニリンメルト ⓒ内	血中濃度過剰上昇
骨・Ca 代謝薬	骨代謝改善剤	エチドロン酸二 Na	ダイドロネル ⓒ内	血中濃度異常上昇
	骨粗鬆症治療剤	リセドロン酸 Na	ベネット 処方少 ⓒ内	排泄遅延
		ゾレドロン酸水和物	リクラスト ⓒ注	急性腎不全
輸液・栄養剤	カリウム補給剤	塩化 K	K.C.L. ⓒ内ⓒ注	高カリウム血症
			塩化カリウム ⓒ注	

XI 腎・泌尿器系

203

● 〔XI　腎・泌尿器系〕　❶ 腎機能障害

大分類	中分類	一般名	商品名	禁忌の理由
輸液・栄養剤	カリウム補給剤	グルコン酸カリウム	グルコンサンK 内	高カリウム血症
	カリウムアスパルテート製剤	L-アスパラギン酸K	アスパラカリウム 内注	
	カリウム，マグネシウムアスパルテート製剤	L-アスパラギン酸K・マグネシウム	アスパラ 内注	
	肝不全用経口栄養剤	肝性脳症改善アミノ酸	アミノレバン 注	高窒素血症悪化・誘発
	ブドウ糖加アミノ酸注射液	ブドウ糖加アミノ酸	プラスアミノ 注	水分，電解質の過剰投与，症状悪化
	肝不全用アミノ酸注射液	肝不全用アミノ酸	モリヘパミン 注	
	アミノ酸加総合電解質液	ブドウ糖加アミノ酸	アミカリック 注	高窒素血症悪化・誘発
	アミノ酸・ビタミンB1加総合電解質液	アミノ酸・ビタミンB1加総合電解質	アミグランド 注，パレセーフ 注	
	糖・電解質・アミノ酸液	ブドウ糖加アミノ酸	アミノフリード 注	
	ビタミンB1・糖・電解質・アミノ酸液	アミノ酸・ビタミンB1加総合電解質	ビーフリード 注	
	ブドウ糖・電解質・アミノ酸・ビタミン・微量元素	ブドウ糖・電解質・アミノ酸・ビタミン・微量元素	ワンパル 注	症状悪化
	高カロリー輸液	糖・電解質・アミノ酸・総合ビタミン液	エルネオパ 注	水分，電解質の過剰投与，症状悪化
			ネオパレン 注	
		総合ビタミン・糖・アミノ酸・電解質液	フルカリック 注	高窒素血症悪化・誘発
	必須アミノ酸製剤	必須アミノ酸製剤	ESポリタミン 内	
	内服用電解質剤	内服用電解質剤	ソリタ-T配合顆粒3号 内	水分，電解質の過剰投与，症状悪化

❶ 腎機能障害

輸液・栄養剤	蛋白アミノ酸製剤	経腸栄養剤	ツインライン NF （経腸）	水分，電解質の過剰投与，症状悪化
		蛋白アミノ酸製剤	エネーボ （経腸）	
			ラコール NF （経腸），ラコール NF 半固形 （経腸）	
麻薬	慢性疼痛/抜歯後疼痛治療剤	トラマドール塩酸塩/アセトアミノフェン配合	トラムセット （内）	重篤な転帰
中毒治療薬	鉄キレート剤	デフェラシロクス懸濁用錠	エクジェイド （内）	腎機能障害悪化
		デフェラシロクス	ジャドニュ （内）	
	酒量抑制剤	シアナミド	シアナマイド （内）	腎障害悪化
	抗酒癖剤	ジスルフィラム	ノックビン （内）	原疾患が悪化
	アルコール依存症断酒補助剤	アカンプロサートCa 錠	レグテクト （内）	血中濃度過剰上昇
抗血栓薬	経口 FXa 阻害剤	エドキサバントシル酸塩水和物錠	リクシアナ （内）	出血のリスク
	経口抗凝固剤	ワルファリンK	ワーファリン （内）	出血
	抗血栓性末梢循環改善剤	バトロキソビン製剤	デフィブラーゼ （注）	本剤血中濃度異常上昇
降圧薬	選択的アルドステロンブロッカー/カリウム保持性利尿薬	エプレレノン	セララ 処方少 高血圧の場合 （内）	高K血症
	ニトプロ持続静注液	ニトロプルシドナトリウム水和物	ニトプロ （注）	腎機能さらに悪化，高K血症誘発・増悪
狭心症薬	狭心症治療剤	ニコランジル	シグマート （注）	血中濃度過剰上昇

XI　腎・泌尿器系

● 〔XI 腎・泌尿器系〕 ❶ 腎機能障害

大分類	中分類	一般名	商品名	禁忌の理由
血管拡張薬	プロスタグランジン E_1 製剤	アルプロスタジル アルファデクス	プロスタンディン 点滴静注用 500μg 注	低血圧による症状悪化
	PDE-5 ホスホジエステラーゼ 5 阻害薬	タダラフィル	アドシルカ 内	透析の効果期待できない
利尿薬	カリウム保持性利尿薬	カンレノ酸 K	ソルダクトン 注	高カリウム血症
鎮咳薬	鎮咳薬・鎮痛・解熱剤	ジプロフィリン，ジヒドロコデインリン酸塩他	カフコデ N 内	重篤な転帰
胃腸機能調整薬	食欲抑制剤	マジンドール	サノレックス 処方少 内	本剤血中濃度異常上昇
消化性潰瘍治療薬	ヘリコバクター・ピロリ除菌治療剤	ラベプラゾール Na，アモキシシリン水和物，クラリスロマイシン配合	ラベキュア 内	本剤の血中濃度過剰上昇
		ランソプラゾール，アモキシシリン，クラリスロマイシン	ランサップ 内	
		タケキャブ，アモリン(アモキシシリン)，クラリス	ボノサップ 内	
		ラベプラゾール Na，アモキシシリン水和物，クラリスロマイシン配合	ラベファイン 内	
		ランソプラゾール，アモキシシリン，メトロニダゾール	ランピオン 内	
		タケキャブ，アモリン(アモキシシリン)，フラジールメトロニダゾール)	ボノピオン 内	

206

❶ 腎機能障害

腸疾患治療薬	潰瘍性大腸炎治療剤	メサラジン錠	ペンタサ 内注腸坐	腎障害増悪
			アサコール 内	
下剤	緩下剤	ダイオウ・センナ	セチロ 内	高マグネシウム血症
	大腸検査・腹部外科手術前処置用下剤	クエン酸マグネシウム	マグコロール 内	高マグネシウム血症，腎機能障害増悪
	経口腸管洗浄剤	リン酸二水素 Na 水和物，無水リン酸水素二 Na	ビジクリア 内	血中リン濃度上昇，腎機能障害，急性リン酸腎症悪化
肝疾患治療薬	抗ウイルス薬	リバビリン	レベトール 内，コペガス 内	本剤の血中濃度過剰上昇
	肝不全用経口栄養剤	アミノ酸配合	アミノレバン 注	水分過剰投与，症状悪化
抗精神病薬他	持効性抗精神病薬他病剤	パリペリドンパルミチン酸エステル	ゼプリオン 注	血中濃度過剰上昇
	セロトニン・ノルアドレナリン再取込み阻害薬（SNRI）	デュロキセチン塩酸塩	サインバルタ 内	本剤血中濃度過剰上昇
	躁病・躁状態治療剤	炭酸リチウム	リーマス 内	リチウム毒性増強
片頭痛治療薬	5-HT1B/1D 受容体作動型片頭痛治療薬治療剤	ナラトリプタン塩酸塩	アマージ 内	血中濃度過剰上昇
制吐薬他	抗めまい剤	ジフェニドール塩酸塩	セファドール 内	副作用発現
脳卒中薬	フリーラジカルスカベンジャー	エダラボン	ラジカット 注	腎機能障害悪化

XI 腎・泌尿器系

● 〔XI　腎・泌尿器系〕　❷ 腎不全，高窒素血症

大分類	中分類	一般名	商品名	禁忌の理由
泌尿器・生殖器用薬	PDE-5 阻害薬（前立腺肥大症に伴う排尿障害改善剤）	タダラフィル	ザルティア 内	血中濃度過剰上昇
眼科用薬	炭酸脱水酵素阻害剤/β-遮断剤配合剤緑内障・高眼圧症治療剤	ドルゾラミド塩酸塩/チモロールマレイン酸塩	コソプト 点眼	本剤の体内蓄積
皮膚科用薬	アトピー性皮膚炎治療剤（免疫抑制薬外用剤）	タクロリムス水和物	プロトピック 外	腎障害増悪，高カリウム血症
造影剤	造影剤	ガドジアミド水和物注	オムニスキャン 注	腎性全身性線維症，急性腎不全等，症状悪化
		ガドペンテト酸ジメグルミン注	マグネビスト 注	

❷ 腎不全，高窒素血症 `40件`

禁忌医薬品

- 輸液・栄養剤 `9件`　　高窒素血症を増悪する．
- 降圧薬 `6件`　　高カリウム血症等の電解質異常が現れる．
- 骨・カルシウム代謝薬 `5件`　　組織への石灰沈着を助長する．
- 利尿薬 `3件`　　腎機能をさらに悪化させる．また，腎からのカリウム排泄が低下しているため，高カリウム血症を誘発または増悪させる．

大分類	中分類	一般名	商品名	禁忌の理由
抗菌薬	尿路消毒剤	ヘキサミン	ヘキサミン 注	体内に蓄積し毒性を示す
抗アレルギー薬	持続性選択 H₁ 受容体拮抗・アレルギー性疾患治療剤	セチリジン塩酸塩	ジルテック 内	高い血中濃度持続
		レボセチリジン塩酸塩	ザイザル 内	
脂質異常症治療薬	高脂血症治療剤	フェノフィブラート	トライコア 内,リピディル 内	横紋筋融解症
		ベザフィブラート	ベザトール SR 内	

208

❷ 腎不全，高窒素血症

女性ホルモン剤	経口黄体ホルモン・卵胞ホルモン混合月経困難症治療剤	ドロスピレノン / エチニルエストラジオール	ヤーズ Ⓝ	ドロスピレノン作用に起因する高カリウム血症
骨・Ca代謝薬	Ca補給剤	グルコン酸Ca	カルチコール Ⓝ Ⓙ	心臓や血管壁等への転移性石灰沈着
		乳酸Ca	乳酸カルシウム水和物 Ⓝ，乳石錠 Ⓝ	
		L-アスパラギン酸Ca水和物	アスパラ-CA Ⓝ	
		リン酸水素Ca水和物	リン酸水素カルシウム 処方少 Ⓝ	
	補正用電解質液	塩化Ca水和物	塩化カルシウム水和物 Ⓝ，大塚塩カル Ⓝ，塩化Ca補正液 Ⓝ	
輸液・栄養剤	徐放性カリウム剤	塩化K徐放剤	スローケー Ⓝ	高カリウム血症
	ブドウ糖加アミノ酸注射液	ブドウ糖加アミノ酸	プラスアミノ Ⓙ	高窒素血症悪化・誘発
	アミノ酸加総合電解質液		アミカリック Ⓙ	
	アミノ酸・ビタミンB₁加総合電解質液	アミノ酸・ビタミンB₁加総合電解質	アミグランド Ⓙ，パレセーフ Ⓙ	
			ビーフリード Ⓙ	
	糖・電解質・アミノ酸液	ブドウ糖加アミノ酸	アミノフリード Ⓙ	
	高カロリー輸液	総合ビタミン・糖・アミノ酸・電解質液	フルカリック Ⓙ	
	必須アミノ酸製剤	必須アミノ酸製剤	ESポリタミン Ⓙ	
	ブドウ糖・電解質・アミノ酸・ビタミン・微量元素	ブドウ糖・電解質・アミノ酸・ビタミン・微量元素	ワンパル Ⓙ	症状悪化

XI

腎・泌尿器系

● 〔XI 腎・泌尿器系〕 ❷ 腎不全，高窒素血症

大分類	中分類	一般名	商品名	禁忌の理由
中毒治療薬	鉄排泄剤	デフェロキサミンメシル酸塩	デスフェラール注	排泄が遅延する
抗血栓薬	経口 FXa 阻害剤	エドキサバントシル酸塩水和物錠	リクシアナ内	静脈血栓塞栓症発症抑制効果を上回る出血
	選択的直接作用型第 Xa 因子阻害剤	リバーロキサバン	イグザレルト内	使用経験なし
	経口 FXa 阻害剤	アピキサバン	エリキュース内	
降圧薬	チアジド系降圧利尿薬	トリクロルメチアジド	フルイトラン内	腎機能更に悪化
	抗アルドステロン性利尿薬/カリウム保持性利尿薬	スピロノラクトン	アルダクトンA内	腎機能さらに悪化，高カリウム血症誘発・増悪
	持続型非チアジド系降圧剤	インダパミド	ナトリックス内, テナキシル内	腎機能更に悪化
	選択的アルドステロンブロッカー/カリウム保持性利尿薬	エプレレノン	セララ 処方少 慢性心不全共通内	高カリウム血症
	持続性 ARB/利尿薬合剤	ロサルタンK・ヒドロクロロチアジド配合	プレミネント内	腎機能さらに悪化，高カリウム血症誘発・増悪
	持続性アンジオテンシンⅡ受容体拮抗薬/利尿薬配合	カンデサルタンシレキセチル，ヒドロクロロチアジド	エカード内	腎機能更に悪化
利尿薬	ループ利尿薬	フロセミド	ラシックス注	肝性昏睡悪化
				症状悪化

210

❸ 乏尿

利尿薬				腎機能更に悪化，高カリウム血症誘発・増悪
	カリウム保持性利尿薬	カンレノ酸K	ソルダクトン注	
	炭酸脱水酵素抑制剤	アセタゾラミドNa	ダイアモックス内注	副作用強くあらわれる
腸疾患治療薬	過敏性腸症候群治療剤	ポリカルボフィルCa	コロネル内，ポリフル内	心臓や血管壁等への転移性石灰沈着
下剤	経口腸管洗浄剤	ピコスルファートNa水和物	ピコプレップ内	高マグネシウム血症，腎機能増悪
肝疾患治療薬	抗ウイルス薬	リバビリン	レベトール内，コペガス内	本剤の血中濃度過剰上昇
パーキンソン病治療薬	ドパミン作動性パーキンソン病治療薬	プラミペキソール塩酸塩	ミラペックス内	副作用
	精神活動改善剤パーキンソン病治療薬症候群治療剤抗A型インフルエンザウイルス剤	アマンタジン塩酸塩	シンメトレル内	副作用発現，血液透析によって少量しか除去されない
	レストレスレッグス症候群治療剤	ガバペンチン エナカルビル	レグナイト内	血漿中濃度上昇
勃起不全治療剤	PDE-5阻害薬（勃起不全改善薬）	バルデナフィル塩酸塩水和物	レビトラ内	安全性未確実

❸ 乏尿 4件

　健常者の尿量は500〜2,000mL／日として，尿量が400mL以下となった場合を乏尿と呼ぶ．

大分類	中分類	一般名	商品名	禁忌の理由
輸液・栄養剤	徐放性カリウム剤	塩化カリウム徐放剤	スローケー内	高カリウム血症

● 〔XI　腎・泌尿器系〕　④ 無尿

大分類	中分類	一般名	商品名	禁忌の理由
輸液・栄養剤	アミノ酸・ビタミンB₁加総合電解質液	アミノ酸・ビタミンB₁加総合電解質	アミグランド 注, パレセーフ 注	水・電解質・窒素代謝物蓄積
	ビタミンB₁・糖・電解質・アミノ酸液		ビーフリード 注	高カリウム血症悪化・誘発
	ブドウ糖・電解質・アミノ酸・ビタミン・微量元素	ブドウ糖・電解質・アミノ酸・ビタミン・微量元素	ワンパル 注	症状悪化

④ 無尿 14件

　尿量が100 mL／日以下となった場合を無尿と呼ぶ. 乏尿・無尿の原因は3つに分類できる. 腎前性: 腎への血流が不足した状態. 腎実質の障害によるもの. 腎後性: 尿管・膀胱・尿道の閉塞などによる.

> **禁忌医薬品**
> - 利尿薬 **6件**　　腎機能をさらに悪化させる. 腎からのカリウム排泄が低下しているため, 高カリウム血症を誘発または増悪させる.
> - 降圧薬 **5件**　　無尿の患者に無効であり, 薬剤投与により高窒素血症を起こす.

大分類	中分類	一般名	商品名	禁忌の理由
輸液・栄養剤	徐放性カリウム剤	塩化K徐放剤	スローケー 内	高カリウム血症
中毒治療薬	鉄排泄剤	注デフェロキサミンメシル酸塩	デスフェラール 注	排泄遅延
降圧薬	チアジド系降圧利尿薬	トリクロルメチアジド	フルイトラン 内	本剤効果ない
	抗アルドステロン性利尿薬/カリウム保持性利尿薬	スピロノラクトン	アルダクトンA 内	腎機能さらに悪化, 高カリウム血症誘発・増悪

212

❺ 腎結石

降圧薬	持続型非チアジド系降圧剤	インダパミド	ナトリックス Ⓝ,テナキシル Ⓝ	腎機能悪化
	持続性 ARB/利尿薬合剤	ロサルタン K・ヒドロクロロチアジド配合	プレミネント Ⓝ	効果ない
	持続性アンジオテンシンⅡ受容体拮抗薬/利尿薬配合	カンデサルタンシレキセチル, ヒドロクロロチアジド	エカード Ⓝ	
利尿薬	ループ利尿薬	フロセミド	ラシックス Ⓝ注	尿素窒素上昇
		ブメタニド	ルネトロン Ⓝ注	
	カリウム保持性利尿薬	カンレノ酸 K	ソルダクトン 注	
	ループ利尿薬	アゾセミド	ダイアート Ⓝ	
		トラセミド	ルプラック Ⓝ	腎機能さらに悪化, 高カリウム血症誘発・増悪
	炭酸脱水素酵素抑制剤	アセタゾラミド Na	ダイアモックス Ⓝ注	副作用発現
腎疾患薬	腎機能検査用薬	イヌリン	イヌリード 注	症状悪化

❺ 腎結石 7件

　腎臓に生じた結石. 石が腎臓の中にある場合には自覚症状はまずないが, 石が尿とともに狭い尿管に入り, 尿管結石の状態になると激しい痛みを引き起こす. 30〜40 歳代の男性に多く, 夏場によく起こる. 結石があることで, 腎炎にもなる.

禁忌医薬品

- 骨・Ca 代謝薬 5件 　腎結石を助長する.

大分類	中分類	一般名	商品名	禁忌の理由
痛風・高尿酸血症薬	尿酸排泄薬	ベンズブロマロン	ユリノーム Ⓝ	症状悪化, 効果期待できない

● 〔XI　腎・泌尿器系〕　❻ 血尿

大分類	中分類	一般名	商品名	禁忌の理由
骨・Ca 代謝薬	Ca 補給剤	グルコン酸 Ca	カルチコール Ⓝ Ⓙ	腎結石を助長
		乳酸 Ca	乳酸カルシウム水和物 Ⓝ，乳石錠 Ⓝ	
		L-アスパラギン酸 Ca 水和物	アスパラ-CA Ⓝ	
		リン酸水素 Ca 水和物	リン酸水素カルシウム 処方少 Ⓝ	
	補正用電解質液	塩化 Ca 水和物	塩化カルシウム水和物 Ⓝ，大塚塩カル Ⓙ，塩化 Ca 補正液 Ⓙ	
腸疾患治療薬	過敏性腸症候群治療剤	ポリカルボフィル Ca	コロネル Ⓝ，ポリフル Ⓝ	

❻ 血尿 4件

尿に血液が混じっている状態.

禁忌医薬品

- 抗悪性腫瘍薬

　重篤な副作用を招く. 診断未確定の場合には病因を見逃がすおそれ.

大分類	中分類	一般名	商品名	禁忌の理由
抗悪性腫瘍薬	抗悪性腫瘍薬経口黄体ホルモン製剤	メドロキシプロゲステロン酢酸エステル	ヒスロン H Ⓝ	病因を見のがす
	その他の生物学的製剤抗悪性腫瘍薬	乾燥 BCG・コンノート株	イムシスト 膀胱注	重篤な副作用，症状悪化
		乾燥 BCG・日本株	イムノブラダー 膀胱注	重篤な副作用
女性ホルモン剤	抗悪性腫瘍薬経口黄体ホルモン製剤	メドロキシプロゲステロン酢酸エステル	ヒスロン Ⓝ，プロベラ Ⓝ	病因を見のがす

❼ 透析 17件

尿毒症の発症を防ぐには，外的な手段で，血液の水分量と電解質を維持しながら血中の老廃物を除去しなければならない．その手段として，血液透析と腹膜透析がある．血液透析では，ダイアライザーと呼ばれる機械に血液を通して濾過する．

> **禁忌医薬品**
> ● 消化性潰瘍治療薬 3件
>   長期投与によりアルミニウム脳症，アルミニウム骨症，貧血等が現れる．

大分類	中分類	一般名	商品名	禁忌の理由
糖尿病治療薬	経口糖尿病用剤	メトホルミン塩酸塩	グリコラン ⓘ	高い血中濃度持続
			メトグルコ ⓘ	
	選択的 DPP-4 阻害薬，ビグアナイド系薬配合剤	アログリプチン，メトホルミン	イニシンク ⓘ	
脂質異常症治療薬	高脂血症治療剤	ベザフィブラート	ベザリップ ⓘ，ベザトール SR ⓘ	横紋筋融解症
抗血栓薬	直接トロンビン阻害剤	ダビガトランエテキシラートメタンスルホン酸塩	プラザキサ ⓘ	出血の危険性
降圧薬	持続性 ARB/利尿薬合剤	ロサルタン K・ヒドロクロロチアジド配合	プレミネント ⓘ	降圧できない
	持続性アンジオテンシン Ⅱ 受容体拮抗薬/利尿薬配合	カンデサルタンシレキセチル，ヒドロクロロチアジド	エカード ⓘ	効果ない
抗不整脈治療薬	不整脈治療剤	ジソピラミド	リスモダン R ⓘ	意識障害を伴う低血糖などの重篤な副作用
		シベンゾリンコハク酸塩	シベノール ⓘ注	

XI

腎・泌尿器系

● 〔XI 腎・泌尿器系〕 ❼ 透析

大分類	中分類	一般名	商品名	禁忌の理由
胃腸機能調整薬	消化剤	タカヂアスターゼ, メタケイ酸アルミン酸マグネシウム他	S・M 内, つくし A・M 内, FK 内, KM 内	長期投与でアルミニウム脳症, アルミニウム骨症
消化性潰瘍治療薬	胃炎・消化性潰瘍治療剤	スクラルファート	アルサルミン 内	
	消化性潰瘍・胃炎治療剤	乾燥水酸化アルミニウムゲル・水酸化マグネシウム配合	マーロックス 内	
	消化性潰瘍・胃炎・慢性肝疾患治療薬	メチルメチオニンスルホニウムクロリド錠	キャベジン U 処方少 内	アルミニウム脳症, アルミニウム骨症
腸疾患治療薬	消化管用吸着剤	天然ケイ酸アルミニウム	アドソルビン 内	長期投与でアルミニウム脳症, アルミニウム骨症
痔治療薬	痔疾用剤	硫酸アルミニウム K 水和物・タンニン酸注	ジオン 注	アルミニウムの排泄遅延
下剤	経口腸管洗浄剤	リン酸二水素 Na 一水和物, 無水リン酸水素二 Na	ビジクリア 内	血中リン濃度上昇. 腎機能障害, 急性リン酸腎症悪化
片頭痛治療薬	5-HT1B/1D 受容体作動型片頭痛治療薬治療剤	リザトリプタン安息香酸塩	マクサルト 内	本剤の排泄の遅延, AUC の増加

216

❽ 排尿障害〔前立腺肥大〕，膀胱頸部に閉塞 47件

前立腺は膀胱頸部に位置して，尿道を取り囲んでいる．代表的な前立腺疾患は，前立腺肥大症，前立腺がん，前立腺炎，前立腺結石であり，いずれも排尿障害をもたらす．

禁忌医薬品

- 抗アレルギー薬 12件　抗コリン作用により排尿障害が悪化する．
- 自律神経薬 8件　抗コリン作用による膀胱平滑筋の弛緩，膀胱括約筋の緊張により排尿困難を悪化させる．
- 消化性潰瘍治療薬 5件　排尿障害を悪化させる．

大分類	中分類	一般名	商品名	禁忌の理由
副腎皮質ステロイド	副腎皮質ホルモン・抗ヒスタミン配合	ベタメタゾン・d-クロルフェニラミンマレイン酸塩配合	セレスタミン 内	症状悪化
鎮痛薬	総合感冒剤	サリチルアミド，アセトアミノフェン他	PL 内，幼児用 PL 内	排尿困難悪化
			ペレックス 内，小児用ペレックス 内	
抗アレルギー薬	アレルギー性疾患治療剤	メキタジン	ゼスラン 内，ニポラジン 内	症状悪化
		フェキソフェナジン塩酸塩/塩酸プソイドエフェドリン配合	ディレグラ 内	
		ジフェンヒドラミン塩酸塩	レスタミンコーワ 外	
	持続性抗ヒスタミン剤	クレマスチンフマル酸塩	タベジール 内	
	抗ヒスタミン剤	ジフェニルピラリン塩酸塩	ハイスタミン 注	
	アレルギー性疾患治療剤	ジフェンヒドラミン塩酸塩・臭化 Ca	レスカルミン 注	

XI
腎・泌尿器系

● 〔XI 腎・泌尿器系〕 ❽ 排尿障害〔前立腺肥大〕，膀胱頸部に閉塞

大分類	中分類	一般名	商品名	禁忌の理由
抗アレルギー薬	抗ヒスタミン剤	クロルフェニラミンマレイン酸塩	クロルフェニラミンマレイン酸塩 注	症状悪化
		d-クロルフェニラミンマレイン酸塩	ポララミン 内 注	
		アリメマジン酒石酸塩	アリメジン 内	
	抗ヒスタミン剤/抗パーキンソン病治療薬	プロメタジン塩酸塩	ピレチア 内 注, ヒベルナ 内 注	
	抗アレルギー薬	シプロヘプタジン塩酸塩水和物	ペリアクチン 内	
	抗ヒスタミン剤	ホモクロルシクリジン塩酸塩	ホモクロミン 内	
輸液・栄養剤	糖・電解質・アミノ酸液	ブドウ糖加アミノ酸	アミノフリード 注	水，電解質，窒素代謝物蓄積
	ビタミン B₁・糖・電解質・アミノ酸液	アミノ酸・ビタミンB₁加総合電解質	ビーフリード 注	水分，電解質の過剰投与，症状悪化
筋弛緩薬	中枢・末梢性筋緊張緩解剤	プリジノールメシル酸塩	ロキシーン 内 注	症状悪化
麻酔薬	鎮静剤	スコポラミン臭化水素酸塩水和物	ハイスコ 注	抗コリン作用が排尿障害を助長
気管支拡張薬他	持続性気管支拡張薬・腹圧性尿失禁治療剤	クレンブテロール塩酸塩製剤	スピロペント 内	症状悪化
	喘息治療薬	ジプロフィリン，パパベリン塩酸塩，ジフェンヒドラミン塩酸塩他	アストフィリン 内	
	長時間作用性吸入気管支拡張薬他拡張剤	チオトロピウム臭化物水和物	スピリーバ 吸入	

218

❽ 排尿障害〔前立腺肥大〕，膀胱頸部に閉塞

気管支拡張薬他	長時間作用性吸入気管支拡張薬他拡張配合	グリコピロニウム臭化物/インダカテロールマレイン酸塩	ウルティブロ 吸入	症状悪化
	長時間作用性吸入気管支拡張薬他拡張剤	グリコピロニウム臭化物	シーブリ 吸入	
鎮咳薬	鎮咳薬	ジプロフィリン，メトキシフェナミン塩酸塩他	アストーマ 内	
		ジヒドロコデインリン酸塩，dl-メチルエフェドリン塩酸塩他	フスコデ 内	
	鎮咳薬・鎮痛・解熱剤	ジプロフィリン，ジヒドロコデインリン酸塩他	カフコデ N 内	
消化性潰瘍治療薬	鎮痙剤	ブチルスコポラミン臭化物製剤	ブスコパン 内 注	
		ロートエキス	ロートエキス 内	
	鎮痙・鎮痛剤	チメピジウム臭化物水和物	セスデン 内 注	
	抗コリン性鎮痙剤	プロパンテリン臭化物	プロ・バンサイン 処方少 内	
	アトロピン製剤	アトロピン硫酸塩水和物	硫酸アトロピン 内 注	
腸疾患治療薬	過敏大腸症治療剤	メペンゾラート臭化物，フェノバルビタール	トランコロン 内	排尿障害悪化
			トランコロン P 内	
抗精神病薬他	うつ病・うつ状態治療剤（三環系）	クロミプラミン塩酸塩	アナフラニール 内 注	緑内障悪化
	三環系抗うつ剤	アミトリプチリン塩酸塩	トリプタノール 内	
制吐薬他	鎮暈剤	ジフェンヒドラミンサリチル酸塩，ジプロフィリン	トラベルミン 内 注	症状悪化

XI 腎・泌尿器系

● 〔XI 腎・泌尿器系〕 ❽ 排尿障害〔前立腺肥大〕，膀胱頸部に閉塞

大分類	中分類	一般名	商品名	禁忌の理由
自律神経作用薬他	エドロホニウム塩化物製剤	エドロホニウム塩化物	アンチレクス 注	尿の逆流
	コリンエステラーゼ阻害薬	ジスチグミン臭化物	ウブレチド 処方少 注	
	コリン類似薬	アセチルコリン塩化物	オビソート 注	閉塞状態悪化
	副交感神経亢進剤	ベタネコール塩化物	ベサコリン 内	
	重症筋無力症治療剤	アンベノニウム塩化物	マイテラーゼ 内	尿の逆流
		ピリドスチグミン臭化物	メスチノン 内	
	副交感神経興奮剤	ネオスチグミンメチル硫酸塩，アトロピン硫酸塩水和物	アトワゴリバース 注	尿が出にくい条件下で排尿筋を収縮させる作用があり，強い下腹部痛が生じる
		ネオスチグミン	ワゴスチグミン 内 注	尿の逆流
泌尿器・生殖器用薬	過活動膀胱治療剤	フェソテロジンフマル酸塩	トビエース 内	症状悪化
	頻尿治療剤	フラボキサート塩酸塩	ブラダロン 内	排尿筋弛緩，膀胱括約筋収縮

220

❿ 尿路感染症

❾ 尿閉〔慢性尿閉に伴う溢流性尿失禁を含む〕 4件

排尿ができないか，あるいは排尿後にも多量の残尿がある．原因として，下部尿路閉塞（主として前立腺肥大），排尿筋収縮不全，薬剤による影響，下部尿路・性器の炎症などがある．1日の排尿が100mL以下に減少した状態である無尿との区別が大切．尿閉では，排尿はないが膀胱内には尿が充満している．

禁忌医薬品

● 泌尿器・生殖器（頻尿・過活動膀胱治療薬） 4件　排尿困難・尿閉等がさらに悪化する．

大分類	中分類	一般名	商品名	禁忌の理由
泌尿器・生殖器用薬	過活動膀胱治療剤	イミダフェナシン	ウリトス 内，ステーブラ 内	症状悪化
		フェソテロジンフマル酸塩	ベシケア 内，トビエース 内	排尿時の膀胱収縮が抑制され排尿しにくくなる
	経皮吸収型 過活動膀胱治療剤	オキシブチニン塩酸塩経皮吸収型製剤	ネオキシ テ	症状悪化
	尿失禁・頻尿治療剤	プロピベリン塩酸塩	バップフォー 内	

❿ 尿路感染症 2件

腎臓，尿管，膀胱，尿道のいずれかで生じた感染・炎症．

禁忌医薬品

● 抗悪性腫瘍 2件　重篤な副作用または上記症状の悪化を招く．

大分類	中分類	一般名	商品名	禁忌の理由
抗悪性腫瘍薬	その他の生物学的製剤抗悪性腫瘍薬	乾燥BCG・コンノート株	イムシスト 膀胱注	重篤な副作用，症状悪化
		乾燥BCG・日本株	イムノブラダー 膀胱注	重篤な副作用

XI

腎・泌尿器系

● 〔XI 腎・泌尿器系〕 ⑫ 尿路結石

⑪ 尿貯留傾向 2件

　　禁忌の理由が「抗コリン作用により緑内障，尿閉を悪化させるおそれがある」とされていることから，尿閉❸状態とほぼ同一病態と解釈できるが，本項目に対する禁忌対象は抗不整脈薬であり尿閉とは異なる．

大分類	中分類	一般名	商品名	禁忌の理由
抗不整脈治療薬	不整脈治療剤	ジソピラミド	リスモダン⒩, リスモダンP注, リスモダンR⒩	尿閉悪化
		シベンゾリンコハク酸塩	シベノール⒩注	

⑫ 尿路結石 1件

　　尿路（腎杯・腎盂・尿管・膀胱・尿道）に生じた結石．

大分類	中分類	一般名	商品名	禁忌の理由
造血薬	白血球減少症治療剤	アデニン	ロイコン⒩注	症状悪化

222

❷ 精神病

XⅡ　精神科領域

❶ うつ病〔気分障害〕 6件

　　ひと月以上何をしようにも気力がわかない，何をしても興味がわかない，ただひたすら憂うつというような症状が出始めた時には，うつ病の可能性がある．身体面でも，頭痛，睡眠障害，食欲不振，肩こり，疲れやすいといった症状が出る．

禁忌医薬品

● 自律神経薬 2件 　　抑うつ，自殺企図が現れる．また，躁状態，攻撃的行動が現れ，他害行為に至る．

大分類	中分類	一般名	商品名	禁忌の理由
抗アレルギー薬	アレルギー性疾患治療剤	ジフェンヒドラミン塩酸塩・臭化Ca	レスカルミン 注	症状悪化・再燃
降圧薬	高血圧症治療剤精神神経疾患治療剤	レセルピン	アポプロン 内 注	
胃腸機能調整薬	食欲抑制剤	マジンドール	サノレックス 処方少 内	症状悪化
肝疾患治療薬	抗ウイルス薬	リバビリン	レベトール 内, コペガス 内	うつ病悪化・再燃
自律神経作用薬他	遺伝子組換え型インターフェロンβ-1a製剤	インターフェロン-β-1a	アボネックス 注	うつ病や自殺企図の報告
		インターフェロン-β-1b	ベタフェロン 注	

❷ 精神病 1件

　　精神症状を悪化させる．

大分類	中分類	一般名	商品名	禁忌の理由
抗寄生虫薬	抗マラリア剤	メフロキン塩酸塩	メファキン 内	精神症状悪化

XⅡ 精神科領域

● 〔XII 精神科領域〕 ❹ 精神病状態〔重度〕・自殺念慮，自殺企図

❸ 統合失調症 1件

旧名，精神分裂症.

大分類	中分類	一般名	商品名	禁忌の理由
パーキンソン病治療薬	パーキンソン病治療薬（選択的MAO–B阻害剤）	セレギリン塩酸塩	エフピー 内	精神症状の悪化

❹ 精神病状態〔重度〕・自殺念慮，自殺企図 3件

禁忌として扱われている精神病状態には，自殺念慮，自殺企図などが併記されている．うつ病の可能性に注意する必要がある．

禁忌医薬品

● 自律神経薬 2件　抑うつ，自殺企図があらわれる．また，躁状態，攻撃的行動があらわれ，他害行為に至る．

大分類	中分類	一般名	商品名	禁忌の理由
肝疾患治療薬	抗ウイルス薬	リバビリン	レベトール 内, コペガス 内	うつ病悪化・再燃
自律神経作用薬他	遺伝子組換え型インターフェロンβ-1a製剤	インターフェロン-β-1a	アボネックス 注	うつ病や自殺企図の報告
		インターフェロン-β-1b	ベタフェロン 注	

③ 骨成長が終了していない可能性

XⅢ　整形外科

❶ 筋肉・ミオパシー 2件

大分類	中分類	一般名	商品名	禁忌の理由
肝疾患治療薬	肝臓疾患用剤・アレルギー用薬	グリチルリチン酸ーアンモニウム，グリシン，L-システイン塩酸塩水和物	強力ネオミノファーゲンシー㊀	低K血症，高血圧症等悪化
		グリチルリチン酸ーアンモニウム・グリシン・DL-メチオニン配合	グリチロン㊂	

❷ 横紋筋融解症 1件

　交通事故や災害時の外傷，重度の熱中症，脱水，薬剤投与などにより横紋筋細胞が融解して筋細胞内の成分が血中に流出する．重症の場合には腎機能の低下，腎不全などが生じ死に至る．外傷性の場合はクラッシュ・シンドローム挫滅症候群と呼ばれる．

大分類	中分類	一般名	商品名	禁忌の理由
パーキンソン病治療薬	末梢COMT阻害剤	エンタカポン	コムタン㊂	横紋筋融解症

❸ 骨成長が終了していない可能性 6件

禁忌医薬品

● 女性ホルモン剤 6件 ［内ピル 3件］　　骨端の早期閉鎖をきたす．

大分類	中分類	一般名	商品名	禁忌の理由
女性ホルモン剤	経口黄体ホルモン・卵胞ホルモン混合月経困難症治療剤	ドロスピレノン・エチニルエストラジオール	ヤーズ㊂	骨端早期閉鎖

● 〔XIII　整形外科〕　❹　脊椎炎

大分類	中分類	一般名	商品名	禁忌の理由
女性ホルモン剤	経口避妊剤	レボノルゲストレル・エチニルエストラジオール	アンジュ 21 Ⓝ, トリキュラー 21 Ⓝ, アンジュ 28 Ⓝ, トリキュラー 28 Ⓝ	骨端早期閉鎖
		ノルエチステロン・エチニルエストラジオール配合	シンフェーズ T28 Ⓝ	
		デソゲストレル・エチニルエストラジオール	マーベロン 21 Ⓝ, マーベロン 28 Ⓝ	
	月経困難症治療剤	ノルエチステロン・エチニルエストラジオール配合	ルナベル Ⓝ	
		レボノルゲストレル・エチニルエストラジオール配合製剤	ジェミーナ Ⓝ	

❹ 脊椎炎 3件

脊椎麻酔により症状が悪化する.

大分類	中分類	一般名	商品名	禁忌の理由
麻薬	モルヒネ塩酸塩	モルヒネ塩酸塩水和物	モルヒネ塩酸塩〔10・50mg 注〕Ⓒ, アンペック Ⓒ, プレペノン〔くも膜下投与〕Ⓒ	くも膜下投与により病状悪化
	麻薬	フェンタニルクエン酸塩	フェンタニル（くも膜下のみ）Ⓒ	
麻酔薬	長時間作用性局所麻酔剤	ブピバカイン塩酸塩水和物	マーカイン脊麻用 Ⓒ	脊椎麻酔で症状悪化

226　　　JCOPY 498-11712

❽ 骨軟骨異形成症・脊柱の弯曲

❺ 脊椎転移性腫瘍 1件

大分類	中分類	一般名	商品名	禁忌の理由
麻薬	モルヒネ塩酸塩	モルヒネ塩酸塩水和物	モルヒネ塩酸塩〔10・50mg 注〕注，アンペック注，プレペノン〔くも膜下投与〕注	くも膜下投与により病状悪化

❻ 原発性骨癌 2件

大分類	中分類	一般名	商品名	禁忌の理由
骨・Ca代謝薬	骨粗鬆症治療剤	テリパラチド	テリボン 注	症状悪化
			フォルテオ 注	

❼ 骨軟化症 1件

大分類	中分類	一般名	商品名	禁忌の理由
骨・Ca代謝薬	骨代謝改善剤	エチドロン酸二ナトリウム	ダイドロネル 内	病状悪化

❽ 骨軟骨異形成症・脊柱の弯曲 1件

大分類	中分類	一般名	商品名	禁忌の理由
鎮痛薬	腰椎椎間板ヘルニア治療剤	注射用コンドリアーゼ	ヘルニコア 注	病状悪化

XⅢ

整形外科

● 〔XIV 外傷〕 ● ① 外傷〔重篤〕

XIV 外傷

① 外傷〔重篤〕 19件

　糖尿病では，受傷部位で糖を栄養素とした細菌が繁殖しやすく，感染しやすい．創傷の治癒が遷延する．外傷の程度によるが，インスリンによる厳密な血糖管理が望まれる．

禁忌医薬品

● 糖尿病治療薬 16件　　インスリンの適用である．

大分類	中分類	一般名	商品名	禁忌の理由
糖尿病治療薬	スルホニルウレア系経口血糖降下剤	グリメピリド	アマリール 内	インスリンの適用
	速効型インスリン分泌促進薬	ミチグリニド Ca 水和物	グルファスト 内	
	経口糖尿病用剤	メトホルミン塩酸塩	グリコラン 内	
			メトグルコ 内	
	食後過血糖改善剤	ボグリボース	ベイスン 内	
	インスリン抵抗性改善剤	ピオグリタゾン塩酸塩	アクトス 内	
	DPP-4 阻害剤	シタグリプチンリン酸塩水和物	ジャヌビア 内, グラクティブ 内	
		ビルダグリプチン	エクア 内	
		テネリグリプチン臭化水素酸塩水和物	テネリア 内	
		リナグリプチン	トラゼンタ 内	
		アログリプチン安息香酸塩	ネシーナ 内	
		アナグリプチン	スイニー 内	
	糖尿病食後過血糖改善剤	ミグリトール	セイブル 内	

228

❸ 頭部外傷

糖尿病治療薬	速効型インスリン分泌促進薬/食後過血糖改善薬配合	ミチグリニドCa水和物，ボグリボース配合	グルベス ⓘ	インスリンの適用
	DPP-4阻害薬/チアゾリジン系薬配合	アログリプチン安息香酸塩，ピオグリタゾン塩酸塩	リオベル ⓘ	
	DPP-4阻害薬/ビグアナイド系薬配合剤	アログリプチン，メトホルミン	イニシンク ⓘ	
他のホルモン製剤	副腎癌化学療法剤副腎皮質ホルモン合成阻害剤	ミトタン	オペプリム ⓘ	副腎抑制
抗血栓薬	経口抗凝固剤	ワルファリンK	ワーファリン ⓘ	出血を助長，致命的
	血栓溶解剤	モンテプラーゼ製剤	クリアクター ㊟	出血惹起・止血困難

❷ 腹部挫滅傷 2件

別名クラッシュ・シンドローム．事故や災害時に生じる．

大分類	中分類	一般名	商品名	禁忌の理由
腎疾患薬	腹膜透析液	腹膜透析液	ダイアニール 腹膜透析	治癒遅延
			エクストラニール 腹膜透析	

❸ 頭部外傷 11件

禁忌医薬品

- 狭心症治療薬 7件 頭部外傷では頭蓋内に浮腫が生じることがあり，これらの薬剤は頭蓋内圧を上昇させる．

大分類	中分類	一般名	商品名	禁忌の理由
麻薬	鎮痛剤	塩酸ペンタゾシン，ペンタゾシン	ソセゴン ⓘ㊟，ペンタジン ⓘ㊟	頭蓋内圧上昇

XIV

外傷

● 〔XIV　外傷〕　❹　熱傷

大分類	中分類	一般名	商品名	禁忌の理由
抗血栓薬	線維素溶解酵素剤	ウロキナーゼ	ウロナーゼ 注	出血惹起・止血困難
	血栓溶解剤	モンテプラーゼ製剤	クリアクター 注	
狭心症薬	狭心症治療剤	ニトログリセリン	ミオコール 外	頭蓋内圧上昇
			ミリステープ テ	
	硝酸イソソルビド	硝酸イソソルビド	ニトロール 内 注 外	
			ニトロール R 内	
			フランドル 内 テ	
	狭心症治療用 ISMN 製剤	一硝酸イソソルビド	アイトロール 内	
	血管拡張薬・シアン化合物解毒剤	亜硝酸アミル	亜硝酸アミル（狭心症）内	
制吐薬他	抗めまい剤	dl-イソプレナリン塩酸塩	イソメニール 内	めまいが悪化

❹ 熱傷 `12件`

あらゆる外部熱源（火炎，液体，固体，気体），放射線，化学物質との接触，電気的接触に起因する，皮膚およびその他の組織の損傷．熱傷は深度と障害を受けた体表面積に占める割合に基づいて分類されている．受傷直後の合併症には循環血液量減少性ショック，横紋筋融解，感染などがある．

`禁忌医薬品`
● 副腎皮質ステロイド外用薬 `5件`
上皮形成を阻害する．また，感染症が現れる．

大分類	中分類	一般名	商品名	禁忌の理由
抗菌薬	クロラムフェニコール系	クロラムフェニコール・フラジオマイシン	クロマイ-P 外	治癒遅延
副腎皮質ステロイド	外用合成副腎皮質ホルモン剤	ジフルプレドナート	マイザー 外	

❺ 凍傷

副腎皮質 ステロイド	皮膚外用合成副腎皮質 ホルモン剤	ベタメタゾンジプロ ピオン酸エステル	リンデロン-DP ⑩	治癒遅延
	外用副腎皮質ホルモン 剤	ベタメタゾン酪酸エ ステルプロピオン酸 エステル	アンテベート ⑩	
		ベタメタゾン吉草酸 エステル	ベトネベート ⑩, ベトネベート N ⑩, リンデロン V ⑩, リンデロ ン VG ⑩	
	外用合成副腎皮質 ホルモン剤	プレドニゾロン	プレドニゾロン ⑩	
腎疾患薬	腹膜透析液	腹膜透析液	ダイアニール 腹膜透析	
			エクストラニール 腹膜透析	
皮膚科用薬	尋常性乾癬治療剤	カルシポトリオール 水和物/ベタメタゾ ンジプロピオン酸エ ステル配合	ドボベット ⑩	
		マキサカルシトール /ベタメタゾン酪酸 エステルプロピオン 酸エステル	マーデュオックス ⑩	
	外用感染治療剤	スルファジアジン銀	ゲーベン ⑩	
	鎮痛・鎮痒・収斂・ 消炎剤	酸化亜鉛, 流動パラ フィン, 白色軟	亜鉛華軟膏 ⑩	

❺ 凍傷 8件

　−4℃以下の寒冷刺激にさらされた時に発症する. 手足や顔面など寒冷にさ
らされやすい部位に多発する. 凍傷は組織の凍結を伴う. 組織の凍結を伴わな
い場合は凍瘡というが, 通常, 凍瘡も凍傷に含まれる. 冬山での遭難や海難事
故などで, 全身的に寒気や冷水に長時間さらされ, 体温が 35℃以下に低下し
た場合は, 全身性低体温症である.

● 〔XIV　外傷〕　❺ 凍傷

禁忌医薬品

● 副腎皮質ステロイド外用薬 **5件**
　ステロイドは上皮形成を阻害する．また，感染症が現れる．

大分類	中分類	一般名	商品名	禁忌の理由
抗菌薬	クロラムフェニコール 75 系	クロラムフェニコール・フラジオマイシン	クロマイ-P ㊐	治癒遅延
副腎皮質ステロイド	外用合成副腎皮質ホルモン剤	ジフルプレドナート	マイザー ㊐	
	皮膚外用合成副腎皮質ホルモン剤	ベタメタゾンジプロピオン酸エステル	リンデロン-DP ㊐	
	外用副腎皮質ホルモン剤	ベタメタゾン酪酸エステルプロピオン酸エステル	アンテベート ㊐	
		ベタメタゾン吉草酸エステル	ベトネベート ㊐，ベトネベート N ㊐，リンデロン V ㊐，リンデロン VG ㊐	
	外用合成副腎皮質ホルモン剤	プレドニゾロン	プレドニゾロン ㊐	
皮膚科用薬	尋常性乾癬治療剤	カルシポトリオール水和物/ベタメタゾンジプロピオン酸エステル配合	ドボベット ㊐	
		マキサカルシトール/ベタメタゾン酪酸エステルプロピオン酸エステル	マーデュオックス ㊐	

232

❻ 手術前後

❻ 手術前後 30件

禁忌医薬品

- 糖尿病治療薬 18件　インスリン注射による血糖管理が望まれるので薬剤の投与は適さない.
- 抗血栓薬 4件　薬剤を投与するとその作用機序より出血を助長することがあり, ときには致命的になることもある.

大分類	中分類	一般名	商品名	禁忌の理由
抗悪性腫瘍薬	抗悪性腫瘍薬経口黄体ホルモン製剤	メドロキシ酢酸エステル	ヒスロンH 内	血栓症
糖尿病治療薬	スルホニルウレア系経口血糖降下剤	グリメピリド	アマリール 内	インスリンの適用
	速効型インスリン分泌促進薬	ミチグリニド Ca 水和物	グルファスト 内	
	選択的 DPP-4 阻害薬	シタグリプチンリン酸塩水和物	ジャヌビア 内, グラクティブ 内	
	ビグアナイド系経口血糖降下剤	メトホルミン塩酸塩	メトグルコ 内	
	食後過血糖改善剤	ボグリボース	ベイスン 内	
	インスリン抵抗性改善剤	ピオグリタゾン塩酸塩	アクトス 内	
	糖尿病食後過血糖改善剤	ミグリトール	セイブル 内	
	選択的 DPP-4 阻害薬 (2型糖尿病治療薬)	ビルダグリプチン	エクア 内	
	選択的 DPP-4 阻害薬	テネリグリプチン臭化水素酸塩水和物	テネリア 内	
		アログリプチン安息香酸塩	ネシーナ 内	
	胆汁排泄型選択的 DPP-4 阻害薬	リナグリプチン	トラゼンタ 内	
	選択的 DPP-4 阻害薬	アナグリプチン	スイニー 内	

XIV

外傷

● 〔XIV 外傷〕 ❻ 手術前後

大分類	中分類	一般名	商品名	禁忌の理由
糖尿病治療薬	選択的 DPP-4 阻害薬/選択的 SGLT2 阻害剤配合剤・2 型糖尿病治療剤	シタグリプチンリン酸塩水和物/イプラグリフロジン L-プロリン配合錠	スージャヌ配合錠 ㊄	インスリンの適用
	2 型糖尿病治療剤/持続性 GLP-1 受容体作動薬	セマグルチド（遺伝子組換え）	オゼンピック ㊟	
	ヒト GLP-1 アナログ注射液	リラグルチド	ビクトーザ ㊟	インスリンの適応
	速効型インスリン分泌促進薬/食後過血糖改善薬配合	ミチグリニド Ca 水和物，ボグリボース配合	グルベス ㊄	インスリンの適用
	選択的 DPP-4 阻害薬/チアゾリジン系薬配合	アログリプチン安息香酸塩，ピオグリタゾン塩酸塩	リオベル ㊄	
	選択的 DPP-4 阻害薬/ビグアナイド系薬配合剤	アログリプチン，メトホルミン	イニシンク ㊄	
女性ホルモン剤	経口黄体ホルモン・卵胞ホルモン混合月経困難症治療剤	ドロスピレノン・エチニルエストラジオール	ヤーズ ㊄	血液凝固能亢進，心血管系副作用
	経口避妊剤	レボノルゲストレル・エチニルエストラジオール	アンジュ 21 ㊄，トリキュラー 21 ㊄，アンジュ 28 ㊄，トリキュラー 28 ㊄	
		ノルエチステロン・エチニルエストラジオール配合	シンフェーズ T28 ㊄	
		デソゲストレル・エチニルエストラジオール	マーベロン 21 ㊄，マーベロン 28 ㊄	
	月経困難症治療剤	ノルエチステロン・エチニルエストラジオール配合	ルナベル ㊄	

❻ 手術前後

女性ホルモン剤	月経困難症治療剤	レボノルゲストレル・エチニルエストラジオール配合製剤	ジェミーナ Ⓝ	血液凝固能亢進, 心血管系副作用
抗血栓薬	経口抗凝固剤	ワルファリンカリウム	ワーファリン Ⓝ	出血を助長, 致命的
	線維素溶解酵素剤	ウロキナーゼ	ウロナーゼ Ⓙ	出血惹起・止血困難
	血栓溶解剤	モンテプラーゼ製剤	クリアクター Ⓙ	
	抗血栓性末梢循環改善剤	バトロキソビン製剤	デフィブラーゼ Ⓙ	止血困難
下剤	調剤用薬	グリセリン	グリセリン Ⓝ	下部消化器手術野で腸管縫合部の離解

XIV

外傷

● 〔XV　耳鼻科〕　❶ 湿疹性外耳道炎，鼓膜に穿孔

XV　耳鼻科

❶ 湿疹性外耳道炎，鼓膜に穿孔　7件

鼓膜に穿孔があると，薬剤特にステロイドが穿孔の治癒を阻害する．中耳腔は本来ならば鼓膜によって閉鎖された無菌状態であるが，穿孔により中耳腔内に雑菌が入っている．

禁忌医薬品

● 副腎皮質ステロイド外用薬　5件
穿孔の治癒を阻害する．また，感染症を増悪させる．

大分類	中分類	一般名	商品名	禁忌の理由
抗菌薬	クロラムフェニコール 75 系	クロラムフェニコール・フラジオマイシン	クロマイ-P 外	
副腎皮質ステロイド	外用合成副腎皮質ホルモン剤	ジフルプレドナート	マイザー 外	治癒遅延・感染
		ベタメタゾンジプロピオン酸エステル	リンデロン-DP 外	
		ベタメタゾン酪酸エステルプロピオン酸エステル	アンテベート 外	
		ベタメタゾン吉草酸エステル	ベトネベート 外，ベトネベート N 外，リンデロン V 外，リンデロン VG 外	
		プレドニゾロン	プレドニゾロン 外	
耳鼻科用薬	点耳液（ステロイド含む）	ベタメタゾンリン酸エステルナトリウム・フラジオマイシン硫酸塩液	リンデロン A 点眼・点鼻 外	内耳障害

236

❷ 耳硬化症 `8件`

　中耳を構成する耳小骨の1つアブミ骨が内耳との隔壁で固着してしまう疾患．音の振動を内耳に伝えることができなくなり難聴をきたす．女性にやや多く，妊娠により悪化する．

禁忌医薬品
● すべて女性ホルモン剤［内ピル `3件`］　　症状が増悪する．

大分類	中分類	一般名	商品名	禁忌の理由
女性ホルモン剤	黄体・卵胞ホルモン配合	ノルゲストレル，エチニルエストラジオール	プラノバール Ⓝ	再発の可能性
	経口黄体ホルモン・卵胞ホルモン混合月経困難症治療剤	ドロスピレノン・エチニルエストラジオール	ヤーズ Ⓝ	症状増悪
	経口避妊剤	レボノルゲストレル・エチニルエストラジオール	アンジュ 21 Ⓝ，トリキュラー 21 Ⓝ，アンジュ 28 Ⓝ，トリキュラー 28 Ⓝ	
		ノルエチステロン・エチニルエストラジオール配合	シンフェーズ T28 Ⓝ	
		デソゲストレル・エチニルエストラジオール	マーベロン 21 Ⓝ，マーベロン 28 Ⓝ	
	月経困難症治療剤	ノルエチステロン・エチニルエストラジオール配合	ルナベル Ⓝ	
		レボノルゲストレル・エチニルエストラジオール配合製剤	ジェミーナ Ⓝ	
	持続性男性・卵胞混合ホルモン剤	テストステロンエナント酸エステル，エストラジオール吉草酸エステル	プリモジアン・デポー 注，ダイホルモン・デポー 注	症状悪化

XV

耳鼻科

● 〔XVI　皮膚科〕　❶ 間歇性ポルフィリン症〔急性〕

XVI　皮膚科

❶ 間歇性ポルフィリン症〔急性〕 7件

　　ポルフィリン症にはヘモグロビンはヘムとグロビンに分解され，ヘムはさらに分解されてヘム内の鉄は新しいヘモグロビンを作る材料に使われる．このヘムの合成経路に異常がある．ポルフィリン症には皮膚ポルフィリン症と急性ポルフィリン症の二種類がある．

　　急性ポルフィリン症は急性の腹部症状，神経症状，循環器症状があり救急外来が対応する．

禁忌医薬品

● 抗てんかん薬 3件　　ポルフィリン合成が増加し，症状が悪化する．

大分類	中分類	一般名	商品名	禁忌の理由
麻酔薬	全身麻酔剤	チアミラール Na	イソゾール 注, チトゾール 注	
		チオペンタール Na	ラボナール 注	
腸疾患治療薬	過敏大腸症治療剤	メペンゾラート臭化物，フェノバルビタール	トランコロン P 内	
抗不安・睡眠薬	催眠剤・抗けいれん剤	抱水クロラール	エスクレ 処方少 坐 注腸	症状悪化
抗てんかん薬	鎮静・抗けいれん剤	フェノバルビタール	フェノバール 内 注	
	抗てんかん薬	フェノバルビタール Na 凍結乾燥製剤	ノーベルバール 注	
	小児用催眠・鎮静・抗けいれん剤		ワコビタール 坐, ルピアール 坐	

❷ 皮膚ポルフィリン症，日光誘発性皮膚障害，多形性日光皮膚炎等の光線過敏症を伴う疾患

❷ 皮膚ポルフィリン症，日光誘発性皮膚障害，多形性日光皮膚炎等の光線過敏症を伴う疾患 8件

前記1で解説したポルフィリンの一つである．

皮膚ポルフィリン症はポルフィリン代謝経路の産生物質が皮膚に沈着して光毒性反応による日光誘発性皮膚障害が生じる疾患で主として皮膚科が対応する．

禁忌医薬品

● 女性ホルモン剤 3件　　症状が悪化する．

大分類	中分類	一般名	商品名	禁忌の理由
鎮痛薬	経皮鎮痛消炎剤	ケトプロフェン（経皮用）	モーラス 外	光線過敏症
抗アレルギー薬	抗アレルギー薬性緩和精神安定剤	ヒドロキシジン塩酸塩	アタラックス 内，アタラックス-P 注内	説明記載なし
女性ホルモン剤	経皮吸収エストラジオール製剤	エストラジオール	ル・エストロジェル 外，ディビゲル 外	説明文なし
	黄体ホルモン剤	プロゲステロン	ルテウム 膣錠，ウトロゲスタン 膣錠，ワンクリノン 膣錠，ルティノス 処方少 膣錠	
	経皮吸収卵胞・黄体ホルモン製剤	エストラジオール・酢酸ノルエチステロン経皮吸収型	メノエイド 貼付	説明記載なし
抗てんかん薬	向精神作用性てんかん治療剤・躁状態治療剤	カルバマゼピン	テグレトール 内	症状悪化
眼科用薬	加齢黄斑変性症治療剤（光線力学的療法用製剤）	ベルテポルフィン	ビスダイン 注	
皮膚科用薬	尋常性白斑治療剤	メトキサレン製剤	オクソラレン 内 外	光毒性反応増強

XVI

皮膚科

● 〔XVI 皮膚科〕 ❸ 動物性皮膚疾患〔疥癬，けじらみ等〕

❸ 動物性皮膚疾患〔疥癬，けじらみ等〕 5件

（A）疥癬（かいせん）

ヒゼンダニによる感染症．好発部位は指間部，腋窩，陰部など皮膚の柔らかい部分．

（B）毛ジラミ

好発部位は陰毛部．毛に虫卵がすみつく．主として性行為で感染する．

禁忌医薬品

● すべてステロイドが含まれている．感染症を悪化させる．

大分類	中分類	一般名	商品名	禁忌の理由
副腎皮質ステロイド	皮膚外用合成副腎皮質ホルモン剤	ベタメタゾンジプロピオン酸エステル	リンデロン-DP ㉘	症状悪化
	外用副腎皮質ホルモン剤	ベタメタゾン酪酸エステルプロピオン酸エステル	アンテベート ㉘	
		ベタメタゾン吉草酸エステル	ベトネベート ㉘，ベトネベート N ㉘，リンデロン V ㉘，リンデロン VG ㉘	
皮膚科用薬	尋常性乾癬治療剤	カルシポトリオール水和物/ベタメタゾンジプロピオン酸エステル配合	ドボベット ㉘	
		マキサカルシトール/ベタメタゾン酪酸エステルプロピオン酸エステル	マーデュオックス ㉘	

240

❺ 潰瘍〔Behçet 病は除く〕

❹ 予防接種，外傷等によるケロイド 1件

ケロイドがある人では，接種局所にケロイドが生じる．

大分類	中分類	一般名	商品名	禁忌の理由
予防接種	細菌ワクチン類	乾燥 BCG ワクチン	乾燥 BCG ワクチン (注)	予防接種不適当

❺ 潰瘍〔Behçet 病は除く〕 10件

表皮までの皮膚の損傷がびらんであり，それより深く真皮以下の組織に達した損傷が潰瘍．皮膚あるいは粘膜が傷害され，自然治癒能力が機能せず表面の組織が欠損した状態．糖尿病，動脈硬化症，膠原病などの全身疾患があると生じやすい．

禁忌医薬品

- 副腎皮質ステロイドを含む薬剤 7件

  皮膚の再生が抑制され，治癒が遅延する．

大分類	中分類	一般名	商品名	禁忌の理由
抗菌薬	クロラムフェニコール系	クロラムフェニコール・フラジオマイシン	クロマイ-P (外)	治癒遅延
副腎皮質ステロイド	外用合成副腎皮質ホルモン剤	ジフルプレドナート	マイザー (外)	
		ベタメタゾンジプロピオン酸エステル	リンデロン-DP (外)	
		ベタメタゾン酪酸エステルプロピオン酸エステル	アンテベート (外)	
		ベタメタゾン吉草酸エステル	ベトネベート (外)，ベトネベート N (外)，リンデロン V (外)，リンデロン VG (外)	
		プレドニゾロン	プレドニゾロン (外)	

XVI

皮膚科

● 〔XVI 皮膚科〕 ❼ 魚鱗癬様紅皮症を呈する疾患〔Netherton 症候群等〕

大分類	中分類	一般名	商品名	禁忌の理由
皮膚科用薬	アトピー性皮膚炎治療剤（免疫抑制薬外用剤）	タクロリムス水和物	プロトピック ㊊	腎障害等の副作用発現
	尋常性乾癬治療剤	カルシポトリオール水和物/ベタメタゾンジプロピオン酸エステル配合	ドボベット ㊊	治癒遅延
		マキサカルシトール/ベタメタゾン酪酸エステルプロピオン酸エステル	マーデュオックス ㊊	
	消炎・血行促進剤	ヘパリンナトリウム	ヘパリンZ ㊊	症状悪化

❻ びらん面 2件

表皮までの皮膚の損傷がびらんであり，それより深く真皮以下の組織に達した損傷が潰瘍.

大分類	中分類	一般名	商品名	禁忌の理由
皮膚科用薬	アトピー性皮膚炎治療剤（免疫抑制薬外用剤）	タクロリムス水和物	プロトピック ㊊	血中濃度異常上昇，副作用発現
	消炎・血行促進剤	ヘパリンナトリウム	ヘパリンZ ㊊	潰瘍，びらん悪化

❼ 魚鱗癬様紅皮症を呈する疾患〔Netherton 症候群等〕 1件

指定難病．先天性疾患．皮膚のバリア機能が障害され，胎児の時から皮膚の表面の角層が厚い.

大分類	中分類	一般名	商品名	禁忌の理由
皮膚科用薬	アトピー性皮膚炎治療剤（免疫抑制薬外用剤）	タクロリムス水和物	プロトピック ㊊	血中濃度異常上昇

❶ 緑内障

XVII

眼
科

XVII　眼科

❶ 緑内障　94件　五大禁忌

解説は本書利用の手引中「五大禁忌と特徴」（6頁を参照）．

禁忌医薬品

- 抗不安薬　15件　抗コリン作用により眼圧が上昇し，症状が悪化する．
- 抗アレルギー薬　12件　抗コリン作用により房水通路が狭くなり眼圧が上昇し，緑内障を悪化させる．

大分類	中分類	一般名	商品名	禁忌の理由
副腎皮質ステロイド	副腎皮質ホルモン・抗ヒスタミン配合	ベタメタゾン・d-クロルフェニラミンマレイン酸塩配合	セレスタミン 内	
鎮痛薬	感冒剤	サリチルアミド，アセトアミノフェン他	PL 内，幼児用 PL 内	
			ペレックス 内，小児用ペレックス 内	
抗アレルギー薬	アレルギー性疾患治療剤	メキタジン	ゼスラン 内，ニポラジン 内	緑内障増悪
		フェキソフェナジン塩酸塩/塩酸プソイドエフェドリン配合	ディレグラ 内	
		ジフェンヒドラミン塩酸塩	レスタミンコーワ 外	
	持続性抗ヒスタミン剤	クレマスチンフマル酸塩	タベジール 内	
	アレルギー性疾患治療剤	ジフェンヒドラミン塩酸塩・臭化 Ca	レスカルミン 注	
	抗ヒスタミン剤	ジフェニルピラリン塩酸塩	ハイスタミン 注	

JCOPY 498-11712

243

● 〔XVI 眼科〕 ❶ 緑内障

大分類	中分類	一般名	商品名	禁忌の理由
抗アレルギー薬		クロルフェニラミンマレイン酸塩	クロルフェニラミンマレイン酸塩 ㊟	
	抗ヒスタミン剤	d-クロルフェニラミンマレイン酸塩	ポララミン ㊅㊟	
		アリメマジン酒石酸塩	アリメジン ㊅	
		ホモクロルシクリジン塩酸塩	ホモクロミン ㊅	
	抗ヒスタミン剤抗パーキンソン病治療薬	プロメタジン塩酸塩	ピレチア ㊅㊟, ヒベルナ ㊅㊟	
	抗アレルギー薬	シプロヘプタジン塩酸塩水和物	ペリアクチン ㊅	
筋弛緩薬	中枢・末梢性筋緊張緩解剤	プリジノールメシル酸塩	ロキシーン ㊅㊟	緑内障増悪
麻酔薬	局所麻酔薬	リドカイン塩酸塩・アドレナリン	キシロカイン（硬膜外麻酔・伝達麻酔・浸潤麻酔・表面麻酔）㊟	
		コカイン塩酸塩	コカイン塩酸塩 ㊤(点眼)	
	催眠鎮静剤	ミダゾラム注	ドルミカム ㊟	
	鎮静剤	スコポラミン臭化水素酸塩水和物	ハイスコ ㊟	
狭心症薬	狭心症治療剤	ニトログリセリン	バソレーター ㊟	
			ミリスロール ㊟	
			ミオコール ㊟	
	ニトログリセリン貼付薬		ミリステープ ㊋	
	硝酸イソソルビド	硝酸イソソルビド	ニトロール ㊅㊟ ㊤	
	虚血性心疾患治療剤〈持効錠〉		ニトロール R ㊅	
			フランドル ㊅㊋	

244

❶ 緑内障

狭心症薬	狭心症治療用 ISMN 製剤	一硝酸イソソルビド	アイトロール Ⓝ	緑内障悪化
	狭心症治療剤	ニコランジル	シグマート Ⓙ	
抗不整脈治療薬	不整脈治療剤	ジソピラミド	リスモダン R Ⓝ	
		シベンゾリンコハク酸塩	シベノール ⓃⒿ	
心不全薬	アナフィラキシー補助治療剤	アドレナリン	エピペン Ⓙ	緑内障発作
	血圧上昇剤		ボスミン ⒿⓄ	
狭心症薬	血管拡張薬・シアン化合物解毒剤	亜硝酸アミル	亜硝酸アミル（狭心症）Ⓝ	
利尿薬	炭酸脱水酵素抑制剤	アセタゾラミド Na	ダイアモックス ⓃⒿ	
気管支拡張薬他	喘息治療薬	ジプロフィリン/パパベリン塩酸塩/ジフェンヒドラミン塩酸塩他	アストフィリン Ⓝ	緑内障悪化
	長時間作用性吸入気管支拡張薬他拡張剤	チオトロピウム臭化物水和物	スピリーバ Ⓚ	
	長時間作用性吸入気管支拡張薬他拡張配合	グリコピロニウム臭化物/インダカテロールマレイン酸塩	ウルティブロ Ⓚ	
	長時間作用性吸入気管支拡張薬他拡張剤	グリコピロニウム臭化物	シーブリ Ⓚ	
鎮咳薬	鎮咳薬	ペントキシベリンクエン酸塩	トクレス Ⓝ	眼圧上昇
		ジプロフィリン/メトキシフェナミン塩酸塩他	アストーマ Ⓝ	緑内障悪化
	鎮咳薬・鎮痛・解熱剤	ジプロフィリン/ジヒドロコデインリン酸塩他	カフコデ N Ⓝ	

● 〔XVII 眼科〕 ❶ 緑内障

大分類	中分類	一般名	商品名	禁忌の理由
鎮咳薬	鎮咳薬	ジヒドロコデインリン酸塩/dl-メチルエフェドリン塩酸塩 他	フスコデ 内	緑内障悪化
胃腸機能調整薬	食欲抑制剤	マジンドール	サノレックス 処方少 内	眼圧上昇
消化性潰瘍治療薬	キノリジジン系抗ムスカリン剤	チキジウム臭化物	チアトン 内	緑内障悪化
	鎮痙剤	ブチルスコポラミン臭化物製剤	ブスコパン 内注	
	鎮痙・鎮痛剤	チメピジウム臭化物水和物	セスデン 内注	
	抗コリン性鎮痙剤	プロパンテリン臭化物	プロ・バンサイン 処方少 内	
	アトロピン製剤	アトロピン硫酸塩水和物	硫酸アトロピン 内注	
	鎮痙剤	ロートエキス	ロートエキス 内	
腸疾患治療薬	過敏大腸症治療剤	メペンゾラート臭化物/フェノバルビタール	トランコロン 内, トランコロンP 内	
抗精神病薬他	うつ病・うつ状態治療剤（三環系）	クロミプラミン塩酸塩	アナフラニール 内注	
		アモキサピン	アモキサン 内	
	三環系抗うつ剤	アミトリプチリン塩酸塩	トリプタノール 内	
	セロトニン・ノルアドレナリン再取込み阻害薬（SNRI）	デュロキセチン塩酸塩	サインバルタ 内	
抗不安・睡眠薬	マイナートランキライザー	アルプラゾラム	コンスタン 内, ソラナックス 内	
	精神安定剤	エチゾラム	デパス 内	
	心身安定剤	クロナゼパム	リーゼ 内	

246

❶ 緑内障

抗不安・睡眠薬	マイナートランキライザー	ジアゼパム	セルシン 内注, ホリゾン 内注	
	精神神経用剤	ブロマゼパム	レキソタン 内, セニラン 内坐	
	マイナートランキライザー	ロラゼパム	ワイパックス 内	
		クロキサゾラム	セパゾン 内	
	抗不安剤	ロフラゼプ酸エチル錠	メイラックス 内	
	睡眠導入剤	トリアゾラム	ハルシオン 内	
		ロルメタゼパム	エバミール 内, ロラメット 内	
	睡眠導入剤（ブロチゾラム口腔内崩壊錠）	ブロチゾラム	レンドルミン 内	
	麻酔導入剤	フルニトラゼパム製剤	サイレース 内注, ロヒプノール 内注	緑内障悪化
	睡眠誘導剤, 抗けいれん剤	ニトラゼパム製剤	ベンザリン 内, ネルボン 内	
	入眠剤	ゾルピデム酒石酸塩錠	マイスリー 内	
	睡眠障害改善剤	ゾピクロン錠	アモバン 内	
抗てんかん薬	小児用抗けいれん剤	ジアゼパム	ダイアップ 坐	
	抗てんかん薬	クロバザム	マイスタン 内	
		クロナゼパム	リボトリール 内, ランドセン 内	
	抗けいれん剤	ミダゾラム	ミダフレッサ 処方少 注	
制吐薬他	鎮暈剤	ジフェンヒドラミンサリチル酸塩/ジプロフィリン	トラベルミン 内注	
パーキンソン病治療薬	パーキンソニズム治療薬	レボドパ	ドパストン 注	

JCOPY 498-11712

● 〔XVI　眼科〕　❶ 緑内障

大分類	中分類	一般名	商品名	禁忌の理由
パーキンソン病治療薬	パーキンソニズム治療薬	レボドパ・カルビドパ水和物	ネオドパストン 内, メネシット 内	緑内障悪化
			マドパー 内, イーシー・ドパール 内	
	パーキンソン病治療薬症候群治療剤	トリヘキシフェニジル塩酸塩	アーテン 内	
	抗パーキンソン病治療薬	乳酸ビペリデン	アキネトン 内注	
	ノルアドレナリン作動性神経機能改善剤	ドロキシドパ	ドプス 内	
自律神経作用薬他	副交感神経興奮剤	ネオスチグミンメチル硫酸塩/アトロピン硫酸塩水和物	アトワゴリバース 注	
泌尿器・生殖器用薬	過活動膀胱治療剤	フェソテロジンフマル酸塩	トビエース 内	
		イミダフェナシン	ウリトス 内, ステーブラ 内	
		フェソテロジンフマル酸塩	ベシケア 内	
	経皮吸収型 過活動膀胱治療剤	オキシブチニン塩酸塩経皮吸収型製剤	ネオキシ テ	
	尿失禁・頻尿治療剤	プロピベリン塩酸塩	バップフォー 内	
眼科用薬	縮瞳薬	ジスチグミン臭化物	ウブレチド 処方少 点眼	
	眼科用剤手術補助剤, 眼科用剤用副腎皮質ホルモン剤	トリアムシノロンアセトニド	マキュエイド (糖尿病黄斑浮腫) 点眼	
	散瞳薬	フェニレフリン塩酸塩点眼液	ネオシネジン 処方少 点眼	
		トロピカミド点眼液	ミドリンM 処方少 点眼	

248

❺ 眼または眼周囲に感染

眼科用薬	散瞳薬	トロピカミド配合	ミドリンP (点眼)	
	点眼液	オキシメタゾリン塩酸塩液	ナシビン (点鼻)(点眼)	緑内障悪化
		ナファゾリン硝酸塩点眼液	プリビナ (点眼)	

❷ 眼内に重度の炎症 2件

大分類	中分類	一般名	商品名	禁忌の理由
眼科用薬	加齢黄斑変性治療薬	ラニビズマブ硝子体内注	ルセンティス (注)	炎症悪化
		アフリベルセプト硝子体内注	アイリーア (注)	

❸ たばこ弱視 1件

喫煙により血流が障害されて網膜の視細胞や神経細胞が障害されて生じる.

大分類	中分類	一般名	商品名	禁忌の理由
降圧薬	ニトプロ持続静注液	ニトロプルシドナトリウム水和物	ニトプロ (注)	シアン中毒

❹ レーベル病〔遺伝性視神経萎縮症〕 1件

両眼性の視力低下で発症し, 視神経乳頭の蒼白化に引き続き視神経萎縮をきたす. 性差は男性により多く, 好発年齢は10歳から30歳.

大分類	中分類	一般名	商品名	禁忌の理由
降圧薬	ニトプロ持続静注液	ニトロプルシドナトリウム水和物	ニトプロ (注)	シアン中毒

❺ 眼または眼周囲に感染 4件

眼瞼, 眼球に生じた感染症の総称. 病原体にはウイルス, 細菌, 真菌, クラミジアなどがある.

● 〔XVII　眼科〕　❼　網膜色素変性症

禁忌医薬品
● 加齢黄斑変性治療薬　**3件**　　眼内炎等の重篤な副作用が発現.

大分類	中分類	一般名	商品名	禁忌の理由
眼科用薬	加齢黄斑変性治療薬	硝子体内注ペガプタニブナトリウム	マクジェン ㊟	眼内炎等の重篤な副作用が発現するおそれ
		ラニビズマブ硝子体内注	ルセンティス ㊟	
		アフリベルセプト硝子体内注	アイリーア ㊟	
	眼科用剤手術補助剤,眼科用剤用副腎皮質ホルモン剤	トリアムシノロンアセトニド	マキュエイド（糖尿病黄斑浮腫）㋐㋙	

❻ 眼感染症　**1件**

大分類	中分類	一般名	商品名	禁忌の理由
眼科用薬	点眼液	タクロリムス水和物懸濁点眼液	タリムス ㋩㋕㋵㋝ ㋐㋙	感染症悪化

❼ 網膜色素変性症　**3件**

　　網膜を構成する視細胞の加齢現象により,夜盲,視野狭窄が生じる.遺伝性.

禁忌医薬品
● 勃起不全治療剤・PDE-5 阻害薬　　網膜色素変性症の患者にはホスホジエステラーゼの遺伝的障害をもつ症例が少数認められる.

大分類	中分類	一般名	商品名	禁忌の理由
勃起不全治療薬	PDE-5 阻害薬（勃起不全改善薬）	タダラフィル	シアリス ㋬	失明を早める
		シルデナフィルクエン酸塩	バイアグラ ㋬	
		バルデナフィル塩酸塩水和物	レビトラ ㋬	

250　　JCOPY　498-11712

❽ 静脈血栓塞栓

❽ 静脈血栓塞栓 2件

大分類	中分類	一般名	商品名	禁忌の理由
骨・Ca 代謝薬	骨粗鬆症治療剤	ラロキシフェン塩酸塩	エビスタ 内	症状増悪
		バゼドキシフェン酢酸塩	ビビアント 内	

● 〔XVIII　女性科〕　❶　妊娠・分娩に関する異常事態

XVIII　女性科

❶　妊娠・分娩に関する異常事態　29件

異常事態の内容は発生する可能性を時系列に並べた.

異常事態	大分類	一般名	商品名	禁忌の理由
妊娠ヘルペス既往	女性ホルモン剤	ドロスピレノン・エチニルエストラジオール	ヤーズ Ⓝ	妊娠ヘルペス再発
妊娠を希望する女性へのビタミン A 5,000IU/日以上の投与	ビタミン剤	レチノールパルミチン酸エステル	チョコラ A Ⓝ注	安全性未確立
前回妊娠中（黄疸, 持続性そう痒症, 妊娠ヘルペス）	女性ホルモン剤	ノルゲストレル, エチニルエストラジオール	プラノバール Ⓝ	症状再発
		レボノルゲストレル・エチニルエストラジオール	アンジュ 21 Ⓝ, トリキュラー 21 Ⓝ, アンジュ 28 Ⓝ, トリキュラー 28 Ⓝ	
		ノルエチステロン・エチニルエストラジオール配合	シンフェーズ T28 Ⓝ	
			ルナベル Ⓝ	
		デソゲストレル・エチニルエストラジオール	マーベロン 21 Ⓝ, マーベロン 28 Ⓝ	
		プロゲステロン	プロゲホルモン 注	
		ヒドロキシプロゲステロンカプロン酸エステル	プロゲデポー 注	
			ルテスデポー 注	
		レボノルゲストレル・エチニルエストラジオール配合製剤	ジェミーナ Ⓝ	
子宮外妊娠の既往		レボノルゲストレル	ミレーナ（子宮内黄体ホルモン）	子宮外妊娠

252

❶ 妊娠・分娩に関する異常事態

XⅧ

女性科

過去 3 カ月以内に分娩後子宮内膜炎	女性ホルモン剤	レボノルゲストレル	ミレーナ（子宮内黄体ホルモン）	子宮内膜炎
感染性流産（過去 3 カ月以内）				
子宮外妊娠		プロゲステロン	ルテウム（膣錠），ウトロゲスタン（膣錠），ワンクリノン（膣錠），ルティナス（膣錠）	安全性未確立
妊娠高血圧症候群	パーキンソン病治療薬	ブロモクリプチンメシル酸塩	パーロデル（内）	産褥期における痙攣，脳血管障害，心臓発作，高血圧
妊娠の継続が危険	女性ホルモン剤	リトドリン塩酸塩	ウテメリン（注）	安全性未確立
子宮内胎児死亡				妊娠継続危険
稽留流産		プロゲステロン	ルテウム（膣錠），ウトロゲスタン（膣錠），ワンクリノン（膣錠），ルティナス（膣錠）	安全性未確立
		メドロキシプロゲステロン酢酸エステル	ヒスロン（内），プロベラ（内）	妊娠維持作用により胎児の排泄困難
強い子癇で子宮内感染合併		リトドリン塩酸塩	ウテメリン（内）（注）	妊娠継続危険
子宮外妊娠で操作により出血の危険性		ゲメプロスト	プレグランディン（膣坐剤）	経腟分娩不可大量出血
前期破水で子宮内感染合併		リトドリン塩酸塩	ウテメリン（内）（注）	妊娠継続危険
常位胎盤早期剥離				
重度胎児機能不全	他のホルモン剤	オキシトシン	アトニン-O（注）	胎児の症状悪化

JCOPY 498-11712

253

● 〔XⅧ　女性科〕　❷　妊婦

異常事態	大分類	一般名	商品名	禁忌の理由
骨盤狭窄, 児頭骨盤不均衡, 横位	他のホルモン剤	オキシトシン	アトニン-O 注	母体及び胎児に障害
前置胎盤	女性ホルモン剤	ゲメプロスト	プレグランディン 膣坐剤	経腟分娩不可 大量出血
常位胎盤早期剥離の患者（胎児生存時）	他のホルモン剤	オキシトシン	アトニン-O 注	外科的処置の方が確実
胎盤の早期剥離	血管拡張薬	イソクスプリン塩酸塩	ズファジラン 注	疼痛, 出血, 止血障害, 急性貧血, ショック症状悪化
児頭娩出前	女性ホルモン剤	メチルエルゴメトリンマレイン酸塩	メチルエルゴメトリン 内 注	子宮破裂, 胎児死亡
		エルゴメトリンマレイン酸塩	エルゴメトリンマレイン酸塩 注	
産褥期高血圧	パーキンソン病治療薬	ブロモクリプチンメシル酸塩	パーロデル 内	産褥期における痙攣, 脳血管障害, 心臓発作, 高血圧
分娩直後	血管拡張薬	イソクスプリン塩酸塩	ズファジラン 注	分娩直後の出血助長

❷ 妊婦 259件　五大禁忌

解説は本書利用の手引中「五大禁忌と特徴」（4 頁を参照）.

禁忌医薬品

- 女性ホルモン剤 31件　妊娠中の投与に関する安全性は確立していない.
- 抗悪性腫瘍薬 44件　動物実験において胎児毒性（マウス, ラットおよびウサギ）, 催奇形性（マウスおよびラット）が報告されている.
- 降圧薬 26件　動物実験（ラット）で妊娠末期の投与により死産率および新生児死亡率の増加が報告されている.
- 鎮痛薬 14件　動物実験で障害が認められた.
- 抗菌薬 13件　安全性が確立していない.

❷ 妊婦

大分類	中分類	一般名	商品名	禁忌の理由
抗菌薬	広範囲経口抗菌薬	オフロキサシン	タリビッド ⓘ	安全性未確立
		ノルフロキサシン	バクシダール ⓘ ⓢ小児用内	
		レボフロキサシン水和物	クラビット ⓘⓙ	
	ニューキノロン系	シプロフロキサシン	シプロキサン ⓘ ⓙ	
		トスフロキサシントシル酸塩水和物	オゼックス ⓘ, トスキサシン ⓘ	
		パズフロキサシンメシル酸塩	パシル ⓙ, パズクロス ⓙ	
		モキシフロキサシン塩酸塩	アベロックス ⓘ	
		プルリフロキサシン	スオード ⓘ	
		シタフロキサシン水和物	グレースビット ⓘ	
		メシル酸ガレノキサシン水和物	ジェニナック ⓘ	
	合成抗菌剤	ST：スルファメトキサゾール・トリメトプリム合剤	バクタ ⓘ, バクトラミン ⓘⓙ	
	嫌気性菌感染症治療剤	メトロニダゾール	ゾネメトロ ⓙ	
	結核化学療法剤	デラマニド	デルティバ ⓘ	
抗ウイルス薬	抗サイトメガロウイルス化学療法剤	ガンシクロビル	デノシン ⓙ	
	抗インフルエンザウイルス剤	ファビピラビル	アビガン（国家備蓄用）ⓘ	
抗真菌薬	深在性真菌症治療剤	フルシトシン	アンコチル ⓢ処方少 ⓘ	
	深在性真菌症治療剤（アゾール系）	ミコナゾール	フロリード ⓘ ⓢ膣坐薬	
			フロリードF ⓙ	

JCOPY 498-11712

255

● 〔XVII 女性科〕 ❷ 妊婦

大分類	中分類	一般名	商品名	禁忌の理由
抗真菌薬	深在性真菌症治療剤（アゾール系）	フルコナゾール	ジフルカン 内注	安全性未確立
		ボリコナゾール	ブイフェンド 内注	
		ホスフルコナゾール	プロジフ 注	
		イトラコナゾール	イトリゾール 内注	
抗寄生虫薬	駆虫剤	メベンダゾール	メベンダゾール 内	
	抗マラリア剤	キニーネ塩酸塩水和物	塩酸キニーネ 内	胎盤を通過する
		メフロキン塩酸塩	メファキン 内	安全性未確立
		プリマキンリン酸塩	プリマキン 内	
		アルテメテル，ルメファントリン配合錠	リアメット 内	
	抗原虫剤（マラリア以外）	メトロニダゾール	アネメトロ 注	
			フラジール 内	
	抗トリコモナス剤	チニダゾール	チニダゾール「F」内	
予防接種	ウイルスワクチン類	乾燥弱毒生おたふくかぜワクチン	乾燥弱毒生おたふくかぜワクチン 注	予防接種不適当
		乾燥弱毒生風しんワクチン	乾燥弱毒生風しんワクチン 注	
		乾燥弱毒生麻しんワクチン	乾燥弱毒生麻しんワクチン 注	
	ウイルスワクチン類混合製剤	乾燥弱毒生麻しん風しん混合ワクチン	乾燥弱毒生麻しん風しん混合ワクチン 注	
	ウイルスワクチン類	乾燥弱毒生水痘ワクチン	乾燥弱毒生水痘ワクチン 注	
抗悪性腫瘍薬	抗悪性腫瘍薬	ベンダムスチン塩酸塩	トレアキシン 注	安全性未確立

❷ 妊婦

XⅧ

女性科

抗悪性腫瘍薬	抗悪性腫瘍薬	ダカルバジン	ダカルバジン 注	
		デロゾロミド	テモダール 内注	
	代謝拮抗性抗悪性腫瘍薬	ペメトレキセドナトリウム水和物	アリムタ 注	
	抗悪性腫瘍薬	プララトレキサート	ジフォルタ 注	
		カペシタビン	ゼローダ 内	
	代謝拮抗剤	テガフール・ギメラシル・オテラシル K 配合	ティーエスワン TS-1 内	
		テガフール	フトラフール 内 注坐腸溶	
		テガフール・ウラシル配合	ユーエフティ UFT 内	
	代謝拮抗性抗悪性腫瘍薬	ゲムシタビン塩酸塩	ジェムザール 注	安全性未確立
	抗悪性腫瘍薬	フルダラビンリン酸エステル	フルダラ 内注	
	還元型葉酸製剤	ホリナート Ca	ユーゼル 内, ロイコボリン 内	
	抗悪性腫瘍薬	ヒドロキシカルバミド	ハイドレア 内	
	骨髄異形成症候群治療剤	アザシチジン	ビダーザ 注	
	抗悪性腫瘍薬性抗生物質	アムルビシン塩酸塩	カルセド 注	
	抗悪性腫瘍薬	パクリタキセル	タキソール 注	
			アブラキサン 注	
		ドセタキセル（添加物ポリソルベート）	タキソテール 注, ワンタキソテール 注	
		エリブリンメシル酸塩	ハラヴェン 注	

257

● 〔XVIII 女性科〕 ❷ 妊婦

大分類	中分類	一般名	商品名	禁忌の理由
抗悪性腫瘍薬	アロマターゼ阻害剤/閉経後乳癌治療剤	アナストロゾール錠	アリミデックス Ⓝ	安全性未確立
	乳癌治療剤	タモキシフェンクエン酸塩	ノルバデックス Ⓝ	
		トレミフェンクエン酸塩	フェアストン Ⓝ	
	抗エストロゲン剤/閉経後乳癌治療剤	フルベストラント	フェソロデックス Ⓙ	
	抗悪性腫瘍薬経口黄体ホルモン製剤	メドロキシプロゲステロン酢酸エステル	ヒスロン H Ⓝ	
	GnRH アゴニスト	ゴセレリン酢酸塩	ゾラデックス Ⓙ	
	LH-RH 誘導体	リュープロレリン酢酸塩	リュープリン Ⓙ, リュープリン SR Ⓙ, リュープリン PRO Ⓙ	
	抗悪性腫瘍薬	シスプラチン	ランダ Ⓙ, ブリプラチン Ⓙ, アイエーコール Ⓙ	
		ネダプラチン	アクプラ Ⓙ	
		カルボプラチン	パラプラチン Ⓙ	
		オキサリプラチン	エルプラット Ⓙ	
		エトポシド	ラステット ⓃⒿ, ベプシド ⓃⒿ	
		ペルツズマブ	パージェタ Ⓙ	
		ペムブロリズマブ	キイトルーダ Ⓙ	
		エロツズマブ	エムプリシティ Ⓙ	
		イマチニブメシル酸塩	グリベック Ⓝ	
		オシメルチニブ	タグリッソ Ⓝ	
		ニロチニブ塩酸塩水和物	タシグナ Ⓝ	

❷ 妊婦

抗悪性腫瘍薬	抗悪性腫瘍薬	ポナチニブ塩酸塩	アイクルシグ Ⓝ	
		ベキサロテン	タルグレチン Ⓝ	
	抗悪性腫瘍薬/チロシンキナーゼインヒビター	ダサチニブ	スプリセル Ⓝ	
	抗悪性腫瘍薬/キナーゼ阻害剤	ソラフェニブトシル酸塩	ネクサバール Ⓝ	
	その他の生物学的製剤抗悪性腫瘍薬	乾燥 BCG・コンノート株	イムシスト （膀胱注入）	安全性未確立
		乾燥 BCG・日本株	イムノブラダー （膀胱注入）	
	放射性医薬品	塩化ストロンチウム	メタストロン Ⓙ	
免疫抑制薬	免疫抑制薬	アザチオプリン	イムラン Ⓝ, アザニン Ⓝ	
		ミゾリビン	ブレディニン Ⓝ	
		ミコフェノール酸モフェチル	セルセプト Ⓝ	
		タクロリムス水和物	プログラフ ⓃⒿ	
			グラセプター Ⓝ	
鎮痛薬	非ステロイド性消炎・鎮痛薬 NSAIDs	アスピリン	アスピリン 処方少 Ⓝ	妊娠期間の延長，動脈管の早期閉鎖，子宮収縮の抑制，分娩時出血
		コンドロイチン硫酸エステル Na，サリチル酸 Na	カシワドール Ⓙ	安全性未確立
		アスピリン，ダイアルミネート	バファリン A330 処方少 /出産予定日 12 週以内 Ⓝ	妊娠期間の延長，動脈管の早期閉鎖，子宮収縮の抑制，分娩時出血
			バファリン A81/出産予定日 12 週以内 Ⓝ	

● 〔XVIII　女性科〕 ❷ 妊婦

大分類	中分類	一般名	商品名	禁忌の理由
鎮痛薬	非ステロイド性消炎・鎮痛剤 NSAIDs	ジクロフェナク Na	ボルタレン 内, ボルタレンサポ 坐	安全性未確立
			ボルタレン SR 内	
		イブプロフェン	ブルフェン 内	
		ケトプロフェン	カピステン 注, ケトプロフェン 注 坐	
		プラノプロフェン	ニフラン 処方少 内	
		ロキソプロフェンナトリウム水和物	ロキソニン 内	
		ロルノキシカム	ロルカム 内	
		セレコキシブ	セレコックス 内	
		メロキシカム	モービック 内	
		ケトプロフェン（経皮用）	モーラス 外 テ	
抗リウマチ薬	水溶性金製剤	金チオリンゴ酸 Na	シオゾール 注	
	ウイルソン病治療剤・金属解毒剤	ペニシラミン	メタルカプターゼ 内	
	抗リウマチ薬	メトトレキサート	リウマトレックス 内	
抗アレルギー薬	アレルギー性疾患治療剤	オキサトミド	セルテクト 処方少 内	
	抗アレルギー薬性緩和精神安定剤	ヒドロキシジン塩酸塩	アタラックス-P 内 注	
糖尿病治療薬	スルホニルウレア系経口血糖降下剤	グリメピリド	アマリール 内	胎盤を通過する
	速効型インスリン分泌促進薬	ミチグリニド Ca 水和物	グルファスト 内	安全性未確立
	経口糖尿病用剤	メトホルミン塩酸塩	グリコラン 内	
			メトグルコ 内	

260

JCOPY 498-11712

❷ 妊婦

女性科

糖尿病治療薬	インスリン抵抗性改善剤	ピオグリタゾン塩酸塩	アクトス Ⓝ	
	糖尿病食後過血糖改善剤	ミグリトール	セイブル Ⓝ	
	速効型インスリン分泌促進薬/食後過血糖改善薬配合	ミチグリニド Ca 水和物，ボグリボース配合	グルベス Ⓝ	
	選択的 DPP-4 阻害薬/チアゾリジン系薬配合	アログリプチン安息香酸塩/ピオグリタゾン塩酸塩	リオベル Ⓝ	
	選択的 DPP-4 阻害薬/ビグアナイド系薬配合剤	アログリプチン，メトホルミン	イニシンク Ⓝ	
脂質異常症治療薬	H マグネシウム-CoA 還元酵素阻害剤	プラバスタチンナトリウム	メバロチン Ⓝ	安全性未確立
		シンバスタチン	リポバス Ⓝ	
		フルバスタチンナトリウム	ローコール Ⓝ	
		ロスバスタチンカルシウム	クレストール Ⓝ	
		ピタバスタチン Ca 水和物	リバロ Ⓝ	
		アトルバスタチン Ca	リピトール Ⓝ	
	高脂血症治療剤	フェノフィブラート	トライコア Ⓝ，リピディル Ⓝ	
		ベザフィブラート	ベザトール SR Ⓝ	
痛風高尿酸血症治療薬	痛風・家族性地中海熱治療剤	コルヒチン	コルヒチン Ⓝ	
	尿酸排泄薬	ベンズブロマロン	ユリノーム Ⓝ	
女性ホルモン剤	エストラジオール	エストラジオール	エストラーナ Ⓣ	
			ジュリナ Ⓝ	

大分類	中分類	一般名	商品名	禁忌の理由
女性ホルモン剤	エストラジオール	エストラジオール	ル・エストロジェル (外ゲル)，ディビゲル (外ゲル)	安全性未確立
	持続性男性・卵胞混合ホルモン剤	エストラジオール吉草酸エステル	プロギノン・デポー (注)，ペラニンデポー (注)	
	卵胞ホルモン製剤	エストリオール	ホーリン (内)(膣錠)，エストリオール (内)(膣錠)	
	結合型エストロゲン製剤	結合型エストロゲン	プレマリン (内)	
	黄体ホルモン製剤	プロゲステロン	プロゲホルモン (注)	
	持続性黄体ホルモン製剤	ヒドロキシプロゲステロンカプロン酸エステル・油性	プロゲデポー (注)	
	黄体・卵胞ホルモン混合製剤（内服用）	ノルエチステロン・メストラノール	ソフィアA (内)，ソフィアC (内)	
	経口黄体ホルモン剤	ノルエチステロン	ノアルテン (内)	
	黄体・卵胞ホルモン混合製剤（内服用）	クロルマジノン酢酸エステル・メストラノール	ルテジオン (内)	
	黄体・卵胞ホルモン混合製剤	ヒドロキシプロゲステロンカプロン酸エステル	ルテスデポー (注)	
	経口エストラジオール・プロゲスチン配合閉経後骨粗鬆症治療剤	エストラジオール・レボノルゲストレル	ウェールナラ (内)	
	黄体・卵胞ホルモン配合	ノルゲストレル / エチニルエストラジオール	プラノバール (内)	
	経皮吸収卵胞・黄体ホルモン製剤	エストラジオール・酢酸ノルエチステロン経皮吸収型	メノエイド (貼付)	

JCOPY 498-11712

❷ 妊婦

女性科

女性ホルモン剤	経口黄体ホルモン・卵胞ホルモン混合月経困難症治療剤	ドロスピレノン・エチニルエストラジオール	ヤーズ 内	安全性未確立
	経口避妊剤	レボノルゲストレル・エチニルエストラジオール	アンジュ 21 内, トリキュラー 21 内, アンジュ 28 内, トリキュラー 28 内	血液凝固能亢進, 心血管系副作用
		ノルエチステロン・エチニルエストラジオール配合	シンフェーズ T28 内	
		デソゲストレル・エチニルエストラジオール	マーベロン 21 内, マーベロン 28 内	
	月経困難症治療剤	ノルエチステロン・エチニルエストラジオール配合	ルナベル 内	
		レボノルゲストレル・エチニルエストラジオール配合製剤	ジェミーナ 内	
	子宮内黄体ホルモン放出システム	レボノルゲストレル	ミレーナ (子宮内黄体ホルモン)	
	排卵誘発剤	クロミフェンクエン酸塩	クロミッド 内	安全性未確立
	Gn-RH 誘導体製剤	ブセレリン酢酸塩徐放性	スプレキュア 点鼻 注	
		酢酸ナファレリン	ナサニール 点鼻	
	排卵誘発剤	シクロフェニル	セキソビット 内	
	持続性男性・卵胞混合ホルモン剤	テストステロンエナント酸エステル/エストラジオール吉草酸エステル	プリモジアン・デポー 注, ダイホルモン・デポー 注	
	子宮収縮止血剤	エルゴメトリンマレイン酸塩	エルゴメトリンマレイン酸塩 注	

● 〔XVII　女性科〕 ❷ 妊婦

大分類	中分類	一般名	商品名	禁忌の理由
女性ホルモン剤	子宮収縮止血剤	メチルエルゴメトリンマレイン酸塩	メチルエルゴメトリン 内注	
	子宮内膜症治療剤	ジエノゲスト	ディナゲスト 内	
	切迫流・早産治療剤	リトドリン塩酸塩	ウテメリン 内注	
男性ホルモン剤	経口蛋白同化ステロイド剤	メテノロンエナント酸エステル	プリモボラン 内, プリモボランデポー 注	
他のホルモン製剤	下垂体成長ホルモン分泌機能検査薬	ソマトレリン酢酸塩	GRF 注	安全性未確立
	遺伝子組換え天然型ヒト成長ホルモン製剤	ソマトロピン	ジェノトロピン 注, ノルディトロピン 注	
	遺伝子組換えヒト型甲状腺疾患治療薬刺激ホルモン製剤	ヒトチロトロピンα	タイロゲン 注	
	遺伝子組換えヒト成長ホルモン製剤	ソマトロピン	ヒューマトロープ 注, グロウジェクト 注	
	無排卵性不妊症治療剤	ヒト下垂体性性腺刺激ホルモン	HMG 注	
	卵胞成熟ホルモン (FSH) 製剤	ホリトロピンα	ゴナールエフ 注	
		精製下垂体性性腺刺激ホルモン	ゴナピュール 注	
	遺伝子組換えヒト卵胞刺激ホルモン製剤	フォリトロピンベータ	フォリスチム 注	
	遺伝子組換えヒト絨毛性性腺刺激ホルモン製剤	コリオゴナドトロピンα	オビドレル 注	
	グルコシルセラミド合成酵素阻害薬	エリグルスタット酒石酸塩	サデルガ 内	
		ミグルスタット	ブレーザベス 内	
甲状腺疾患治療薬	放射性医薬品	ヨウ化メチルノルコレステノール	アドステロール-I[131] 注	副腎および性腺の被曝が多い

264

❷ 妊婦

骨・Ca代謝薬	骨代謝改善剤	エチドロン酸二ナトリウム	ダイドロネル Ⓝ	安全性未確立
	骨粗鬆症治療剤	合成カルシトニン誘導体	エルシトニン〔40単位〕Ⓙ	
		リセドロン酸 Na	ベネット 処方少 Ⓝ	
		イバンドロン酸 Na 水和物	ボンビバ Ⓝ Ⓙ	
		ゾレドロン酸水和物	リクラスト 点滴	
		エルデカルシトール	エディロール Ⓝ	
		ラロキシフェン塩酸塩	エビスタ Ⓝ	
		バゼドキシフェン酢酸塩	ビビアント Ⓝ	
		テリパラチド酢酸塩	テリボン Ⓙ	
		テリパラチド	フォルテオ Ⓙ	
	ヒト型抗 RANKL モノクローナル抗体製剤	デノスマブ	ランマーク 処方少 Ⓙ	
			プラリア Ⓙ	
	カルシウム受容体作動薬	エボカルセト	オルケディア Ⓝ	
筋弛緩薬	A 型ボツリヌス毒素製剤	A 型ボツリヌス毒素	ボトックス Ⓙ	
麻酔薬	全身麻酔・鎮静用剤	プロポフォール注剤	ディプリバン 処方少 Ⓙ, プロポフォール 処方少 Ⓙ	
中毒治療薬	酒量抑制剤	シアナミド	シアナマイト Ⓝ	
	抗酒癖剤	ジスルフィラム	ノックビン Ⓝ	
	禁煙補助薬	経皮吸収ニコチン製剤	ニコチネル TTS 貼付	
造血薬	CXCR4 ケモカイン受容体拮抗剤	プレリキサホル	モゾビル Ⓙ	

● 〔XVII　女性科〕　❷　妊婦

大分類	中分類	一般名	商品名	禁忌の理由
止血薬	下肢静脈瘤硬化剤	ポリドカノール	ポリドカスクレロール 注	安全性未確立
抗血栓薬	選択的直接作用型第 Xa 因子阻害剤	リバーロキサバン	イグザレルト 内	
	経口抗凝固剤	ワルファリン K	ワーファリン 内	
	抗血小板剤	シロスタゾール	プレタール 内	
	経口プロスタサイクリン（PGI2）誘導体製剤	ベラプロスト Na	ドルナー 内, プロサイリン 内	
	5-HT₂ ブロッカー	サルポグレラート塩酸塩	アンプラーグ 内	
	抗血小板剤	アスピリン/ダイアルミネート	バファリン配合錠 A81 内	妊婦・胎児・新生児に障害
	アスピリン/ランソプラゾール配合剤	アスピリン/ランソプラゾール配合	タケルダ 内	安全性未確立
	抗血小板剤	アスピリン	バイアスピリン 内	妊婦・胎児・新生児に障害
降圧薬	経皮吸収型・β 遮断剤	ビソプロロールフマル酸塩	ビソノテープ テ	安全性未確立
	選択的 β アンタゴニスト		メインテート 内	
	慢性心不全治療剤，高血圧・狭心症治療剤，頻脈性心房細動治療剤	カルベジロール	アーチスト 内	
	高血圧症・狭心症・不整脈治療剤，本態性振戦治療剤	アロチノロール塩酸塩	アロチノロール塩酸塩 内	
	持続性 Ca 拮抗降圧剤	シルニジピン	アテレック 内	
	高血圧症・狭心症治療薬持続性 Ca 拮抗剤	アムロジピンベシル酸塩	ノルバスク 内, アムロジン 内	
	持続性 Ca 拮抗剤（高血圧・狭心症治療剤）	ニフェジピン	アダラート 内, セパミット 内	
	持続性 Ca 拮抗剤	アゼルニジピン	カルブロック 内	

❷ 妊婦

女性科

降圧薬	高血圧症・狭心症治療剤（持続性 Ca 拮抗剤）	ベニジピン塩酸塩	コニール Ⓝ	
	持続性 Ca 拮抗剤, H マグネシウム-CoA 還元酵素阻害剤	アムロジピンベシル酸塩・アトルバスタチン Ca 水和物配合	カデュエット Ⓝ	
	持続性 Ca 拮抗剤	ジルチアゼム塩酸塩	ヘルベッサー Ⓝ Ⓙ	
	アンジオテンシン変換酵素阻害剤	イミダプリル塩酸塩	タナトリル Ⓝ	
	A-Ⅱアンタゴニスト	ロサルタン K	ニューロタン Ⓝ	
	持続性アンジオテンシンⅡ受容体拮抗剤	カンデサルタンシレキセチル	ブロプレス Ⓝ	安全性未確立
	高親和性 AT$_1$ レセプターブロッカー	オルメサルタンメドキソミル	オルメテック Ⓝ	
	選択的 AT$_1$ 受容体ブロッカー	バルサルタン	ディオバン Ⓝ	
	胆汁排泄型持続性 AT$_1$ 受容体ブロッカー	テルミサルタン	ミカルディス Ⓝ	
	長時間作用型アンジオテンシンⅡ受容体拮抗薬 ARB	イルベサルタン	アジルバ Ⓝ	
			イルベタン Ⓝ, アバプロ Ⓝ	
	持続性 ARB/利尿薬合剤	ロサルタン K・ヒドロクロロチアジド配合	プレミネント Ⓝ	
	持続性アンジオテンシンⅡ受容体拮抗薬/利尿薬配合	カンデサルタンシレキセチル/ヒドロクロロチアジド	エカード Ⓝ	
	選択的 AT$_1$ 受容体ブロッカー/持続性 Ca 拮抗薬合剤	バルサルタン/アムロジピンベシル酸塩配合	エックスフォージ Ⓝ	
	高親和性 ARB/持続性 Ca 拮抗薬配合	オルメサルタン メドキソミル/アゼルニジピン配合	レザルタス Ⓝ	

JCOPY 498-11712

267

● 〔XVII 女性科〕 ❷ 妊婦

大分類	中分類	一般名	商品名	禁忌の理由
降圧薬	長時間作用型 ARB／持続性 Ca 拮抗薬配合	イルベサルタン／アムロジピンベシル酸塩配合	アイミクス Ⓝ	
	胆汁排泄型持続性 AT₁受容体ブロッカー／持続性 Ca 拮抗薬合剤	テルミサルタン／アムロジピンベシル酸塩配合	ミカムロ Ⓝ	
	持続性アンジオテンシンⅡ受容体拮抗薬／持続性 Ca 拮抗薬配合	カンデサルタン シレキセチル／アムロジピン配合	ユニシア Ⓝ	
抗不整脈治療薬	不整脈治療剤	フレカイニド酢酸塩	アスペノン Ⓝ注	安全性未確立
			タンボコール Ⓝ注	
	Ca 拮抗性不整脈・虚血性心疾患治療剤	ベラパミル塩酸塩	ワソラン Ⓝ	
	頻脈性不整脈・狭心症治療剤	ベプリジル塩酸塩水和物	ベプリコール Ⓝ	
血管拡張薬	プロスタグランジン E₁ 製剤	アルプロスタジル	パルクス 注, リプル 注, プリンク 注	
		アルプロスタジル アルファデクス	プロスタンディン 注射用 20μg 注, 点滴 500μg 注	
	経口プロスタグランジン E₁ 誘導体製剤	リマプロスト アルファデクス	オパルモン Ⓝ, プロレナール Ⓝ	
胃腸機能調整薬	消化管運動機能賦活剤	アクラトニウムナパジシル酸塩	アボビス Ⓝ	
	消化管運動改善剤	ドンペリドン錠	ナウゼリン Ⓝ	
	食欲抑制剤	マジンドール	サノレックス 処方少 Ⓝ	
消化性潰瘍治療薬	ヘリコバクター・ピロリ除菌治療剤	ラベプラゾールナトリウム／アモキシシリン水和物／クラリスロマイシン配合	ラベファイン Ⓝ	

268

❷ 妊婦

消化性潰瘍治療薬	ヘリコバクター・ピロリ除菌治療剤	ランソプラゾール/アモキシシリン/メトロニダゾール	ランピオン Ⓝ	
		タケキャブ/アモリン（アモキシシリン）/フラジールメトロニダゾール)	ボノピオン Ⓝ	
痔治療薬	痔疾用剤	硫酸アルミニウムK水和物・タンニン酸注	ジオン 注	
下剤	クロライドチャネルアクチベーター	ルビプロストン	アミティーザ Ⓝ	
肝疾患治療薬	抗ウイルス薬	リバビリン	レベトール Ⓝ,コペガス Ⓝ	安全性未確立
	抗ウイルス薬/HCV NS5A複製複合体阻害剤	ダクラタスビル塩酸塩	ダクルインザ Ⓝ	
		ダクラタスビル塩酸塩・アスナプレビル他	ジメンシー Ⓝ	
胆道疾患治療薬	経口胆石溶解剤	ケノデオキシコール酸	チノ Ⓝ	
抗精神病薬他	精神神経安定剤	フルフェナジンデカン酸	フルデカシン 注	
	抗精神病薬他病剤	ハロペリドール	セレネース Ⓝ注	
	持効性抗精神病薬他病剤	ハロペリドールデカン酸エステル	ハロマンス 注,ネオペリドール 注	
	抗精神病薬他病剤	チミペロン	トロペロン 注	
	躁病・躁状態治療剤	炭酸リチウム	リーマス Ⓝ	
	注意欠陥/多動性障害治療剤	グアンファシン塩酸塩	インチュニブ Ⓝ	
抗てんかん薬	抗てんかん薬	フェノバルビタールナトリウム凍結乾燥製剤	ノーベルバール 注	

JCOPY 498-11712

269

● 〔XVII　女性科〕　❷　妊婦

大分類	中分類	一般名	商品名	禁忌の理由
抗てんかん薬	小児用催眠・鎮静・抗けいれん剤	フェノバルビタールナトリウム凍結乾燥製剤	ワコビタール ㊙,ルピアール ㊙	安全性未確立
片頭痛治療薬	片頭痛治療薬治療剤	塩酸ロメリジン	ミグシス ㊤	
パーキンソン病治療薬	パーキンソン病治療薬病治療剤	タリペキソール塩酸塩	ドミン 処方少 ㊤	
	ドパミン作動性パーキンソン病治療薬病治療剤レストレスレッグス症候群治療剤	プラミペキソール塩酸塩水和物	ビ・シフロール ㊤	
	ドパミン作動性パーキンソン病治療薬	プラミペキソール塩酸塩	ミラペックス ㊤	
	ドパミン作動性パーキンソン病治療薬，レストレスレッグス症候群治療剤	ロチゴチン経皮吸収型	ニュープロ ㊦	
	徐放性ドパミン　D2受容体系作動薬	ロピニロール塩酸塩	レキップ ㊤	
	精神活動改善剤パーキンソン病治療薬症候群治療剤抗A型インフルエンザウイルス剤	アマンタジン塩酸塩	シンメトレル ㊤	
	ノルアドレナリン作動性神経機能改善剤	ドロキシドパ	ドプス ㊤	
	レボドパ賦活型パーキンソン病治療薬病治療薬	ゾニサミド	トレリーフ ㊤	
自律神経作用薬他	コリン類似薬	アセチルコリン塩化物	オビソート ㊟	
	副交感神経亢進剤	ベタネコール塩化物	ベサコリン ㊤	
	遺伝子組換え型インターフェロンβ-1a製剤	インターフェロンβ-1a	アボネックス ㊟	
		インターフェロン-β-1b	ベタフェロン ㊟	

270

❸ 子宮内膜増殖症〔未治療〕

泌尿器・生殖器用薬	選択的β₃アドレナリン受容体作動性過活動膀胱治療剤	ミラベグロン錠	ベタニス 内	
眼科用薬	加齢黄斑変性治療薬	アフリベルセプト硝子体内注	アイリーア 注	安全性未確立
	蛍光眼底造影剤	フルオレセイン	フルオレサイト 注	
	点眼液	タクロリムス水和物懸濁点眼液	タリムス 処方少 点眼	
皮膚科用薬	アトピー性皮膚炎治療剤（免疫抑制薬外用剤）	タクロリムス水和物	プロトピック 軟膏	
	PDE4阻害剤	アプレミラスト	オテズラ 内	
	プロスタグランジンE₁製剤	アルプロスタジルアルファデクス軟膏	プロスタンディン 軟膏	
造影剤	子宮卵管・関節用造影剤	イオトロラン	イソビスト〔300〕注	
	造影剤	ヨード化ケシ油脂肪酸エチルエステル	リピオドール 注	

❸ 子宮内膜増殖症〔未治療〕 11件

　子宮内膜の細胞が子宮以外の場所で増殖した状態である．細胞は子宮内膜と同様の構造を有しているので，ホルモンの周期にあわせて内膜の増殖や剥離が生じる．内膜症は不妊症の原因の一つと考えられている．

禁忌医薬品

● すべて女性ホルモン剤　　子宮内膜増殖症は細胞異型を伴う場合があるため．

大分類	中分類	一般名	商品名	禁忌の理由
女性ホルモン剤	エストラジオール	エストラジオール	ジュリナ 内	細胞異型悪化
			エストラーナ テ	
			ル・エストロジェル 外，ディビゲル 外	

● 〔XⅧ　女性科〕　❹　異常性器出血〔診断未確定〕

大分類	中分類	一般名	商品名	禁忌の理由
女性ホルモン剤	持続性男性・卵胞混合ホルモン剤	エストラジオール吉草酸エステル	プロギノン・デポー ㊟，ベラニンデポー ㊟	
	卵胞ホルモン製剤	エチニルエストラジオール	プロセキソール ㊥	細胞異型悪化
		エストリオール	ホーリン ㊥，エストリール ㊥	
	結合型エストロゲン製剤	結合型エストロゲン	プレマリン ㊥	
	黄体・卵胞ホルモン混合製剤（内服用）	ノルエチステロン・メストラノール	ソフィア A ㊥	
	経口エストラジオール・プロゲスチン配合閉経後骨粗鬆症治療剤	エストラジオール・レボノルゲストレル	ウェールナラ ㊥	
	経皮吸収卵胞・黄体ホルモン製剤	エストラジオール・酢酸ノルエチステロン経皮吸収型	メノエイド ㊡	
	持続性男性・卵胞混合ホルモン剤	テストステロンエナント酸エステル/エストラジオール吉草酸エステル	プリモジアン・デポー ㊟，ダイホルモン・デポー ㊟	

❹ 異常性器出血〔診断未確定〕 27件

　　異常出血の主な原因としては，外傷・妊娠に関連するもの・腫瘍・月経異常が挙げられる．他にはホルモンバランスの乱れ，子宮内膜症，性感染症，細菌性・萎縮性腟炎，卵管炎も原因となる．

禁忌医薬品
● 女性ホルモン剤 22件 ［内ピル 3件］　　病因を見のがす．

大分類	中分類	一般名	商品名	禁忌の理由
抗悪性腫瘍薬	抗悪性腫瘍薬経口黄体ホルモン製剤	メドロキシプロゲステロン酢酸エステル	ヒスロン H ㊥	病因を見のがす

272

❹ 異常性器出血〔診断未確定〕

XⅧ 女性科

抗悪性腫瘍薬	GnRH アゴニスト	ゴセレリン酢酸塩	ゾラデックス 注	原因疾患悪化
	LH-RH 誘導体	リュープロレリン酢酸塩	リュープリン 注, リュープリン SR 注, リュープリン PRO 注	
女性ホルモン剤	エストラジオール	エストラジオール	エストラーナ テ	出血が子宮内膜癌では, 癌の悪化・顕性化
			ジュリナ 内	
			ル・エストロジェル 外ゲル, ディビゲル 外ゲル	
	持続性男性・卵胞混合ホルモン剤	エストラジオール吉草酸エステル	プロギノン・デポー 注, ペラニンデポー 注	
	卵胞ホルモン製剤	エストリオール	ホーリン 内, エストリール 内	
	結合型エストロゲン製剤	結合型エストロゲン	プレマリン 内	
	黄体ホルモン剤	プロゲステロン	ルテウム 膣錠, ウトロゲスタン 膣錠, ワンクリノン 膣錠, ルティナス 処方少 膣錠	
	抗悪性腫瘍薬経口黄体ホルモン製剤	メドロキシプロゲステロン酢酸エステル	ヒスロン 内, プロベラ 内	病因を見のがす
	経口エストラジオール・プロゲスチン配合閉経後骨粗鬆症治療剤	エストラジオール・レボノルゲストレル	ウェールナラ 内	出血が子宮内膜癌では, 癌の悪化・顕性化
	黄体・卵胞ホルモン配合	ノルゲストレル / エチニルエストラジオール	プラノバール 内	悪性腫瘍の症状悪化
	経皮吸収卵胞・黄体ホルモン製剤	エストラジオール / 酢酸ノルエチステロン経皮吸収型	メノエイド 貼付	出血が子宮内膜癌では, 癌の悪化・顕性化

● 〔XVII　女性科〕　❹ 異常性器出血〔診断未確定〕

大分類	中分類	一般名	商品名	禁忌の理由
女性ホルモン剤	経口黄体ホルモン・卵胞ホルモン混合月経困難症治療剤	ドロスピレノン /エチニルエストラジオール	ヤーズ ⓘ	出血が性器癌では悪化
	経口避妊剤	レボノルゲストレル /エチニルエストラジオール	アンジュ 21 ⓘ,トリキュラー 21 ⓘ, アンジュ 28 ⓘ, トリキュラー 28 ⓘ	
		ノルエチステロン/エチニルエストラジオール配合	シンフェーズ T28 ⓘ	
		デソゲストレル /エチニルエストラジオール	マーベロン 21 ⓘ,マーベロン 28 ⓘ	
	月経困難症治療剤	ノルエチステロン/エチニルエストラジオール配合	ルナベル ⓘ	
		レボノルゲストレル・エチニルエストラジオール配合製剤	ジェミーナ ⓘ	
	子宮内黄体ホルモン放出システム	レボノルゲストレル	ミレーナ（子宮内黄体ホルモン）	
	Gn-RH 誘導体製剤	ブセレリン酢酸塩徐放性	スプレキュア（点鼻）（注）	悪性腫瘍のおそれ
	持続性男性・卵胞混合ホルモン剤	テストステロンエナント酸エステル/エストラジオール吉草酸エステル	プリモジアン・デポー（注）, ダイホルモン・デポー（注）	出血が性器癌では悪化
	Gn-RH 誘導体製剤	酢酸ナファレリン	ナサニール（点鼻）	悪性腫瘍のおそれ
	子宮内膜症治療剤	ジエノゲスト	ディナゲスト ⓘ	
他のホルモン製剤	遺伝子組換えヒト卵胞刺激ホルモン（FSH）製剤	ホリトロピンα	ゴナールエフ（注）	悪性腫瘍の疑い
		フォリトロピンβ	フォリスチム（注）	

274　JCOPY 498-11712

❺ 卵巣嚢腫・卵巣腫大

他のホルモン製剤	遺伝子組換えヒト絨毛性性腺刺激ホルモン製剤	コリオゴナドトロピンα	オピドレル 注	悪性腫瘍の疑い

❺ 卵巣嚢腫・卵巣腫大 7件

　卵巣にはいろいろの種類の腫瘍ができ，その発生頻度も高い．卵巣嚢腫は一般的に大きくなる傾向が強い．腫瘍の好発年齢は 30〜40 歳．

禁忌医薬品

- 他のホルモン剤 5件 もすべて女性ホルモンに関連する　　卵胞刺激作用によりその症状を悪化させる．
- 女性ホルモン剤 2件 　　卵胞刺激ホルモン分泌作用により，これらの症状が増悪する．

大分類	中分類	一般名	商品名	禁忌の理由
女性ホルモン剤	排卵誘発剤	クロミフェンクエン酸塩	クロミッド 内	さらに卵巣腫大
		シクロフェニル	セキソビット 内	症状増悪
他のホルモン製剤	無排卵性不妊症治療剤	ヒト下垂体性性腺刺激ホルモン	HMG 注	
	遺伝子組換えヒト卵胞刺激ホルモン（FSH）製剤	ホリトロピンα	ゴナールエフ 注	
	卵胞成熟ホルモン（FSH）製剤	精製下垂体性性腺刺激ホルモン	ゴナピュール 注	症状悪化
	遺伝子組換えヒト卵胞刺激ホルモン製剤	フォリトロピンβ	フォリスチム 注	
	遺伝子組換えヒト絨毛性性腺刺激ホルモン製剤	コリオゴナドトロピンα	オピドレル 注	

●〔XVII　女性科〕 ❼ 授乳婦

❻ 骨盤腔内に炎症，発熱 2件

骨盤内臓器とは直腸，膀胱，尿管であり，女性ではこれらに子宮と卵巣が加わる．炎症は女性により多い．

大分類	中分類	一般名	商品名	禁忌の理由
女性ホルモン剤	子宮内黄体ホルモン放出システム	レボノルゲストレル	ミレーナ（子宮内黄体ホルモン）	骨盤内炎症性疾患（PID）
	プロスタグランジンE₁誘導体製剤	ゲメプロスト	プレグランディン（膣坐）	炎症・感染増悪

❼ 授乳婦 42件

乳汁への移行の有無と薬剤そのものの影響が判断の基準となる．

> **禁忌医薬品**
> - 抗悪性腫瘍 5件 　動物実験（ラット）において乳汁移行が認められている．また，動物実験（ラット）で授乳期に薬剤を投与した場合，出生児において生存率の低値等が認められている．
> - 女性ホルモン 12件 ［内ピル 3件 ］　動物実験で乳汁中へ移行することが報告されている．
> - 脂質異常症治療薬 7件 　動物実験（ラット）で乳汁中へ移行することが報告されている．

大分類	中分類	一般名	商品名	禁忌の理由
抗悪性腫瘍薬	アロマターゼ阻害剤/閉経後乳癌治療剤	アナストロゾール錠	アリミデックス（内）	安全性未確立
	乳癌治療剤	トレミフェンクエン酸塩	フェアストン（内）	
	抗エストロゲン剤/閉経後乳癌治療剤	フルベストラント	フェソロデックス（注）	
	GnRHアゴニスト	ゴセレリン酢酸塩	ゾラデックス（注）	
	LH-RH誘導体	リュープロレリン酢酸塩	リュープリン（注），リュープリンSR（注），リュープリンPRO（注）	

276

❼ 授乳婦

XVIII 女性科

抗リウマチ薬	水溶性金製剤	金チオリンゴ酸 Na	シオゾール ㊟	母乳中への移行
	抗リウマチ薬	メトトレキサート	リウマトレックス ㋑	
脂質異常症治療薬	H マグネシウム-CoA 還元酵素阻害剤	プラバスタチン Na	メバロチン ㋑	安全性未確定
		シンバスタチン	リポバス ㋑	
		フルバスタチン Na	ローコール ㋑	
		ロスバスタチン Ca	クレストール ㋑	
		ピタバスタチン Ca 水和物	リバロ ㋑	
		アトルバスタチン Ca	リピトール ㋑	
	高脂血症治療剤	フェノフィブラート	トライコア ㋑, リピディル ㋑	
女性ホルモン剤	エストラジオール	エストラジオール	エストラーナ ㋹	母乳中への移行
			ジュリナ ㋑	
			ル・エストロジェル ㋷, ディビゲル ㋷	
	経口エストラジオール・プロゲスチン配合閉経後骨粗鬆症治療剤	エストラジオール/レボノルゲストレル	ウェールナラ ㋑	
	経口黄体ホルモン・卵胞ホルモン混合月経困難症治療剤	ドロスピレノン/エチニルエストラジオール	ヤーズ ㋑	
	経口避妊剤	レボノルゲストレル/エチニルエストラジオール	アンジュ 21 ㋑, トリキュラー 21 ㋑, アンジュ 28 ㋑, トリキュラー 28 ㋑	母乳の量的質的低下, 母乳中への移行, 児において黄疸, 乳房腫大
		ノルエチステロン/エチニルエストラジオール配合	シンフェーズ T28 ㋑	
		デソゲストレル/エチニルエストラジオール	マーベロン 21 ㋑, マーベロン 28 ㋑	

277

● 〔XVII　女性科〕　❼ 授乳婦

大分類	中分類	一般名	商品名	禁忌の理由
女性ホルモン剤	月経困難症治療剤	ノルエチステロン/エチニルエストラジオール配合	ルナベル 内	母乳の量的質的低下,母乳中への移行,児において黄疸,乳房腫大
		レボノルゲストレル・エチニルエストラジオール配合製剤	ジェミーナ 内	
	Gn-RH 誘導体製剤	ブセレリン酢酸塩徐放性	スプレキュア 点鼻 注	
		酢酸ナファレリン	ナサニール 点鼻	
他のホルモン製剤	遺伝子組換えヒト型甲状腺疾患治療薬刺激ホルモン製剤	ヒトチロトロピンアルファ	タイロゲン 注	安全性未確立
	遺伝子組換えヒト卵胞刺激ホルモン（FSH）製剤	ホリトロピンα	ゴナールエフ 注	
		フォリトロピンβ	フォリスチム 注	
甲状腺疾患治療薬	放射性医薬品	ヨウ化メチルノルコレステノール	アドステロール-I^131 注	副腎及び性腺の被曝が多い
骨・Ca代謝薬	骨粗鬆症治療剤	エルデカルシトール	エディロール 内	安全性未確立
		ラロキシフェン塩酸塩	エビスタ 内	
		バゼドキシフェン酢酸塩	ビビアント 内	
筋弛緩薬	A型ボツリヌス毒素製剤	A型ボツリヌス毒素	ボトックス 注	
麻酔薬	全身麻酔・鎮静用剤	プロポフォール注	ディプリバン 処方少 注, プロポフォール 処方少 注	ヒト胎児へ移行する
中毒治療薬	禁煙補助薬	経皮吸収ニコチン製剤	ニコチネル TTS 貼付	安全性未確立
降圧薬	持続性 Ca 拮抗薬, H マグネシウム-CoA 還元酵素阻害剤	アムロジピンベシル酸塩・アトルバスタチン Ca 水和物配合	カデュエット 内	

278　JCOPY 498-11712

⑨ 子宮形態異常・子宮肥大

痔治療薬	痔疾用剤	硫酸アルミニウムK水和物・タンニン酸注	ジオン 注	安全性未確立
肝疾患治療薬	抗ウイルス薬	リバビリン	レベトール 内, コペガス 内	
パーキンソン病治療薬	精神活動改善剤パーキンソン病治療薬症候群治療剤抗A型インフルエンザウイルス剤	アマンタジン塩酸塩	シンメトレル 内	母乳中への移行
泌尿器・生殖器用薬	経皮吸収型 過活動膀胱治療剤	オキシブチニン塩酸塩経皮吸収型製剤	ネオキシ テ	安全性未確立
	選択的β₃アドレナリン受容体作動性過活動膀胱治療剤	ミラベグロン錠	ベタニス 内	

⑧ 強度の子宮出血で子宮内感染合併 1件

大分類	中分類	一般名	商品名	禁忌の理由
女性ホルモン剤	切迫流・早産治療剤	リトドリン塩酸塩	ウテメリン 注内	妊娠継続危険

⑨ 子宮形態異常・子宮肥大 2件

　症状がなければ治療の必要はないが，不妊や流産の原因と診断された場合には，子宮を正常なかたちに整える手術を行う．

大分類	中分類	一般名	商品名	禁忌の理由
女性ホルモン剤	子宮内黄体ホルモン放出システム	レボノルゲストレル	ミレーナ 子宮内黄体ホルモン	正確な位置への装着困難
	子宮内膜症治療剤	ジエノゲスト	ディナゲスト 内	出血症状増悪，大量出血

JCOPY 498-11712

279

● 〔XⅦ　女性科〕　⓾　腟炎

⓾　腟炎　1件

　トリコモナス原虫，真菌，大腸菌などによる炎症．帯下，瘙掻痒，排尿痛を訴える．

大分類	中分類	一般名	商品名	禁忌の理由
女性ホルモン剤	子宮内黄体ホルモン放出システム	レボノルゲストレル	ミレーナ （子宮内黄体ホルモン）	骨盤内炎症性疾患（PID）

❶ 新生児，低出生体重児，乳児

XIX　小児

　著者の知る限りにおいて，まず全ての対象で，安全性は確立していないと記載されている．

❶ 新生児，低出生体重児，乳児　22件

大分類	中分類	一般名	商品名	禁忌の理由
抗菌薬	セフェム系	セフォチアム塩酸塩	パンスポリン 注(筋)	安全性未確立
	クロラムフェニコール系	クロラムフェニコール	クロマイ 内	過量投与でグレイ症候群
		クロラムフェニコールコハク酸エステルNa	クロロマイセチンサクシネート 注	
	合成抗菌剤	ST：スルファメトキサゾール/トリメトプリム合剤	バクタ 内注，バクトラミン 内注	安全性未確立
抗ウイルス（HIV）薬	抗ウイルス薬化学療法剤	ダルナビル エタノール付加物	プリジスタ 内	
	HIV プロテアーゼ阻害薬	コビシスタット含む	プレジコビックス 内	
抗寄生虫薬	抗マラリア剤	メフロキン塩酸塩	メファキン 内	
鎮痛薬	解熱鎮痛消炎剤	アスピリン/ダイアルミネート	バファリン A81 内	錠剤なので飲めない
抗リウマチ薬	抗リウマチ薬	サラゾスルファピリジン	アザルフィジンEN 腸溶	
抗アレルギー薬	抗ヒスタミン剤	クロルフェニラミンマレイン酸塩	クロルフェニラミンマレイン酸塩 内，クロダミン 注	安全性未確立
		d-クロルフェニラミンマレイン酸塩	ポララミン 内注	
	抗アレルギー薬	シプロヘプタジン塩酸塩水和物	ペリアクチン 内	

JCOPY 498-11712

281

● 〔XIX　小児〕❷ 乳幼児，2歳未満

大分類	中分類	一般名	商品名	禁忌の理由
抗血栓薬	抗血小板剤	アスピリン／ダイアルミネート	バファリン配合錠 A81 ⓘ	安全性 未確立
		アスピリン	バイアスピリン ⓘ	
呼吸器障害 改善薬	呼吸促進剤	ドキサプラム塩酸塩水和物	ドプラム 注	
腸疾患 治療薬	止瀉剤	ロペラミド塩酸塩	ロペミン ⓘ	
	潰瘍性大腸炎治療剤	サラゾスルファピリジン	サラゾピリン ⓘ 坐	高ビリルビン血症
肝疾患 治療薬	ペグインターフェロン-α-2a 製剤	ペグインターフェロン α-2a	ペガシス 注	安全性 未確立
抗てんかん薬	小児用抗けいれん剤	ジアゼパム	ダイアップ 坐	
眼科用薬	緑内障治療薬	ブリモニジン酒石酸塩	アイファガン 点眼	
皮膚科用薬	アトピー性皮膚炎治療剤（免疫抑制薬外用剤）	タクロリムス水和物	プロトピック 外	
	外用感染治療剤	スルファジアジン銀	ゲーベン 外	

❷ 乳幼児，2歳未満 `12件`

大分類	中分類	一般名	商品名	禁忌の理由
抗菌薬	広範囲経口抗菌剤	ノルフロキサシン	バクシダール 小児用ⓘ	安全性 未確立
予防接種	細菌ワクチン類	肺炎球菌ワクチン	ニューモバックス NP 注	
鎮痛薬	総合感冒剤	サリチルアミド／アセトアミノフェン他	PL ⓘ，幼児用 PL ⓘ	
抗アレルギー薬	抗ヒスタミン剤抗パーキンソン病治療剤	プロメタジン塩酸塩	ピレチア ⓘ，ヒベルナ ⓘ注	
麻薬	ノイロレプトアナルゲシア用麻酔剤	フェンタニルクエン酸塩／ドロペリドール	タラモナール 注	

麻酔薬	局所麻酔剤	アミノ安息香酸エステル	アミノ安息香酸エステル ⓃⓍ外	
	麻酔用神経遮断剤	ドロペリドール注	ドロレプタン ⓐ注	
痔治療薬	痔疾用剤	リドカイン/アミノ安息香酸エチル/次没食子酸ビスマス	ヘルミチンS ⓐ坐	
耳鼻科用薬	点鼻用（ステロイド含む）	塩酸テトラヒドロゾリン液（プレドニゾロン含有）	コールタイジン ⓐ点鼻	安全性未確立
	点鼻用	トラマゾリン塩酸塩	トラマゾリン ⓐ点鼻	
		ナファゾリン硝酸塩	プリビナ ⓐ鼻用 ⓐ咽頭用	
皮膚科用薬	アトピー性皮膚炎治療剤（免疫抑制薬外用剤）	タクロリムス水和物	プロトピック ⓐ小児用外	

❸ 小児 14件

大分類	中分類	一般名	商品名	禁忌の理由
抗菌薬	広範囲経口抗菌剤	オフロキサシン	タリビッド Ⓝ内	
	広範囲経口抗菌製剤	レボフロキサシン水和物	クラビット Ⓝ内ⓐ注	
	ニューキノロン系注射用抗菌剤	シプロフロキサシン	シプロキサン Ⓝ内ⓐ注	
	ニューキノロン系経口抗菌剤	パズフロキサシンメシル酸塩	パシル ⓐ注, パズクロス ⓐ注	
		モキシフロキサシン塩酸塩	アベロックス Ⓝ内	安全性未確立
		プルリフロキサシン	スオード Ⓝ内	
	広範囲経口抗菌製剤	シタフロキサシン水和物	グレースビット Ⓝ内	
	ニューキノロン系経口抗菌剤	メシル酸ガレノキサシン水和物	ジェニナック Ⓝ内	

● 〔XIX 小児〕 ❺ ガラクトース血症

大分類	中分類	一般名	商品名	禁忌の理由
抗悪性腫瘍薬	前立腺癌治療剤	ビカルタミド	カソデックス Ⓝ	男子小児の生殖器官の正常発育に影響
女性ホルモン剤	持続性男性・卵胞混合ホルモン剤	テストステロンエナント酸エステル/エストラジオール吉草酸エステル	プリモジアン・デポー Ⓙ，ダイホルモン・デポー Ⓙ	安全性未確立
骨・Ca代謝薬	骨代謝改善剤	エチドロン酸二ナトリウム	ダイドロネル Ⓝ	
胃腸機能調整薬	食欲抑制剤	マジンドール	サノレックス 処方少 Ⓝ	
泌尿器・生殖器用薬	5α還元酵素阻害薬前立腺肥大症治療薬	デュタステリド	アボルブ Ⓝ	
皮膚科用薬	アトピー性皮膚炎治療剤（免疫抑制薬外用剤）	タクロリムス水和物	プロトピック Ⓖ	

❹ 高ビリルビン血症の未熟児，新生児 1件

大分類	中分類	一般名	商品名	禁忌の理由
抗菌薬	セフェム系	セフトリアキソンナトリウム水和物	ロセフィン Ⓙ	核黄疸

❺ ガラクトース血症 2件

母乳やミルクに多く含まれる乳糖の構成成分であるガラクトースの先天性代謝異常．生後2週間以内に哺乳力低下，嘔吐，下痢，体重増加不良，白内障，肝機能異常，敗血症，髄膜炎から死亡することがある．

禁忌医薬品

- 肝疾患治療薬 2件 分子中にガラクトース骨格を含むため，腸内細菌により分解されてガラクトースが生成される．

❼ NADPH 還元酵素欠損症

大分類	中分類	一般名	商品名	禁忌の理由
肝疾患治療薬	生理的腸管機能改善・高アンモニア血症用剤	ラクツロースシロップ	モニラック 内, ラクツロース 内	症状悪化
	高アンモニア血症治療剤	ラクチトール水和物製剤	ポルトラック 内	

❻ 遺伝性果糖不耐症 3件

フルクトース不耐症とも呼ばれる．遺伝的にアルドラーゼ B を欠損している．フルクトースを摂取すると低血糖，悪心，嘔吐，下痢などが生じる．

禁忌医薬品

- 利尿薬 2件　果糖が正常に代謝されず，低血糖症等が発現し，さらに肝不全や腎不全が起こる．

大分類	中分類	一般名	商品名	禁忌の理由
血液製剤	血漿分画製剤（液状・静注用ヒト免疫グロブリン製剤）	ヒト免疫グロブリン G	献血ヴェノグロブリン IH 注	低血糖，肝不全，腎不全
利尿薬	頭蓋内圧亢進・頭蓋内浮腫治療剤眼圧降下剤	濃グリセリン，果糖の配合	グリセオール 注	重篤な低血糖症
	脳圧降下，浸透圧利尿薬	D-マンニトール，D-ソルビトール	マンニットール S 注	血中果糖増加

❼ NADPH 還元酵素欠損症 1件

NADPH 還元酵素が欠損すると活性酸素の除去が低下して，脂質過酸化反応が生じて溶血が起きる．

大分類	中分類	一般名	商品名	禁忌の理由
中毒治療薬	メトヘモグロビン血症治療剤	メチルチオニニウム塩化物水和物	メチレンブルー 処方少 注	メトヘモグロビン血症の増悪，溶血

● 〔ⅩⅨ　小児〕 ⓫ アルギナーゼ欠損症〔アルギニン血症〕

❽ 小児〔集中治療における人工呼吸中の鎮静〕 1件

大分類	中分類	一般名	商品名	禁忌の理由
麻酔薬	全身麻酔・鎮静用剤	プロポフォール注剤	ディプリバン 処方少 注，プロポフォール 処方少 注	外国で集中治療中の死亡

❾ 先天性 G-6PD 欠乏症 1件

溶血性貧血を起こす．ヒトの酵素欠損症としては最多の疾患．

大分類	中分類	一般名	商品名	禁忌の理由
鎮痛薬	解熱剤	スルピリン水和物	メチロン 注	海外で溶血性貧血の報告

❿ ローター症候群〔ローター型高ビリルビン血症〕 1件

常染色体劣性遺伝のビリルビン異常疾患であり，瘙痒感を伴わない黄疸を呈する．

大分類	中分類	一般名	商品名	禁忌の理由
女性ホルモン剤	黄体・卵胞ホルモン配合	ノルゲストレル／エチニルエストラジオール	プラノバール 内	症状悪化

⓫ アルギナーゼ欠損症〔アルギニン血症〕 1件

アンモニアは肝臓で最終的にアルギニンから無害な尿素とオルニチンに分解される．この尿素サイクルの最終段階の酵素がアルギナーゼであり，その欠損症ではアルギニンの血中濃度が上昇する．

大分類	中分類	一般名	商品名	禁忌の理由
他のホルモン製剤	尿素サイクル異常症薬	L-アルギニン塩酸塩	アルギU 処方少 内注	アルギニン血症増悪

⑭ 先天性奇形プラダーウィリー症候群で高度な肥満または重篤な呼吸器障害

⑫ リジン尿性蛋白不耐症でアルギニンの 吸収阻害が強い 1件

　適応症はリジン尿性蛋白不耐症（ただし，アルギニンの吸収阻害が強い患者を除く）であり，投与すると下痢を起こす.

大分類	中分類	一般名	商品名	禁忌の理由
他のホルモン製剤	尿素サイクル異常症薬	L-アルギニン塩酸塩	アルギU 処方少 内注	下痢

⑬ 成長期の小児で結合組織の代謝障害 1件

　結合組織異常を起こすおそれがある.

大分類	中分類	一般名	商品名	禁忌の理由
抗リウマチ薬	ウイルソン病治療剤・金属解毒剤	ペニシラミン	メタルカプターゼ（関節リウマチ）内	結合組織異常

⑭ 先天性奇形プラダーウィリー症候群で 高度な肥満または重篤な呼吸器障害 1件

　視床下部の先天的な機能障害があり，満腹中枢をはじめ体温，呼吸中枢などの異常が生じる.

大分類	中分類	一般名	商品名	禁忌の理由
他のホルモン製剤	遺伝子組換え天然型ヒト成長ホルモン製剤	ソマトロピン	ジェノトロピン注	死亡例の報告

● 〔XX　がん，腫瘍〕　❷ 女性生殖器癌

XX　がん，腫瘍

❶ 悪性腫瘍 4件

大分類	中分類	一般名	商品名	禁忌の理由
他のホルモン製剤	遺伝子組換えヒト成長ホルモン製剤	ソマトロピン	ジェノトロピン注, ノルディトロピン注	腫瘍悪化
			ヒューマトロープ注, グロウジェクト注	
中毒治療薬	鉄キレート剤	デフェラシロクス	エクジェイド内	重篤な副作用
			ジャドニュ内	

❷ 女性生殖器癌 2件

大分類	中分類	一般名	商品名	禁忌の理由
女性ホルモン剤	黄体ホルモン剤	プロゲステロン	ルテウム膣錠, ウトロゲスタン膣錠, ワンクリノン膣錠, ルティナス処方少膣錠	症状悪化
	子宮内黄体ホルモン放出システム	レボノルゲストレル	ミレーナ子宮内黄体ホルモン	癌悪化

❸ エストロゲン依存性悪性腫瘍〔乳癌，子宮内膜癌〕 30件

　乳癌は女性のがんとしては大腸癌に次いで多い．発症する年代は40歳代後半から50歳代にかけてがもっとも多く，とくに閉経後に急増する．子宮頸癌は若年層に増加傾向がみられ，逆に子宮内膜癌は閉経後の女性に増えている．更年期以降で肥満や高血圧，糖尿病など生活習慣病がある場合には子宮内膜癌や卵巣癌の発生リスクは高くなる．

> **禁忌医薬品**
> ● 女性ホルモン剤 23件　　瘍の悪化あるいは顕性化を促す．

大分類	中分類	一般名	商品名	禁忌の理由
抗悪性腫瘍薬	抗悪性腫瘍薬経口黄体ホルモン製剤	メドロキシプロゲステロン酢酸エステル	ヒスロンH 内	病因を見のがす
女性ホルモン剤	エストラジオール	エストラジオール	エストラーナ テ	腫瘍の悪化・顕性化，乳癌再発リスク
			ジュリナ 内	腫瘍の悪化・顕性化，母乳中への移行
			ル・エストロジェル 外，ディビゲル 外	
	持続性男性・卵胞混合ホルモン剤	エストラジオール吉草酸エステル	プロギノン・デポー 注，ペラニンデポー 注	
	卵胞ホルモン製剤	エチニルエストラジオール	プロセキソール 内	
		エストリオール	ホーリン 内注 膣錠，エストリオール 内注膣錠	
	結合型エストロゲン製剤	結合型エストロゲン	プレマリン 内	
	黄体ホルモン剤	プロゲステロン	ルテウム 膣錠，ウトロゲスタン 膣錠，ワンクリノン 膣錠，ルティナス 処方少 膣錠	症状悪化

● 〔XX　がん，腫瘍〕　❸ エストロゲン依存性悪性腫瘍〔乳癌，子宮内膜癌〕

大分類	中分類	一般名	商品名	禁忌の理由
女性ホルモン剤	黄体・卵胞ホルモン混合製剤（内服用）	ノルエチステロン/メストラノール	ソフィア A Ⓝ, ソフィア C Ⓝ	腫瘍の悪化・顕性化
		クロルマジノン酢酸エステル/メストラノール	ルテジオン Ⓝ	
	黄体・卵胞ホルモン混合製剤	ヒドロキシプロゲステロンカプロン酸エステル	ルテスデポー Ⓙ	
	経口エストラジオール・プロゲスチン配合閉経後骨粗鬆症治療剤	エストラジオール/レボノルゲストレル	ウェールナラ Ⓝ	腫瘍の悪化・顕性化, 母乳中への移行
	黄体・卵胞ホルモン配合	ノルゲストレル /エチニルエストラジオール	プラノバール Ⓝ	腫瘍の悪化・顕性化
	経皮吸収卵胞・黄体ホルモン製剤	エストラジオール/酢酸ノルエチステロン経皮吸収型	メノエイド Ⓟ	腫瘍の悪化・顕性化, 乳癌再発
	経口黄体ホルモン・卵胞ホルモン混合月経困難症治療剤	ドロスピレノン /エチニルエストラジオール	ヤーズ Ⓝ	腫瘍の悪化・顕性化
	経口避妊剤	レボノルゲストレル/エチニルエストラジオール	アンジュ 21 Ⓝ, トリキュラー 21 Ⓝ, アンジュ 28 Ⓝ, トリキュラー 28 Ⓝ	
		ノルエチステロン/エチニルエストラジオール配合	シンフェーズ T28 Ⓝ	
		デソゲストレル /エチニルエストラジオール	マーベロン 21 Ⓝ, マーベロン 28 Ⓝ	
	月経困難症治療剤	ノルエチステロン/エチニルエストラジオール配合	ルナベル Ⓝ	

④ 子宮癌・子宮頸癌

女性ホルモン剤	月経困難症治療剤	レボノルゲストレル・エチニルエストラジオール配合製剤	ジェミーナ Ⓝ	腫瘍の悪化・顕性化
	排卵誘発剤	クロミフェンクエン酸塩	クロミッド Ⓝ	腫瘍の悪化・顕性化,乳癌再発
		シクロフェニル	セキソビット Ⓝ	
	持続性男性・卵胞混合ホルモン剤	テストステロンエナント酸エステル/エストラジオール吉草酸エステル	プリモジアン・デポー Ⓙ, ダイホルモン・デポー Ⓙ	
他のホルモン製剤	視床下部性 性腺機能低下症治療剤	ゴナドレリン酢酸塩	LH-RH Ⓙ, ヒポクライン Ⓙ	腫瘍悪化・顕性化
	無排卵性不妊症治療剤	ヒト下垂体性性腺刺激ホルモン	HMG Ⓙ	
	遺伝子組換えヒト卵胞刺激ホルモン（FSH）製剤	ホリトロピンα	ゴナールエフ Ⓙ	
		フォリトロピンベータ	フォリスチム Ⓙ	
	卵胞成熟ホルモン（FSH）製剤	精製下垂体性性腺刺激ホルモン	ゴナピュール Ⓙ	
	遺伝子組換えヒト絨毛性性腺刺激ホルモン製剤	コリオゴナドトロピンα	オビドレル Ⓙ	

④ 子宮癌・子宮頸癌 6件

禁忌医薬品 女性ホルモン剤 6件

大分類	中分類	一般名	商品名	禁忌の理由
女性ホルモン剤	経口黄体ホルモン・卵胞ホルモン混合月経困難症治療剤	ドロスピレノン /エチニルエストラジオール	ヤーズ Ⓝ	腫瘍の悪化・顕性化
	経口避妊剤	レボノルゲストレル/エチニルエストラジオール	アンジュ 21 Ⓝ,トリキュラー 21 Ⓝ, アンジュ 28 Ⓝ, トリキュラー 28 Ⓝ	

● 〔XX　がん，腫瘍〕　❻ プロラクチン分泌性の下垂体腫瘍〔プロラクチノーマ〕

大分類	中分類	一般名	商品名	禁忌の理由
女性ホルモン剤	経口避妊剤	ノルエチステロン/エチニルエストラジオール配合	シンフェーズ T28 Ⓝ	腫瘍の悪化・顕性化
		デソゲストレル/エチニルエストラジオール	マーベロン 21 Ⓝ, マーベロン 28 Ⓝ	
	月経困難症治療剤	ノルエチステロン/エチニルエストラジオール配合	ルナベル Ⓝ	
		レボノルゲストレル・エチニルエストラジオール配合製剤	ジェミーナ Ⓝ	

❺ 皮膚癌　1件

大分類	中分類	一般名	商品名	禁忌の理由
皮膚科用剤	尋常性白斑治療剤	メトキサレン製剤	オクソラレン Ⓝ Ⓖ	症状増悪

❻ プロラクチン分泌性の下垂体腫瘍〔プロラクチノーマ〕　3件

乳汁分泌作用を有するプロラクチンホルモンが過剰に分泌される下垂体腫瘍．月経不順，無月経，妊娠していないのに乳汁が漏出する．指定難病．

禁忌医薬品

● 抗精神病薬　2件　　抗ドパミン作用によりプロラクチン分泌が促進し，病態を悪化させる．

大分類	中分類	一般名	商品名	禁忌の理由
胃腸機能調整薬	消化管運動改善剤	ドンペリドン錠	ナウゼリン Ⓝ	プロラクチン過剰
抗精神病薬他	精神・情動安定剤	スルピリド	ドグマチール Ⓝ, アビリット Ⓝ	
	チアプリド製剤	チアプリド塩酸塩	グラマリール Ⓝ	

❾ 転移性腫瘍等の活動性疾患

❼ 黄体ホルモン依存性腫瘍 1件

大分類	中分類	一般名	商品名	禁忌の理由
女性ホルモン剤	子宮内黄体ホルモン放出システム	レボノルゲストレル	ミレーナ (子宮内黄体ホルモン)	腫瘍悪化

❽ 前立腺癌 1件

大分類	中分類	一般名	商品名	禁忌の理由
他のホルモン製剤	ヒト絨毛性性腺刺激ホルモン	ヒト絨毛性性腺刺激ホルモン HCG	HCG モチダ (注), ゴナトロピン (注)	腫瘍悪化・顕性化

❾ 転移性腫瘍等の活動性疾患 4件

大分類	中分類	一般名	商品名	禁忌の理由
骨・Ca代謝薬	骨粗鬆症治療剤	テリパラチド酢酸塩	テリボン (注)	症状悪化
		チリパラチド	フォルテオ (注)	
麻薬	麻薬	フェンタニルクエン酸塩	フェンタニル (くも膜下のみ) (注)	くも膜下投与により病状悪化
麻酔薬	長時間作用性局所麻酔剤	ブピバカイン塩酸塩水和物	マーカイン (脊麻用) 0.5％等比重 (注), 0.5％高比重 (注)	脊椎麻酔で症状悪化

がん，腫瘍

● 〔XXI その他〕 ❶ 免疫不全，免疫機能不全

XXI その他

❶ 免疫不全，免疫機能不全 10件

　　免疫機能の不全は原発性免疫不全，続発性（または症候性）免疫不全，後天性免疫不全に分類すると理解しやすい．原発性免疫不全とは，先天的な要因により免疫系の構成要素が欠けているあるいは的確に機能しないなどの免疫系が正常に働かない疾患の総称．続発性（または症候性）免疫不全とは，感染症，膠原病，悪性疾患などに伴うものや，化学療法，免疫抑制剤，ステロイドの投与などに伴うもの．後天性免疫不全症候群とはエイズである．

> **禁忌医薬品**
> - 予防接種 **7件** 　予防接種不適の範疇にある．
> - 抗悪性腫瘍薬・乾燥 BCG **2件** 　免疫抑制状態にある患者または免疫不全の患者は，薬剤に対する免疫応答が低下するばかりでなく播種性 BCG 感染を招く．

大分類	中分類	一般名	商品名	禁忌の理由
予防接種	ウイルスワクチン類	乾燥弱毒生おたふくかぜワクチン	乾燥弱毒生おたふくかぜワクチン ㊟	予防接種不適当
		乾燥弱毒生風しんワクチン	乾燥弱毒生風しんワクチン ㊟	
		乾燥弱毒生麻しんワクチン	乾燥弱毒生麻しんワクチン ㊟	
		弱毒生ヒトロタウイルス	ロタリックス ㊤	
	ウイルスワクチン類混合製剤	乾燥弱毒生麻しん風しん混合ワクチン	乾燥弱毒生麻しん風しん混合ワクチン ㊟	
	細菌ワクチン類	乾燥 BCG ワクチン	乾燥 BCG ワクチン ㊟	
	ウイルスワクチン類	乾燥弱毒生水痘ワクチン	乾燥弱毒生水痘ワクチン ㊟	免疫機能抑制による感染増強

294

❸ SLE 全身エリテマトーデス

抗悪性腫瘍薬		乾燥 BCG・コンノート株	イムシスト （膀胱注入）	本剤の効果を減弱, BCG 感染を招く
	その他の生物学的製剤抗悪性腫瘍薬	乾燥 BCG・日本株	イムノブラダー （膀胱注入）	本剤に対する免疫応答低下, 種性 BCG 感染
自律神経作用薬他	多発性硬化症治療剤ヒト化抗ヒトα4インテグリンモノクローナル抗体製剤	ナタリズマブ	タイサブリ（注）	進行性多巣性白質脳症など感染症

❷ 成人発症Ⅱ型シトルリン血症 1件

スイカから発見されたアミノ酸シトリンは尿素回路を構成する. 先天的に欠損している場合, 成人になってから高アンモニア高シトルリン血症, 精神症状, 肝不全を主症状とする成人発症Ⅱ型シトルリン血症を発症することがある.

大分類	中分類	一般名	商品名	禁忌の理由
利尿薬	頭蓋内圧亢進・頭蓋内浮腫治療剤眼圧降下剤	濃グリセリン/果糖の配合	グリセオール（注）	病態が悪化し死亡した報告

❸ SLE 全身エリテマトーデス 1件

指定難病. 抗体を作る B リンパ球が異常に活性化して産生した自己抗体により, 全身の臓器が障害される病態. 頬に生じる蝶型紅斑, 関節炎, 発熱, 全身倦怠感, 易疲労感, 食欲不振, 体重減少などが認められる.

大分類	中分類	一般名	商品名	禁忌の理由
抗リウマチ薬	ウイルソン病治療剤・金属解毒剤	ペニシラミン	メタルカプターゼ（内）	SLE 悪化

● 〔XXI　その他〕　❹ 抗リン脂質抗体症候群〔APS〕

❹ 抗リン脂質抗体症候群〔APS〕 8件

　　動脈や静脈の血栓症または胎盤微小血栓を主な病態とする自己免疫血栓症.
血栓のおこる部位, 範囲により症状は異なる. 重篤な場合には脳梗塞, 肺梗塞, 冠動脈血栓症が生じる.

禁忌医薬品

● 女性ホルモン剤 6件　　血栓症等の心血管系の障害が発生しやすくなる.

大分類	中分類	一般名	商品名	禁忌の理由
女性ホルモン剤	経口黄体ホルモン・卵胞ホルモン混合月経困難症治療剤	ドロスピレノン/エチニルエストラジオール	ヤーズ ⓘ	血栓症等の心血管系障害
	経口避妊剤	レボノルゲストレル/エチニルエストラジオール	アンジュ 21 ⓘ, トリキュラー 21 ⓘ, アンジュ 28 ⓘ, トリキュラー 28 ⓘ	
		ノルエチステロン/エチニルエストラジオール配合	シンフェーズ T28 ⓘ	
		デソゲストレル/エチニルエストラジオール	マーベロン 21 ⓘ, マーベロン 28 ⓘ	
	月経困難症治療剤	ノルエチステロン/エチニルエストラジオール配合	ルナベル ⓘ	
		レボノルゲストレル・エチニルエストラジオール配合製剤	ジェミーナ ⓘ	
骨・Ca 代謝薬	骨粗鬆症治療剤	ラロキシフェン塩酸塩	エビスタ ⓘ	静脈血栓塞栓症
		バゼドキシフェン酢酸塩	ビビアント ⓘ	

296

❺ アルコール急性中毒

❺ アルコール急性中毒 21件

禁忌医薬品

- 麻薬 11件 　中枢神経抑制および呼吸抑制を悪化させる.
- 鎮咳薬 4件 　呼吸抑制を増強する.

大分類	中分類	一般名	商品名	禁忌の理由
糖尿病治療薬	経口糖尿病用剤	メトホルミン塩酸塩	グリコラン ⓘ	乳酸代謝能低下, 乳酸アシドーシス
			メトグルコ ⓘ	
他のホルモン製剤	ペプタイド系抗利尿薬ホルモン用剤	ペプタイド系抗利尿薬ホルモン	ミニリンメルト ⓘ	低ナトリウム血症
麻薬	モルヒネ塩酸塩	モルヒネ塩酸塩水和物	モルヒネ塩酸塩 ⓘ注坐, アンペック 注坐, プレペノン 注	呼吸抑制増強
			MS コンチン ⓘ, MS ツワイスロン ⓘ	
	持続性癌疼痛治療剤	オキシコドン塩酸塩水和物徐放剤	オキシコンチン ⓘ	
	癌疼痛治療剤	オキシコドン塩酸塩水和物	オキノーム ⓘ, オキファスト 注	
	持続癌疼痛治療剤性癌疼痛治療剤	ヒドロモルフォン塩酸塩	ナルサス ⓘ	
			ナルラピド ⓘ	
	癌疼痛治療用注射剤		ナルベイン 注	
	鎮痛・鎮痙剤	ペチジン塩酸塩	オピスタン ⓘ注	
	癌疼痛治療剤	メサドン塩酸塩	メサペイン ⓘ	
	アヘン末製剤	アヘン末	アヘン ⓘ, アヘンチンキ ⓘ	
	麻薬	アヘンアルカロイド塩酸塩	パンオピン ⓘ注	

● 〔XX その他〕 ❻ アレルギー疾患

大分類	中分類	一般名	商品名	禁忌の理由
麻酔薬	催眠鎮静剤	ミダゾラム / ドルミカム	ドルミカム 注	本剤の薬理作用が増強
鎮咳薬	麻薬性鎮咳薬	コデインリン酸塩水和物	コデインリン酸塩 内	呼吸抑制増強
	鎮咳薬	オキシメテバノール錠	メテバニール 内	
	鎮咳薬去痰剤	ジヒドロコデインリン酸塩 / エフェドリン塩酸塩錠他	セキコデ 内	
		キキョウ流エキ / カンゾウエキス他	オピセゾールコデイン 内	
抗不安・睡眠薬	マイナートランキライザー	ジアゼパム	セルシン 注, ホリゾン 注	頻脈, 徐脈, 血圧低下, 循環性ショック
抗てんかん薬	抗けいれん剤	ミダゾラム	ミダフレッサ 処方少 注	説明記載なし

❻ アレルギー疾患 7件

大分類	中分類	一般名	商品名	禁忌の理由
抗悪性腫瘍薬	抗悪性腫瘍薬 / ヒト化抗 CD52 モノクローナル抗体	リツキシマブ	リツキサン 注	過敏症
輸液・栄養剤	蛋白アミノ酸製剤	蛋白アミノ酸製剤	エンシュア・リキッド 経腸	ショック, アナフィラキシー
			エネーボ 経腸	
			ラコール NF 経腸, ラコール NF 半固形 経腸	
腸疾患治療薬	整腸剤	タンニン酸アルブミン	タンナルビン 内	アナフィラキシー様症状

298

胆道疾患治療薬	利胆剤	デヒドロコール酸	デヒドロコール酸 注	喉頭痙攣他を伴うショック
皮膚科薬	皮膚潰瘍治療剤	リゾチーム塩酸塩	リフラップ 外	アナフィラキシー・ショックを含む過敏症状

❼ ヨード過敏症 1件

大分類	中分類	一般名	商品名	禁忌の理由
造影剤	肝・循環機能検査用薬	インドシアニングリーン	ジアグノグリーン 注	症状悪化

❽ 35歳以上で1日15本以上の喫煙者 1件

大分類	中分類	一般名	商品名	禁忌の理由
女性ホルモン剤	月経困難症治療剤	レボノルゲストレル・エチニルエストラジオール配合製剤	ジェミーナ 内	心血管系の障害

〔XXII 薬の副作用〕 ● 対象薬剤

XXII 薬の副作用

● 対象薬剤 45件

副作用・作用の内容	大分類	一般名	商品名	禁忌の理由
黄疸・肝障害の副作用既往	抗菌薬	アモキシシリン水和物/クラブラン酸カリウム配合（14:1）	クラバモックス Ⓝ	同様の副作用再発
		アモキシシリン水和物/クラブラン酸カリウム配合（2:1）	オーグメンチン Ⓝ	
本剤成分による溶血性貧血の既往	抗悪性腫瘍薬	フルダラビンリン酸エステル	フルダラ Ⓝ注	重篤な溶血性貧血
中枢神経抑制薬の強い影響がある	鎮痛薬	サリチルアミド/アセトアミノフェン他	PL Ⓝ，幼児用 PL Ⓝ	昏睡状態の増強・持続，中枢神経抑制作用増強，麻酔剤の作用時間の延長
マウスタンパク質由来製品またはリツキシマブに対する重篤な過敏症の既往歴	抗リウマチ薬	インフリキシマブ	レミケード 注	過敏症の再発
交感神経刺激薬による不眠，めまい，脱力，振戦，不整脈等の既往歴	抗アレルギー薬	フェキソフェナジン塩酸塩/塩酸プソイドエフェドリン配合	ディレグラ Ⓝ	交感神経刺激作用増強
本剤又は子宮内避妊用具（IUD）装着時又は頸管拡張時に失神，徐脈等の迷走神経反射を起こしたことがある	女性ホルモン剤	レボノルゲストレル	ミレーナ 子宮内黄体ホルモン	迷走神経反射

300

● 対象薬剤

本剤使用後肝機能が悪化した	甲状腺疾患治療薬	プロピルチオウラシル	チウラジール ⓘ	劇症肝炎
アルコール，睡眠剤，鎮痛剤，オピオイド鎮痛薬又は向精神薬による急性中毒	麻薬	タペンタドール塩酸塩	タペンタ ⓘ	中枢神経抑制・呼吸抑制を悪化
		トラマドール塩酸塩	トラマール ⓘ注	呼吸抑制増強
		トラマドール塩酸塩/アセトアミノフェン配合	トラムセット ⓘ	
筋弛緩剤使用禁忌の患者（重症筋無力症，妊婦，肝機能障害）		フェンタニルクエン酸塩	フェンタニル 注	明解な説明が見当たらない
以前にハロゲン化麻酔剤を使用して，黄疸又は原因不明の発熱がみられた	麻酔薬	セボフルラン	セボフレン 吸	同様の症状
歩行困難	止血薬	ポリドカノール	ポリドカスクレロール 注	深部静脈障害
ジギタリス中毒	心不全薬	イソプレナリン塩酸塩	プロタノール ⓘ注	重篤な不整脈が生じる
		ジギタリス配糖体	ジゴキシン KY ⓘ，ハーフジゴキシン KY ⓘ，ジゴシン ⓘ注	中毒症状悪化
		デスラノシド	ジギラノゲン 注	
		メチルジゴキシン	ラニラピッド ⓘ	
	気管支拡張薬他	イソプレナリン塩酸塩	プロタノール 注	重篤な不整脈
本剤または他のキサンチン系薬剤に対し重篤な副作用の既往歴		テオフィリン	テオドール ⓘ，テオロング ⓘ，ユニコン ⓘ	同様の副作用再発
		ジプロフィリン	ジプロフィリン 注	
			ネオフィリン ⓘ注	
			モノフィリン ⓘ注	

薬の副作用

XXII

301

● 〔XXII 薬の副作用〕 ● 対象薬剤

副作用・作用の内容	大分類	一般名	商品名	禁忌の理由
パパベリン製剤に重篤な副作用の既往	気管支拡張薬他	ジプロフィリン/パパベリン塩酸塩/ジフェンヒドラミン塩酸塩他	アストフィリン ⓘ	同様の副作用再発
麻薬依存者	呼吸器障害改善薬	レバロルファン酒石酸塩	ロルファン ⓘ	無効
薬物・アルコール乱用歴	胃腸機能調整薬	マジンドール	サノレックス 処方少 ⓘ	依存性，乱用
サリチル酸エステル類又はサリチル酸塩類に対する過敏症の既往歴	腸疾患治療薬	メサラジン錠	アサコール ⓘ	交叉アレルギー
			ペンタサ ⓘ注腸坐	
《抗てんかん》バルビツール酸誘導体・麻酔剤等の中枢神経抑制剤の強い影響がある	抗アレルギー薬	アリメマジン酒石酸塩	アリメジン ⓘ	呼吸抑制
		プロメタジン塩酸塩	ピレチア ⓘ，ヒベルナ ⓘ注	
バルビツール酸誘導体・麻酔剤等の中枢神経抑制剤の強い影響がある	抗精神病薬他	アリピプラゾール	エビリファイ ⓘ注	中枢神経抑制剤の作用を延長し増強させる
		オランザピン	ジプレキサ ⓘ注	
		クエチアピンフマル酸塩	セロクエル ⓘ，ビプレッソ ⓘ	
		クロルプロマジン塩酸塩	コントミン ⓘ注	
		チミペロン	トロペロン ⓘ注	
		パリペリドンパルミチン酸エステル	ゼプリオン 注	
		ハロペリドール	セレネース ⓘ注	
		ハロペリドールデカン酸エステル	ハロマンス 注，ネオペリドール 注	
		フルフェナジンデカン酸	フルデカシン 注	
		ブレクスピプラゾール	レキサルティ ⓘ	
		プロクロルペラジン	ノバミン ⓘ注	

302

● 対象薬剤

バルビツール酸誘導体・麻酔剤等の中枢神経抑制剤の強い影響がある	抗精神病薬他	プロペリシアジン	ニューレプチル 内	中枢神経抑制剤の作用を延長し増強させる
		リスペリドン	リスパダール 内,リスパダールコンスタ 注	
		レボメプロマジン	ヒルナミン 内注,レボトミン 内注	
		塩酸ペルフェナジン	ピーゼットシー 内注	

XXI

薬の副作用

303

● 〔XXIII 投与方法・投与部位〕 ● 対象薬剤

XXIII 投与方法・投与部位

● 対象薬剤 50件

大分類	一般名	商品名	禁忌となる方法・部位	禁忌の理由
消毒薬	エタノール	エタノール ㉘	損傷皮膚	刺激作用
			粘膜への使用	
	メタノール変性アルコール・イソプロパノール配合	消毒用アルコール ㉘	損傷皮膚	
			粘膜への使用	
	クロルヘキシジングルコン酸塩液剤	ヒビテン ㉘	腟，膀胱，口腔等の粘膜面	ショック症状
			眼	説明文なし
			耳（内耳，中耳，外耳）への直接使用	難聴，神経障害
			脳・脊髄への直接使用	
抗悪性腫瘍薬	ビンクリスチン硫酸塩	オンコビン ㊟	髄腔内投与	死亡報告例
	ビノレルビン酒石酸塩	ナベルビン ㊟		
	ビカルタミド	カソデックス ㊤	女性	子宮の腫瘍性変化・雄児の雌性化
副腎皮質ステロイド	ヒドロコルチゾンコハク酸エステルナトリウム	ソル・コーテフ ㊟	感染症のある関節腔内，滑液嚢内への投与	免疫機能抑制，感染症悪化
			感染症のある腱周囲への投与	
			動揺関節の関節腔内	症状悪化
	プレドニゾロンコハク酸エステルナトリウム	水溶性プレドニン ㊟	感染症のある関節腔内，滑液嚢内への投与	免疫機能抑制，感染症悪化
			感染症のある腱周囲，腱鞘内への投与	

304　　　JCOPY 498-11712

● 対象薬剤

副腎皮質ステロイド	プレドニゾロンコハク酸エステルナトリウム	水溶性プレドニン 注	動揺関節の関節腔内	症状悪化
	メチルプレドニゾロン酢酸エステル	デポ・メドロール 注	感染症のある関節腔内，滑液嚢内への投与	免疫機能抑制，感染症悪化
			感染症のある腱周囲，腱鞘内への投与	
			動揺関節の関節腔内	症状悪化
	トリアムシノロンアセトニド水性懸濁	ケナコルト-A〔皮内用関節腔内用水懸注〕注	感染症のある関節腔内，滑液嚢内への投与	免疫機能抑制，感染症悪化
			感染症のある腱周囲，腱鞘内への投与	
			動揺関節の関節腔内	症状悪化
	デキサメタゾンリン酸エステルナトリウム	デカドロン 注	感染症のある関節腔内，滑液嚢内への投与	免疫機能抑制，感染症悪化
			感染症のある腱周囲，腱鞘内への投与	
			動揺関節の関節腔内	
	ベタメタゾンリン酸エステルナトリウム	リンデロン 注	感染症のある関節腔内，滑液嚢内への投与	
			感染症のある腱周囲，腱鞘内への投与	
			動揺関節の関節腔内	症状悪化
抗アレルギー薬	シプロヘプタジン塩酸塩水和物	ペリアクチン 内	老齢で衰弱	安全性未確立
糖尿病治療薬	メトホルミン塩酸塩	グリコラン 内	高齢者	乳酸アシドーシス
甲状腺疾患治療薬	ヨウ化メチルノルコレステノール	アドステロール-I[131] 注	18歳未満	副腎および性腺の被曝が多い
			副腎疾患が強く疑われる者以外	
骨・Ca代謝薬	アレンドロン酸ナトリウム	ボナロン 内	服用時に30分以上座位・立位を保てない	食道・局所への副作用

XXIII
投与方法・投与部位

● 〔XXⅢ　投与方法・投与部位〕　● 対象薬剤

大分類	一般名	商品名	禁忌となる方法・部位	禁忌の理由
骨・Ca代謝薬	リセドロン酸ナトリウム	ベネット 処方少 内	服用時に 30 分以上座位・立位を保てない	食道・局所への副作用
	イバンドロン酸ナトリウム水和物	ボンビバ 内	服用時に 60 分以上座位・立位を保てない	
麻薬	モルヒネ塩酸塩水和物	モルヒネ塩酸塩〔10・50mg〕注, アンペック〔10・50mg〕注, プレペノン〔硬膜外・くも膜下〕〔10・50mg〕注	注射部位またはその周辺に炎症	化膿性髄膜炎症状
	フェンタニルクエン酸塩	フェンタニル（硬膜外, くも膜下のみ）注		
	フェンタニルクエン酸塩, ドロペリドール	タラモナール 注	外来患者	麻酔前後の管理困難
麻酔薬	リドカイン	キシロカイン（硬膜外麻酔）注	注射部位またはその周辺に炎症	化膿性髄膜炎症状
	リドカイン塩酸塩・アドレナリン			
	メピバカイン塩酸塩	カルボカイン（硬膜外麻酔）注		
	ブピバカイン塩酸塩水和物	マーカイン（硬膜外麻酔）注		
		マーカイン（脊麻用）注		
	ジブカイン塩酸塩, サリチル酸ナトリウム, 臭化 Ca	ネオビタカイン（硬膜外ブロック）注		
	プロカイン塩酸塩	塩酸プロカイン（硬膜外麻酔）注, ロカイン（硬膜外麻酔）注		効果が急激に発現する

● 対象薬剤

麻酔薬	リドカイン塩酸塩・アドレナリン	キシロカイン（伝達麻酔・浸潤麻酔）注	耳，指趾または陰茎の麻酔		化膿性髄膜炎症状
	プロカイン塩酸塩	塩酸プロカイン（伝達麻酔・浸潤麻酔）注，ロカイン（血管収縮剤添加不可）注			阻血状態，局所壊死
	パラブチルアミノ安息香酸ジエチルアミノエチル塩酸塩	テーカイン（伝達麻酔・浸潤麻酔のみ）内			壊死状態
	ケタミン塩酸塩	ケタラール注	外来患者		麻酔前後の管理困難
	ドロペリドール注	ドロレプタン注			
中毒治療薬	経皮吸収ニコチン製剤	ニコチネル TTS30 貼付	非喫煙者		不必要
止血薬	酸化セルロース	サージセル・アブソーバブル・ヘモスタット 外用（綿型，ガーゼ型）	骨の境界への留置		本剤の膨潤・圧迫に伴う神経症状
			骨孔の周りへの留置		
			骨折面への留置		
			脊髄周辺への留置		
			視神経や視束交叉の周囲への留置		
			椎弓切除術創への留置		
			大動脈の出血部，非出血性の多量の漿液浸出部		十分な止血効果ない
	ゼラチン	スポンゼル ゼラチンスポンジ，ゼルフォーム セフナノ人パンツ	血管内への留置		塞栓
	ポリドカノール	ポリドカスクレロール注	投与部位並びにその周辺に炎症または潰瘍		既存炎症の悪化，潰瘍部の出血
抗血栓薬	ダビガトランエテキシラートメタンスルホン酸塩	プラザキサ内	脊椎・硬膜外カテーテルを留置している患者および抜去後1時間以内の患者		脊髄血腫・硬膜外血腫

XXIII 投与方法・投与部位

● 〔XXIII 投与方法・投与部位〕 ● 対象薬剤

大分類	一般名	商品名	禁忌となる方法・部位	禁忌の理由
痔治療薬	フェノール	パオスクレー 注	肛門直腸下部の粘膜下以外の部位への投与	糜爛・壊死
	硫酸アルミニウムK水和物・タンニン酸注	ジオン 注		
下剤	リン酸二水素ナトリウム一水和物，無水リン酸水素二ナトリウム	ビジクリア 内	高齢者（高血圧症）	急性腎不全，急性リン酸腎症
パーキンソン病治療薬	セレギリン塩酸塩	エフピー 内	覚せい剤，コカイン等の中枢興奮薬依存状態の者	フラッシュバック
泌尿器・生殖器用薬	デュタステリド	アボルブ 内	女性	動物実験で胎児に異常確認
勃起不全治療薬	タダラフィル	シアリス 内	心血管系障害を有するなど性行為が不適当と考えられる状態の者	心臓に過大な負担がかかり致命的
	シルデナフィルクエン酸塩	バイアグラ 内		
	バルデナフィル塩酸塩水和物	レビトラ 内		
皮膚科用薬	尿素	ケラチナミン 外，ウレパール 外，パスタロン 外	眼粘膜等の粘膜	説明文なし
	ヘパリンナトリウム	ヘパリンZ 外	眼	異常な刺激痛
	イミキモド	ベセルナ 外	尿道，膣内，子宮頸部，直腸および肛門内	局所に重度の炎症反応
歯科用薬	クロルヘキシジン塩酸塩，ジフェンヒドラミンサリチル酸塩他	デスパ 外	口腔に結核性，ウイルス性，その他化膿性の感染症	感染症悪化

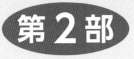

併用禁忌薬

〔第2部 併用禁忌〕抗菌薬

併用禁忌

● 対象薬剤 874件

大分類	一般名	商品名	本剤と併用してはいけない禁忌薬	禁忌の理由
抗菌薬	エリスロマイシン	エリスロシン 内 注	《肝 抗ウイ》アスナプレビル（スンベプラ），ダクラタスビル塩酸塩・アスナプレビル・ベクラブビル塩酸塩配合錠（ジメンシー）	併用薬剤血中濃度高度上昇
			《抗精神》ピモジド 処方少 （オーラップ）	併用薬剤血中濃度異常上昇，QT延長，心室性不整脈
			《片頭痛》エルゴタミン酒石酸塩・無水カフェイン・イソプロピルアンチピリン 処方少 （クリアミン）	四肢の虚血，血管攣縮
	クラリスロマイシン	クラリス 内, クラリシッド 内	《肝 抗ウイ》アスナプレビル（スンベプラ），ダクラタスビル塩酸塩・アスナプレビル・ベクラブビル塩酸塩配合錠（ジメンシー），バニプレビル（バニヘップ）	併用薬剤血中濃度上昇
			《痛風》肝機能障害でコルヒチン（コルヒチン）を投与中	血中濃度異常上昇 条件付き
			《痛風》腎機能障害でコルヒチン（コルヒチン）を投与中	

抗菌薬				
クラリスロマイシン	クラリス㊤, クラリシッド㊤	《PDE-5 阻害薬　血管拡張》タダラフィル（アドシルカ）	薬剤の作用増強
		《抗精神》ピモジド 処方少 （オーラップ）	QT 延長, 心室性不整脈
		《不安・睡》スボレキサント 処方少 （ベルソムラ）	併用薬の作用著しく増強
		《片頭痛》エルゴタミン酒石酸塩・無水カフェイン・イソプロピルアンチピリン 処方少 （クリアミン）	血管攣縮等の重篤な副作用
クリンダマイシン塩酸塩	ダラシン ㊤注	《抗菌》エリスロマイシン（エリスロシン等）	本剤の効果ない
クロラムフェニコール	クロマイ 膣錠	《骨髄抑制》骨髄抑制を起こす薬剤	骨髄抑制増悪
クロラムフェニコールコハク酸エステルナトリウム	クロロマイセチンサクシネート注		
シプロフロキサシン	シプロキサン ㊤注	《鎮痛》外用を除くケトプロフェン（カピステン）	痙攣
		《筋弛緩》チザニジン塩酸塩（テルネリン）	併用薬剤血中濃度異常上昇
ノルフロキサシン	バクシダール ㊤ 小児内	《鎮痛》フルルビプロフェンアキセチル 処方少 （ロピオン），フルルビプロフェン 処方少 （フロベン）	痙攣
プルリフロキサシン	スオード ㊤		
ヘキサミン	ヘキサミン 注	《泌尿器》尿をアルカリ性にする薬剤／クエン酸 K・クエン酸 Na 配合（ウラリット），炭酸水素ナトリウム（重曹）	本剤の作用減弱

〔第2部 併用禁忌〕抗菌薬

大分類	一般名	商品名	本剤と併用してはいけない禁忌薬	禁忌の理由
抗菌薬	ヘキサミン	ヘキサミン 注	《秘尿》酸性尿改善薬／クエン酸 K・クエン酸 Na 配合（ウラリット，ウラリット-U）	本剤の作用減弱
	メロペネム	メロペン 注	《抗てんかん》バルプロ酸ナトリウム（デパケン，バレリン）	てんかん発作再発
	モキシフロキサシン塩酸塩	アベロックス 内	《抗不整》クラス I a/キニジン硫酸塩水和物（硫酸キニジン 処方少），プロカインアミド塩酸塩（アミサリン）クラスⅢ/アミオダロン塩酸塩（アンカロン），ソタロール塩酸塩（ソタコール）.	心室性頻拍，QT 延長
	リファブチン	ミコブティン 内	《肝 抗ウイ》ダクラタスビル塩酸塩（ダクルインザ），アスナプレビル（スンベプラ），ダクラタスビル塩酸塩・アスナプレビル・ベクラブビル塩酸塩配合錠（ジメンシー），エルバスビル 処方少（エレルサ），グラゾプレビル水和物（グラジナ）	併用薬の作用減弱
			《抗真菌》ボリコナゾール（ブイフェンド）	本剤作用増強．併用薬の作用減弱
			《抗血栓》チカグレロル（ブリリンタ 処方少）	
	リファンピシン	リファジン 内	《肝 抗ウイ》シメプレビルナトリウム（ソブリアード），ダクラタスビル塩酸塩（ダクルインザ），アスナプレビル（スンベプラ），	併用薬の作用減弱

312 JCOPY 498-11712

抗菌薬				
	リファンピシン	リファジン 内	ソホスブビル（ソバルディ），レジパスビル アセトン付加物・ソホスブビル（ハーボニー），オムビタスビル水和物・パリタプレビル水和物・リトナビル（ヴィキラックス），エルバスビル（エレルサ），グラゾプレビル水和物（グラジナ）	併用薬の作用減弱
			《肝 抗ウイ》グラゾプレビル水和物 処方少 （グラジナ）	併用初期には併用薬の作用減弱，併用継続で血中濃度低下
			《抗ウイ 抗HIV》HIV治療薬	併用薬の作用減弱
			《抗真菌》ボリコナゾール（ブイフェンド）	
			《抗寄生》プラジカンテル（ビルトリシド）	
			《抗血栓》チカグレロル 処方少 （ブリリンタ）	
			《PDE-5阻害薬 血管拡張》タダラフィル（アドシルカ，シアリス），マシテンタン（オプスミット）	
	リンコマイシン塩酸塩水和物	リンコシン 内 注	《抗菌》エリスロマイシン（エリスロシン等）	本剤の効果なし
	ロキシスロマイシン	ルリッド 内	《片頭痛》エルゴタミン酒石酸塩・無水カフェイン・イソプロピルアンチピリン 処方少 （クリアミン）	併用薬の作用増強
抗ウイルス薬	アメナメビル	アメナリーフ 内	《抗菌》リファンピシン（リファジン）	相互に血中濃度異常低下

〔第2部 併用禁忌〕抗ウイルス（HIV）薬

大分類	一般名	商品名	本剤と併用してはいけない禁忌薬	禁忌の理由
抗ウイルス薬	ビダラビン	アラセナ-A 注	《抗悪性腫瘍》ペントスタチン 処方少（コホリン）	重篤な副作用
	ホスカルネットナトリウム水和物	ホスカビル 処方少 注	《抗真菌》ペンタミジンイセチオン酸塩（ベナンバックス）	腎障害の増強，低 Ca 血症
	レテルモビル	プレバイミス 内 注	《向精神》ピモジド（オーラップ）	併用薬の血漿中濃度上昇，QT 延長及び心室性不整脈
			《片頭痛》エルゴタミン含有製剤（クリアミン配合錠）	併用薬の血漿中濃度上昇，麦角中毒
			《女性》メチルエルゴメトリン（パルタン M）	
			《女性》エルゴメトリン（エルゴメトリン）	
抗ウイルス（HIV）薬	コビシスタット含む	プレジコビックス 内	《痛風》肝機能障害でコルヒチン（コルヒチン）を投与中	併用薬剤血中濃度異常上昇 条件付き
			《痛風》腎機能障害でコルヒチン（コルヒチン）を投与中	
	アタザナビル硫酸塩	レイアタッツ 内	《抗菌》リファンピシン（リファジン）	本剤血中濃度低下
			《抗ウイ 抗 HIV》インジナビル硫酸塩エタノール付加物（クリキシバン）	未確認
			《抗悪性腫瘍》イリノテカン塩酸塩水和物（トポテシン，カンプト）	併用薬剤の副作用増強
			《脂質》シンバスタチン（リポバス，シンバスタチン）	併用薬剤血中濃度異常上昇

抗ウイルス (HIV) 薬			《女性》エルゴメトリンマレイン酸塩（エルゴメトリンマレイン酸塩 F），メチルエルゴメトリンマレイン酸塩（メチルエルゴメトリン）	併用薬剤血中濃度異常上昇
			《麻酔》ミダゾラム（ドルミカム）	
			《抗不整》ベプリジル塩酸塩（ベプリコール）	重篤な又は生命に危険を及ぼすような事象
			《PDE-5 阻害薬　勃起不全》バルデナフィル塩酸塩水和物（レビトラ）	併用薬剤血中濃度異常上昇
	アタザナビル硫酸塩	レイアタッツ 内	《潰瘍》プロトンポンプ阻害剤/オメプラゾール（オメプラール，オメプラゾン）	本剤の効果が減弱
			《抗精神》ブロナンセリン（ロナセン）	
			《抗精神》ピモジド 処方少 （オーラップ）	
			《不安・睡》トリアゾラム（ハルシオン）	併用薬剤血中濃度異常上昇
			《抗てんかん》ミダゾラム（ミダフレッサ）	
			《片頭痛》エルゴタミン酒石酸塩 無水カフェイン・イソプロピルアンチピリン 処方少 （クリアミン）	
			《食品》セイヨウオトギリソウ（St. John's Wort, セント・ジョーンズ・ワート）含有食品	本剤血中濃度低下

〔第2部 併用禁忌〕抗ウイルス（HIV）薬

大分類	一般名	商品名	本剤と併用してはいけない禁忌薬	禁忌の理由
抗ウイルス（HIV）薬	エトラビリン	インテレンス 処方少 内	《肝 抗ウイ》アスナプレビル（スンベプラ），ダクラタスビル塩酸塩・アスナプレビル・ベクラブビル塩酸塩配合錠（ジメンシー）	併用薬剤血中濃度高度上昇
	エファビレンツ	ストックリン 内	《肝 抗ウイ》シメプレビル（ソブリアード），アスナプレビル（スンベプラ）	併用薬剤血中濃度異常低下
			《抗真菌》ボリコナゾール（ブイフェンド）	併用薬の作用減弱，本剤血中濃度異常上昇
			《女性》エルゴメトリンマレイン酸塩（エルゴメトリンマレイン酸塩），メチルエルゴメトリンマレイン酸塩（メチルエルゴメトリン）	併用薬剤血中濃度異常上昇
			《麻酔》ミダゾラム（ミダフレッサ）	
			《不安・睡》トリアゾラム（ハルシオン）	
			《抗てんかん》ミダゾラム（ミダフレッサ）	
			《片頭痛》エルゴタミン酒石酸塩・無水カフェイン・イソプロピルアンチピリン 処方少（クリアミン）	
	コビシスタット含む	ゲンボイヤ 内	《抗菌》リファンピシン（リファジン）	本剤効果減弱
		スタリビルド 内，ゲンボイヤ 内		本剤の血中濃度低下

316

抗ウイルス (HIV) 薬			《肝 抗ウイ》アスナプレビル（スンベプラ），ダクラタスビル塩酸塩・アスナプレビル・ベクラブビル塩酸塩配合錠（ジメンシー）	併用薬剤血中濃度異常上昇
	コビシスタット含む	スタリビルド⑰，ゲンボイヤ⑰	《脂質》シンバスタチン（リポバス，シンバスタチン）	併用薬剤血中濃度異常上昇，横紋筋融解症
			《女性》エルゴメトリンマレイン酸塩（エルゴメトリンマレイン酸塩），メチルエルゴメトリンマレイン酸塩（メテルギン）	併用薬剤血中濃度異常上昇
			《麻酔》ミダゾラム（ミダフレッサ）	
			《抗血栓》リバーロキサバン（イグザレルト）	
			《降圧》アゼルニジピン（カルブロック）	
			《PDE-5 阻害薬 血管拡》シルデナフィル(レバチオ)，タダラフィル（アドシルカ）	
			《PDE-5 阻害薬 勃起不全》バルデナフィル塩酸塩水和物（レビトラ）	
			《抗精神》ピモジド 処方少（オーラップ）	併用薬剤血中濃度異常上昇，重篤な心臓血管系副作用
			《抗精神》ブロナンセリン 処方少（ロナセン）	併用薬剤血中濃度異常上昇

〔第2部 併用禁忌〕抗ウイルス（HIV）薬

大分類	一般名	商品名	本剤と併用してはいけない禁忌薬	禁忌の理由
抗ウイルス（HIV）薬	コビシスタット含む	スタリビルド 内, ゲンボイヤ 内	《不安・睡》トリアゾラム（ハルシオン）	併用薬剤血中濃度異常上昇
			《抗てんかん》フェニトイン（アレビアチン, ヒダントール）, カルバマゼピン（テグレトール）, フェノバルビタール（フェノバール）, ホスフェニトインナトリウム水和物（ホストイン）	本剤血中濃度異常低下
			《抗てんかん》ミダゾラム（ミダフレッサ）	併用薬剤血中濃度異常上昇
			《片頭痛》エルゴタミン酒石酸塩・無水カフェイン・イソプロピルアンチピリン 処方少 （クリアミン）	
			《食品》セイヨウオトギリソウ（St. John's Wort, セント・ジョーンズ・ワート）含有食品	本剤血中濃度異常低下
		プレジコビックス 内	《抗菌》リファンピシン（リファジン）	本剤血中濃度低下
			《肝 抗ウイ》アスナプレビル（スンベプラ）, ダクラタスビル塩酸塩・アスナプレビル・ベクラブビル塩酸塩配合錠（ジメンシー）, グラゾプレビル水和物 処方少 （グラジナ）	併用薬剤血中濃度高度上昇
			《脂質》シンバスタチン（リポバス, シンバスタチン）	併用薬剤血中濃度異常上昇, 横紋筋融解症

抗ウイルス (HIV) 薬	コビシスタット含む	プレジコビックス ㊥	《女性》エルゴメトリンマレイン酸塩（エルゴメトリンマレイン酸塩），メチルエルゴメトリンマレイン酸塩（メテルギン）	併用薬剤血中濃度異常上昇
			《麻酔》ミダゾラム（ドルミカム）	
			《抗血栓》リバーロキサバン（イグザレルト），チカグレロル（ブリリンタ）	
			《降圧》アゼルニジピン（カルブロック）	
			《PDE-5 阻害薬 血管拡》シルデナフィル（レバチオ），タダラフィル（アドシルカ）	
			《PDE-5 阻害薬 勃起不全》バルデナフィル（レビトラ）	
			《抗精神》ピモジド 処方少 （オーラップ）	併用薬剤血中濃度異常上昇，重篤な心臓血管系副作用
			《抗精神》ブロナンセリン 処方少 （ロナセン）	併用薬剤血中濃度異常上昇
			《不安・睡》トリアゾラム（ハルシオン）	併用薬剤血中濃度異常上昇
			《抗てんかん》ミダゾラム（ミダフレッサ）	
			《抗てんかん》フェニトイン（アレビアチン，ヒダントール），カルバマゼピン（テグレトール），フェノバルビタール（フェノバール），ホスフェニトインナトリウム水和物（ホストイン）	本剤血中濃度低下

〔第2部 併用禁忌〕抗ウイルス（HIV）薬

大分類	一般名	商品名	本剤と併用してはいけない禁忌薬	禁忌の理由
抗ウイルス（HIV）薬	コビシスタット含む	プレジコビックス 内	《片頭痛》エルゴタミン酒石酸塩・無水カフェイン・イソプロピルアンチピリン 処方少 （クリアミン）	併用薬剤血中濃度異常上昇
			《食品》セイヨウオトギリソウ（St. John's Wort, セント・ジョーンズ・ワート）含有食品	本剤血中濃度低下
	ジドブジン	レトロビル 処方少 内	《鎮痛》イブプロフェン（ブルフェン）	血友病患者で出血傾向増強
	ダルナビルエタノール付加物	プリジスタ 内	《肝 抗ウイ》アスナプレビル（スンベプラ），ダクラタスビル塩酸塩・アスナプレビル・ベクラブビル塩酸塩配合錠（ジメンシー）	併用薬剤血中濃度異常上昇
			《肝 抗ウイ》グラゾプレビル水和物（グラジナ）	
			《女性》エルゴメトリンマレイン酸塩（エルゴメトリンマレイン酸塩），メチルエルゴメトリンマレイン酸塩（メテルギン）	
			《麻酔》ミダゾラム（ミダフレッサ）	
			《抗血栓》リバーロキサバン（イグザレルト）	
			《降圧》アゼルニジピン（カルブロック）	
			《PDE-5阻害薬 血管拡》シルデナフィル(レバチオ)，タダラフィル（アドシルカ）	

抗ウイルス (HIV) 薬			《PDE-5 阻害薬　勃起不全》 バルデナフィル塩酸塩水和 物（レビトラ）	併用薬剤血 中濃度異常 上昇
	ダルナビルエタノー ル付加物	プリジスタ ㊤	《抗精神》ピモジド 処方少 （オーラップ）	併用薬剤血 中濃度異常 上昇，QT 延長，心室 性不整脈
			《痛風》肝機能障害でコル ヒチン（コルヒチン）を投 与中	併用薬剤血 中濃度異常 上昇
			《痛風》腎機能障害でコル ヒチン（コルヒチン）を投 与中	
			《抗精神》ブロナンセリン 処方少 （ロナセン）	
			《不安・睡》トリアゾラム （ハルシオン）	
			《抗てんかん》ミダゾラム （ミダフレッサ）	
			《片頭痛》エルゴタミン酒 石酸塩・無水カフェイン・ イソプロピルアンチピリン 処方少 （クリアミン）	
	ネルフィナビルメシ ル酸塩	ビラセプト ㊤	《抗菌》リファンピシン （リファジン）	本剤血中濃 度異常低下
			《脳卒中》ニセルゴリン （サアミオン）	
			《女性》エルゴメトリンマ レイン酸塩（エルゴメトリ ンマレイン酸塩 F），メチ ルエルゴメトリンマレイン 酸塩（メチルエルゴメトリ ン）	

〔第2部 併用禁忌〕抗ウイルス（HIV）薬

大分類	一般名	商品名	本剤と併用してはいけない禁忌薬	禁忌の理由
抗ウイルス（HIV）薬	ネルフィナビルメシル酸塩	ビラセプト 内	《麻酔》ミダゾラム（ミダフレッサ）	QT延長等の不整脈や持続的な鎮静
			《降圧》エプレレノン 処方少（セララ）	併用薬剤血中濃度異常上昇
			《抗不整》アミオダロン塩酸塩（アンカロン），キニジン硫酸塩 処方少（硫酸キニジン）	QT延長等の不整脈や持続的な鎮静
			《抗精神》ピモジド 処方少（オーラップ）	
			《不安・睡》トリアゾラム（ハルシオン）	
			《抗てんかん》ミダゾラム（ミダフレッサ）	併用薬剤血中濃度異常上昇
			《片頭痛》エレトリプタン臭化水素酸塩 処方少（レルパックス）	
			《片頭痛》エルゴタミン酒石酸塩・無水カフェイン・イソプロピルアンチピリン（クリアミン 処方少）	QT延長等の不整脈や持続的な鎮静
			《不安・睡》アルプラゾラム（コンスタン，ソラナックス等）	
	ホスアンプレナビルカルシウム水和物	レクシヴァ 内	《抗菌》リファンピシン（アプテシン，リファジン，リマクタン等）	本剤血中濃度異常低下
			《女性》エルゴメトリンマレイン酸塩（エルゴメトリンマレイン酸塩），メチルエルゴメトリンマレイン酸塩（メテルギン）	併用薬剤血中濃度異常上昇

抗ウイルス（HIV）薬	ホスアンプレナビルカルシウム水和物	レクシヴァ 内	《麻酔》ミダゾラム（ドルミカム）	併用薬剤血中濃度異常上昇
			《抗てんかん薬》ミダゾラム（ミダフレッサ）	
			《抗不整》ベプリジル（ベプリコール）	
			《PDE-5阻害薬 勃起不全》バルデナフィル塩酸塩水和物（レビトラ），治療域の狭いCYP3A4代謝薬	
			《抗精神》ピモジド 処方少 （オーラップ）	
			《不安・睡》トリアゾラム（ハルシオン）	
			《片頭痛》エルゴタミン酒石酸塩・無水カフェイン・イソプロピルアンチピリン 処方少 （クリアミン）	
	リトナビル	ノービア 内	《抗菌》リファブチン（ミコブティン）	不整脈，血液障害，血管攣縮
			《抗真菌》ボリコナゾール（ブイフェンド）	併用薬血中濃度低下
			《鎮痛》アンピロキシカム 処方少 （ノルカム），ピロキシカム 処方少 （バキソ，フェルデン）	不整脈，血液障害，血管攣縮
			《痛風》肝機能障害でコルヒチン（コルヒチン）を投与中	血中濃度異常上昇 条件付き
			《痛風》腎機能障害でコルヒチン（コルヒチン）を投与中	
			《女性》エルゴメトリンマレイン酸塩（エルゴメトリンマレイン酸塩），メチルエルゴメトリンマレイン酸塩（メテルギン）	不整脈，血液障害，血管攣縮

〔第2部 併用禁忌〕抗ウイルス（HIV）薬

大分類	一般名	商品名	本剤と併用してはいけない禁忌薬	禁忌の理由
抗ウイルス（HIV）薬	リトナビル	ノービア Ⓝ	《麻酔》ミダゾラム（ミダフレッサ）	不整脈，血液障害，血管攣縮
			《抗血栓》リバーロキサバン（イグザレルト）	
			《降圧》アゼルニジピン（カルブロック）	
			《抗不整》アミオダロン塩酸塩（アンカロン），キニジン硫酸塩 処方少 （硫酸キニジン）	
			フレカイニド(タンボコール)プロパフェノン（プロノン）ベプリジル塩酸塩（ベプリコール）	
			《PDE-5阻害薬　血管拡》シルデナフィル(レバチオ)，タダラフィル(アドシルカ)，リオシグアト（アデムパス）	併用薬剤血中濃度異常上昇
			《PDE-5阻害薬　勃起不全》バルデナフィル塩酸塩水和物（レビトラ）	不整脈，血液障害，血管攣縮
			《抗精神》ピモジド 処方少 （オーラップ），ブロナンセリン（ロナセン）	
			《不安・睡》トリアゾラム（ハルシオン），エスタゾラム（ユーロジン），クロラゼプ酸二カリウム 処方少 （メンドン），ジアゼパム（セルシン，ホリゾン），フルラゼパム塩酸塩 処方少 （ダルメート）	過度の鎮静，呼吸抑制

抗ウイルス (HIV) 薬				
	リトナビル	ノービア ㊤	《抗てんかん》ミダゾラム（ミダフレッサ）	併用薬剤血中濃度異常上昇
			《片頭痛》エルゴタミン酒石酸塩・無水カフェイン・イソプロピルアンチピリン 処方少（クリアミン）	不整脈,血液障害,血管攣縮
			《片頭痛》エレトリプタン臭化水素酸塩 処方少（レルパックス）	
	ロピナビル・リトナビル配合	カレトラ ㊤	《肝 抗ウイ》グラゾプレビル水和物（グラジナ）	併用薬血中濃度上昇
			《抗真菌》ボリコナゾール（ブイフェンド）	併用薬血中濃度低下
			《痛風》肝機能障害でコルヒチン（コルヒチン）を投与中	血中濃度異常上昇 条件付き
			《痛風》腎機能障害でコルヒチン（コルヒチン）を投与中	
			《女性》エルゴメトリンマレイン酸塩（エルゴメトリンマレイン酸塩），メチルエルゴメト・リンマレイン酸塩（メテルギン）	血管攣縮等の重篤な副作用
			《麻酔》ミダゾラム（ミダフレッサ）	過度の鎮静,呼吸抑制
			《抗血栓》リバーロキサバン（イグザレルト）	併用薬剤血中濃度異常上昇
			《降圧》アゼルニジピン（カルブロック）	
			《PDE-5 阻害薬　血管拡》シルデナフィル（レバチオ），タダラフィル（アドシルカ）	低血圧

〔第2部 併用禁忌〕抗真菌薬

大分類	一般名	商品名	本剤と併用してはいけない禁忌薬	禁忌の理由
抗ウイルス（HIV）薬			《PDE-5阻害薬 勃起不全》バルデナフィル塩酸塩水和物（レビトラ）	低血圧
	ロピナビル・リトナビル配合	カレトラ Ⓝ	《血管拡》リオシグアト 処方少（アデムパス）	併用薬剤血中濃度異常上昇
			《抗精神》ピモジド 処方少（オーラップ）	不整脈
			《抗精神》ブロナンセリン 処方少（ロナセン）	併用薬剤血中濃度異常上昇
			《不安・睡》トリアゾラム（ハルシオン）	過度の鎮静,呼吸抑制
			《抗てんかん》ミダゾラム（ミダフレッサ）	併用薬剤血中濃度異常上昇
			《片頭痛》エルゴタミン酒石酸塩・無水カフェイン・イソプロピルアンチピリン 処方少（クリアミン）	血管攣縮等の重篤な副作用
抗真菌薬	アムホテリシンB	ファンギゾン Ⓙ,アムビゾーム Ⓙ	《血液》白血球輸注（急性肺障害）	急性肺機能障害
	イトラコナゾール	イトリゾール Ⓝ Ⓙ	《肝 抗ウイ》アスナプレビル（スンベプラ），ダクラタスビル塩酸塩・アスナプレビル・ベクラブビル塩酸塩配合錠（ジメンシー）	併用薬剤血中濃度異常上昇
			《抗悪性腫瘍》イブルチニブ 処方少（イムブルビカ）	
			《脂質》シンバスタチン（リポバス，シンバスタチン）	

抗真菌薬			《痛風》肝機能障害でコルヒチン（コルヒチン）を投与中	併用薬剤血中濃度異常上昇 条件付き
	イトラコナゾール	イトリゾール 内 注	《痛風》腎機能障害でコルヒチン（コルヒチン）を投与中	
			《女性》エルゴメトリンマレイン酸塩（エルゴメトリンマレイン酸塩），メチルエルゴメトリンマレイン酸塩（メテルギン）	併用薬剤血中濃度異常上昇
			《抗血栓》チカグレロル（ブリリンタ），リバーロキサバン（イグザレルト）	
			《降圧》アゼルニジピン（カルブロック），ニソルジピン 処方少 （バイミカード），エプレレノン 処方少 （セララ）アリスキレンフマル酸 処方少 （ラジレス）	
			《抗不整》キニジン硫酸塩 処方少 （硫酸キニジン），ベプリジル塩酸塩（ベプリコール）	併用薬剤血中濃度異常上昇，QT延長
			《PDE-5阻害薬 血管拡》シルデナフィル（レバチオ），タダラフィル（アドシルカ），リオシグアト（アデムパス）	併用薬剤血中濃度異常上昇
			《勃起不全 PDE-5阻害薬》バルデナフィル塩酸塩水和物（レビトラ）	
			《抗精神》ピモジド 処方少 （オーラップ），ブロナンセリン 処方少 （ロナセン）	

〔第2部 併用禁忌〕抗真菌薬

大分類	一般名	商品名	本剤と併用してはいけない禁忌薬	禁忌の理由
抗真菌薬	イトラコナゾール	イトリゾール Ⓝ注	《不安・睡》スボレキサント 処方少 (ベルソムラ)，トリアゾラム (ハルシオン)	併用薬剤血中濃度異常上昇
			《片頭痛》エルゴタミン酒石酸塩・無水カフェイン・イソプロピルアンチピリン 処方少 (クリアミン)	
	フルコナゾール	ジフルカン Ⓝ注	《肝 抗ウイ》アスナプレビル (スンベプラ)，ダクラタスビル塩酸塩・アスナプレビル・ベクラブビル塩酸塩配合錠 (ジメンシー)	併用薬剤血中濃度異常上昇，QT延長，心室性頻拍
			《抗不整》キニジン硫酸塩 処方少 (硫酸キニジン)	
			《抗精神》ピモジド 処方少 (オーラップ)	
			《不安・睡》トリアゾラム (ハルシオン)	併用薬剤血中濃度異常上昇
			《片頭痛》エルゴタミン酒石酸塩・無水カフェイン・イソプロピルアンチピリン 処方少 (クリアミン)	
	フルシトシン	アンコチル 処方少 Ⓝ	《抗悪性腫瘍》テガフール・ギメラシル・オテラシルカリウム配合 (TS-1) 投与中の患者および投与中止後7日以内	重篤な血液障害，消化管障害
	ペンタミジンイセチオン酸塩	ベナンバックス 注	《抗ウイ 抗CMV》ホスカルネットナトリウム (ホスカビル)	腎障害の増強，低Ca血症
			《抗不整》アミオダロン (注剤) (アミオダロン)	心室性頻拍

抗真菌薬				
	ホスフルコナゾール	プロジフ注	《肝 抗ウイ》アスナプレビル（スンベプラ），ダクラタスビル塩酸塩・アスナプレビル・ベクラブビル塩酸塩配合錠（ジメンシー）	併用薬剤血中濃度高度上昇
			《抗不整》キニジン硫酸塩 処方少（硫酸キニジン）	併用薬剤血中濃度異常上昇，QT延長，心室性頻拍
			《抗精神》ピモジド 処方少（オーラップ）	
			《不安・睡》トリアゾラム（ハルシオン）	併用薬剤血中濃度異常上昇
			《片頭痛》エルゴタミン酒石酸塩・無水カフェイン・イソプロピルアンチピリン 処方少（クリアミン）	
	ボリコナゾール	ブイフェンド内注	《抗菌》リファブチン（ミコブティン）	本剤血中濃度低下，併用薬剤血中濃度異常上昇
			《抗菌》リファンピシン（リファジン）	本剤血中濃度低下
			《抗ウイ 抗HIV》HIVプロテアーゼ阻害剤/リトナビル（ノービア），ロピナビル・リトナビル含有製剤（カレトラ）	
			《抗ウイ 抗HIV》エファビレンツ（ストックリン）	本剤血中濃度異常低下，併用薬剤血中濃度異常上昇

〔第2部 併用禁忌〕抗真菌薬

大分類	一般名	商品名	本剤と併用してはいけない禁忌薬	禁忌の理由
抗真菌薬	ボリコナゾール	ブイフェンド ⓝ注	《抗不整》キニジン硫酸塩 処方少 (硫酸キニジン)	併用薬剤血中濃度異常上昇，QT延長，心室性頻拍
			《抗精神》ピモジド 処方少 (オーラップ)	
			《不安・睡》トリアゾラム (ハルシオン)	併用薬剤血中濃度異常上昇
			《抗てんかん》カルバマゼピン (テグレトール)，長時間作用型バルビツール酸誘導体/フェノバルビタール (フェノバール)，長時間作用型バルビツール酸誘導体	本剤血中濃度低下
			《片頭痛》エルゴタミン酒石酸塩・無水カフェイン・イソプロピルアンチピリン 処方少 (クリアミン)	併用薬剤血中濃度異常上昇
	ミコナゾール	フロリード ⓝ注	《肝 抗ウイ》アスナプレビル (スンベプラ)，ダクラタスビル塩酸塩・アスナプレビル・ベクラブビル塩酸塩配合錠 (ジメンシー)	
			《脂質》シンバスタチン (リポバス，シンバスタチン)	横紋筋融解症
			《抗血栓》リバーロキサバン (イグザレルト)	併用薬剤血中濃度異常上昇
			《抗血栓》ワルファリン (ワーファリン)	重篤な出血
			《降圧》アゼルニジピン (カルブロック) ニソルジピン 処方少 (バイミカード)	併用薬剤血中濃度上昇

抗真菌薬			《抗不整》キニジン硫酸塩 処方少 (硫酸キニジン)	QT 延長
	ミコナゾール	フロリード 内注	《抗精神》ピモジド 処方少 (オーラップ)	重篤な心臓血管系副作用
			《抗精神》ブロナンセリン 処方少 (ロナセン)	併用薬剤血中濃度異常上昇
			《不安・睡》トリアゾラム (ハルシオン)	
			《片頭痛》エルゴタミン酒石酸塩・無水カフェイン・イソプロピルアンチピリン 処方少 (クリアミン)	
抗寄生虫薬	アルテメテル, ルメファントリン配合錠	リアメット 内	《抗菌》リファブチン (ミコブティン), リファンピシン (リファジン)	本剤の血中濃度低下
			《抗てんかん》フェニトイン (アレビアチン, ヒダントール), カルバマゼピン (テグレトール), フェノバルビタール(フェノバール), ホスフェニトイン (ホストイン)	
			《食品》セイヨウオトギリソウ (St. John's Wort, セント・ジョーンズ・ワート) 含有食品	
	プラジカンテル	ビルトリシド 内	《抗菌》リファンピシン (リファジン)	本剤の血中濃度が約100%低下
	メフロキン塩酸塩	メファキン 内	《寄生》キニーネ (キニーネ), ハロファントリン (国内未承認), クロロキン (国内未承認)	急性脳症候群, 暗赤色尿, 呼吸困難, 貧血, 溶血

〔第2部 併用禁忌〕予防接種

大分類	一般名	商品名	本剤と併用してはいけない禁忌薬	禁忌の理由
予防接種	乾燥 BCG ワクチン	乾燥 BCG ワクチン㊟	《免疫抑制》アザチオプリン 処方少（イムラン，アザニン），シクロスポリン 処方少（サンディミュン，ネオラール），タクロリムス 処方少（プログラフ）	
			《副腎ステ》ステロイド	
	乾燥弱毒生おたふくかぜワクチン	乾燥弱毒生おたふくかぜワクチン㊟	《免疫抑制》アザチオプリン 処方少（イムラン，アザニン），シクロスポリン 処方少（サンディミュン，ネオラール），タクロリムス 処方少（プログラフ）	
			《副腎ステ》ステロイド	
	乾燥弱毒生水痘ワクチン	乾燥弱毒生水痘ワクチン㊟	《免疫抑制》アザチオプリン 処方少（イムラン，アザニン），シクロスポリン 処方少（サンディミュン，ネオラール），タクロリムス 処方少（プログラフ）	ウイルスの感染を増強・持続
			《副腎ステ》ステロイド	
	乾燥弱毒生風しんワクチン	乾燥弱毒生風しんワクチン㊟	《免疫抑制》アザチオプリン 処方少（イムラン，アザニン），シクロスポリン 処方少（サンディミュン，ネオラール），タクロリムス 処方少（プログラフ）	
			《副腎ステ》ステロイド	
	乾燥弱毒生麻しんワクチン	乾燥弱毒生麻しんワクチン㊟	《免疫抑制》アザチオプリン 処方少（イムラン，アザニン），シクロスポリン 処方少（サンディミュン，ネオラール），タクロリムス 処方少（プログラフ）	
			《副腎ステ》ステロイド	

予防接種	乾燥弱毒生麻しん風しん混合ワクチン	乾燥弱毒生麻しん風しん混合ワクチン (注)	《免疫抑制》アザチオプリン 処方少 (イムラン，アザニン)，シクロスポリン 処方少 (サンディミュン，ネオラール)，タクロリムス 処方少 (プログラフ)	ウイルスの感染を増強・持続
			《副腎ステ》ステロイド	
抗悪性腫瘍薬	アムルビシン塩酸塩	カルセド (注)	《抗悪性腫瘍》他のアントラサイクリン系薬剤（例：アドリアシン）等心毒性を有する薬剤による前治療が限界量	心筋障害 条件付き
	イリノテカン塩酸塩水和物	トポテシン (注)，カンプト (注)	《抗ウイ 抗 HIV》アタザナビル硫酸塩（レイアタッツ）	骨髄機能抑制，下痢
	エピルビシン塩酸塩	ファルモルビシン (注)	《抗悪性腫瘍》他のアントラサイクリン系薬剤（例：アドリアシン）等心毒性を有する薬剤による前治療が限界量	うっ血性心不全 条件付き
	カペシタビン	ゼローダ (内)	《抗悪性腫瘍》テガフール・ギメラシル・オテラシルカリウム配合（TS-1）投与中の患者および投与中止後 7 日以内	重篤な血液障害，消化管障害
	ゲムシタビン塩酸塩	ジェムザール (注)	《その他》胸部への放射線療法	外国で重篤な食道炎，肺臓炎の死亡例
	シクロフォスファミド水和物	エンドキサン (内) (注)	《抗悪性腫瘍》ペントスタチン 処方少 (コホリン)	造血幹細胞移植の患者で死亡例
	テガフール	フトラフール (内)	《抗悪性腫瘍》テガフール・ギメラシル・オテラシルカリウム配合（TS-1）投与中の患者及び投与中止後 7 日以内	重篤な血液障害，消化管障害

〔第 2 部　併用禁忌〕抗悪性腫瘍薬

大分類	一般名	商品名	本剤と併用してはいけない禁忌薬	禁忌の理由
抗悪性腫瘍薬	テガフール・ウラシル配合	ユーエフティ (UFT) 内	《抗悪性腫瘍》テガフール・ギメラシル・オテラシルカリウム配合 (TS-1) 投与中の患者及び投与中止後 7 日以内	
	テガフール・ギメラシル・オテラシル K 配合	ティーエスワン (TS-1) 内	《抗真菌》フルシトシン (アンコチル)	重篤な血液障害，消化管障害
			《抗悪性腫瘍》フルオロウラシル (5-FU)，ドキシフルリジン (フルツロン)，カペシタビン (ゼローダ)，テガフール・ウラシル配合 (ユーエフティ)，テガフール (フトラフール)，ホリナート・テガフール・ウラシル配合 (ユーゼルロイコボリン)，レボホリナート・フルオロウラシル配合 (アイソボリン)	
	ドキシフルリジン	フルツロン 内	《抗悪性腫瘍》テガフール・ギメラシル・オテラシルカリウム配合 (TS-1) 投与中の患者および投与中止後 7 日以内	
	トレミフェンクエン酸塩	フェアストン 内	《抗不整》クラス Ⅰa/キニジン硫酸塩水和物 処方少 (硫酸キニジン) プロカインアミド (アミサリン硫酸塩) クラスⅢ/アミオダロン塩酸塩 (アンカロン)，ソタロール 処方少 (ソタコール)	QT 延長増強，心室性頻拍
	パクリタキセル	タキソール 注	《抗悪性腫瘍》プロカルバジン塩酸塩 処方少 (塩酸プロカルバジン)	アルコール反応

抗悪性腫瘍薬	パクリタキセル	タキソール 注	《中毒》ジスルフィラム（ノックビン），シアナミド（シアナマイド）	アルコール反応
	ピラルビシン	テラルビシン 注, ピノルビン 注	《抗悪性腫瘍》他のアントラサイクリン系薬剤（例：アドリアシン）等心毒性を有する薬剤による前治療が限界量	心筋障害 条件付き
	フルオロウラシル	5-FU 内注	《抗悪性腫瘍》テガフール・ギメラシル・オテラシルカリウム配合（TS-1）投与中の患者及び投与中止後7日以内	重篤な血液障害，消化管障害
	フルダラビンリン酸エステル	フルダラ 内注	《抗悪性腫瘍》ペントスタチン 処方少 （コホリン）	致命的肺毒性
	ブレオマイシン	ブレオ 注	《その他》胸部およびその周辺部への放射線照射	重篤な肺症状
	ベキサロテン	タルグレチン 内	《ビタミン》ビタミンA製剤	ビタミンA過剰症類似症状増悪
	ホリナートCa	ユーゼル 内, ロイコボリン 内 注	《抗悪性腫瘍》テガフール・ギメラシル・オテラシルカリウム配合（TS-1）投与中の患者および投与中止後7日以内	重篤な血液障害，消化管障害
	メドロキシプロゲステロン酢酸エステル	ヒスロンH 内	《副腎ステ》ステロイド	血栓症
			《女性》黄体ホルモン，卵胞ホルモン	
	メルカプトプリン水和物	ロイケリン 内	《予防接種》生ワクチン	ワクチン由来の感染発症
			《痛風》フェブキソスタット（フェブリク），トピロキソスタット 処方少 （トピロリック，ウリアデック）	骨髄抑制等の副作用増強

〔第 2 部 併用禁忌〕免疫抑制薬

大分類	一般名	商品名	本剤と併用しては いけない禁忌薬	禁忌の理由
抗悪性腫瘍薬	レボホリナート Ca	アイソボリン 注	《抗悪性腫瘍》テガフール・ギメラシル・オテラシルカリウム配合 (TS-1) 投与中の患者及び投与中止後 7 日以内	重篤な血液障害, 消化管障害
	乾燥 BCG・コンノート株	イムシスト 膀胱注入	《免疫》免疫抑制薬剤	本剤の効果減弱, 種性 BCG 感染
			《免疫》免疫抑制状態/抗癌療法（たとえば細胞傷害性薬剤療法, 放射線照射）	
			《ステロイド》免疫抑制量のステロイド	
	乾燥 BCG・日本株	イムノブラダー 膀胱注入	《免疫》免疫抑制薬剤	本剤に対する免疫応答低下, 種性 BCG 感染
			《免疫》免疫抑制状態/抗癌療法（たとえば細胞傷害性薬剤療法, 放射線照射）	
			《ステロイド》免疫抑制量のステロイド	
免疫抑制薬	アザチオプリン	イムラン 内, アザニン 内	《予防接種》生ワクチン	ワクチン由来の感染発症
			《痛風》フェブキソスタット（フェブリク）, トピロキソスタット 処方少（トピロリック, ウリアデック）	骨髄抑制
	タクロリムス水和物	グラセプター 内	《予防接種》生ワクチン	ワクチン由来の感染発症
			《免疫抑制》シクロスポリン 処方少（サンディミュン, ネオラール）	併用薬剤血中濃度異常上昇
			《血管拡》ボセンタン 処方少（トラクリア）	併用薬剤血中濃度異常上昇, 本剤血中濃度が変動する

免疫抑制薬		グラセプター ㊅	《利尿薬》カリウム保持性/スピロノラクトン（アルダクトン A），トリアムテレン 処方少 （トリテレン），カンレノ酸カリウム（ソルダクトン）	高 K 血症
	タクロリムス水和物	プログラフ ㊅㊟	《予防接種》生ワクチン	ワクチン由来の感染発症
			《免疫抑制》シクロスポリン 処方少 （サンディミュン，ネオラール）	併用薬剤血中濃度異常上昇
			《血管拡》ボセンタン 処方少 （トラクリア）	併用薬血中濃度上昇，本剤の血中濃度が変動する
			《利尿薬》カリウム保持性/スピロノラクトン（アルダクトン A），トリアムテレン 処方少 （トリテレン），カンレノ酸カリウム（ソルダクトン）	高 K 血症
	ミコフェノール酸モフェチル	セルセプト ㊅	《予防接種》生ワクチン	ワクチン由来の感染発症
	ミゾリビン	ブレディニン ㊅		
副腎皮質ステロイド	デキサメタゾン エリキシル（アルコールを含む内服）	デカドロンエリキシル（アルコールを含む内服）0.01 % ㊅	《中毒》シアナミド（シアナマイド），ジスルフィラム（ノックビン）	アルコール反応
	ヒドロコルチゾンコハク酸エステルナトリウム	ソル・コーテフ ㊟	《予防接種》生ワクチン，弱毒生ワクチン	ワクチン由来の感染発症，毒性の復帰
	メチルプレドニゾロン	メドロール ㊅		

〔第2部 併用禁忌〕抗アレルギー薬

大分類	一般名	商品名	本剤と併用してはいけない禁忌薬	禁忌の理由
副腎皮質ステロイド	メチルプレドニゾロン酢酸エステル	デポ・メドロール 注	《予防接種》生ワクチン，弱毒生ワクチン	ワクチン由来の感染発症，毒性の復帰
	メチルプレドニゾロン酢酸エステルナトリウム	ソル・メドロール 注		
鎮痛薬	イブプロフェン	ブルフェン 内	《抗ウイ 抗HIV》ジドブシン（レトロビル）	血友病患者で出血傾向増強
	インドメタシン	インテバン 坐	《降圧》トリアムテレン 処方少（トリテレン）	急性腎不全
	ケトプロフェン	カピステン 注，ケトプロフェン 注	《抗菌》抗菌薬・ニューキノロン系薬/シプロフロキサシン（シプロキサン）	痙攣
	ジクロフェナクナトリウム	ボルタレン 内，ボルタレンサポ 坐	《降圧》トリアムテレン 処方少（トリテレン）	急性腎不全
		ボルタレンSR 内，ナボールSR 内		
抗リウマチ薬	ペニシラミン	メタルカプターゼ 内	《抗リウマチ》金チオリンゴ酸ナトリウム（シオゾール）	重篤な血液障害
	金チオリンゴ酸ナトリウム	シオゾール 注	《抗リウマチ》キレート剤/D-ペニシラミン（メタルカプターゼ）	
			金製剤．同剤による重篤な副作用の既往	症状悪化，重篤な副作用 条件付き
抗アレルギー薬	アリメマジン酒石酸塩	アリメジン 内	《抗てんかん》バルビツール酸誘導体	呼吸抑制
	ジフェンヒドラミン塩酸塩・臭化Ca	レスカルミン 注	《心不全》ジギタリス製剤	ジギタリス中毒

糖尿病治療薬	アログリプチン, メトホルミン	イニシンク Ⓝ	過度のアルコール摂取者	乳酸代謝能低下, 乳酸アシドーシス
	メトホルミン塩酸塩	メトグルコ Ⓝ		
脂質異常症治療薬	アトルバスタチンCa	リピトール Ⓝ	《肝 抗ウイ》オムビタスビル水和物・パリタプレビル水和物・リトナビル配合（ヴィキラックス）	本剤の血中濃度異常上昇
	エゼチミブ	ゼチーア Ⓝ	《脂質》スタチンマグネシウム-CoA 還元酵素阻害剤（メバロチン, リポバス, ローコール, リピトール, リバロ, クレストール）との併用で重篤な肝機能障害　重篤な肝機能障害がある	代謝・排泄遅延して高い血中濃度持続 条件付き
	シンバスタチン	リポバス Ⓝ	《肝 抗ウイ》オムビタスビル水和物・パリタプレビル水和物・リトナビル配合（ヴィキラックス）	横紋筋融解症を含む重篤な副作用
			《抗ウイ 抗HIV》アタザナビル（レイアタッツ）, コビシスタット含有製剤（スタリビルド, ゲンボイヤ）	
			《抗真菌》・イトラコナゾール（イトリゾール）, ミコナゾール（フロリード）	横紋筋融解症
	ピタバスタチンCa水和物	リバロ Ⓝ	《免疫抑制》シクロスポリン 処方少 （サンディミュン, ネオラール）	本剤の血漿中濃度異常上昇
	ロスバスタチンカルシウム	クレストール Ⓝ		
	ロミタピドメシル酸塩	ジャクスタピッド Ⓝ	《CYP》CYP3A4 を中等度に阻害する薬剤（表甲P.396）	本剤の血中濃度異常上昇
			《CYP》CYP3A4 を強く阻害する薬剤（表甲P.396）	

〔第2部 併用禁忌〕女性ホルモン剤

大分類	一般名	商品名	本剤と併用してはいけない禁忌薬	禁忌の理由
痛風・高尿酸血症治療薬	コルヒチン	コルヒチン ㊮	《肝臓障害あり》P糖蛋白を阻害する薬剤（表乙 P.398），P糖蛋白を阻害する薬剤/免疫抑制薬・カルシニューリン阻害薬〔シクロスポリン（サンディミュン，ネオーラル）〕	本剤の作用増強 条件付き
			《腎臓障害あり》CYP3A4を強く阻害する薬剤（表甲 P.396）	
	フェブキソスタット	フェブリク ㊮	《抗悪性腫瘍》メルカプトプリン水和物（ロイケリン）	骨髄抑制等の副作用増強
			《免疫抑制》アザチオプリン（イムラン，アザニン）	
女性ホルモン剤	エチニルエストラジオール	プロセキソール ㊮	《肝 抗ウイ》オムビタスビル・パリタプレビル・リトナビル配合（ヴィキラックス）	肝機能障害
	エルゴメトリンマレイン酸塩	エルゴメトリンマレイン酸塩 ㊟	《肝 抗ウイ》テラプレビル（テラビック），HIVプロテアーゼ阻害剤，コビシタット含有(スタリビルド)，エファビレンツ（ストックリン）	本剤の血中濃度過剰上昇
			《抗真菌》アゾール系/ミコナゾール（フロリード），フルコナゾール（ジフルカン），ボリコナゾール（ブイフェンド），ホスフルコナゾール（プロジフ），イトラコナゾール（イトリゾール），ケトコナゾール（国内未発売）	

340

女性ホルモン剤	エルゴメトリンマレイン酸塩	エルゴメトリンマレイン酸塩 注	《片頭痛》5-HT$_{1B1D}$受容体作動薬　資料（表丙 P.399），エルゴタミン（クリアミン）	血圧上昇，血管攣縮増強
	デソゲストレル・エチニルエストラジオール	マーベロン 21 内，マーベロン 28 内	《肝　抗ウイ》オムビタスビル・パリタプレビル・リトナビル配合（ヴィキラックス）	肝機能障害
			35 歳以上で 1 日 15 本以上の喫煙者	心筋梗塞等の心血管系障害
	ドロスピレノン・エチニルエストラジオール	ヤーズ 内	《肝　抗ウイ》オムビタスビル・パリタプレビル・リトナビル配合（ヴィキラックス）	肝機能障害
			35 歳以上で 1 日 15 本以上の喫煙者	心筋梗塞等の心血管系障害
	ノルエチステロン・エチニルエストラジオール配合	シンフェーズ T28 内	《肝　抗ウイ》オムビタスビル・パリタプレビル・リトナビル配合（ヴィキラックス）	肝機能障害
			《食品その他》35 歳以上で 1 日 15 本以上の喫煙者	心筋梗塞等の心血管系障害
		ルナベル 内	《肝　抗ウイ》オムビタスビル・パリタプレビル・リトナビル配合（ヴィキラックス）	肝機能障害
			《食品その他》35 歳以上で 1 日 15 本以上の喫煙者	心筋梗塞等の心血管系障害
		プラノバール 内	《肝　抗ウイ》オムビタスビル・パリタプレビル・リトナビル配合（ヴィキラックス）	肝機能障害

〔第2部 併用禁忌〕他のホルモン製剤

大分類	一般名	商品名	本剤と併用してはいけない禁忌薬	禁忌の理由
女性ホルモン剤	レボノルゲストレル・エチニルエストラジオール配合製剤	ジェミーナ 内	《肝》ヴィキラックス配合錠（オムビタスビル水和物・パリタプレビル水和物・リトナビル配合剤）	ALT 上昇，機序不明
	メチルエルゴメトリンマレイン酸塩	メチルエルゴメトリン 内	《肝 抗ウイ》テラプレビル（テラビック），HIV プロテアーゼ阻害剤，コビシスタット含有（スタリビルド），エファビレンツ（ストックリン）	本剤の血中濃度過剰上昇
			《抗真菌》アゾール系/ミコナゾール（フロリード），フルコナゾール（ジフルカン），ボリコナゾール（ブイフェンド），ホスフルコナゾール（プロジフ），イトラコナゾール（イトリゾール），ケトコナゾール（国内未発売）	
			《片頭痛》5-HT1B1D 受容体作動薬　資料（表丙 P.399）	血圧上昇，血管攣縮増強
			《片頭痛》エルゴタミン（クリアミン）	
	レボノルゲストレル・エチニルエストラジオール	アンジュ 21 内，トリキュラー 21 内，アンジュ 28 内，トリキュラー 28 内	《肝 抗ウイ》オムビタスビル・パリタプレビル・リトナビル配合（ヴィキラックス）	肝機能障害
			《食品その他》35 歳以上で1 日 15 本以上の喫煙者	心筋梗塞等の心血管系障害
他のホルモン製剤	エリグルスタット酒石酸塩	サデルガ 内	《抗不整》クラスⅠa/キニジン硫酸塩水和物（硫酸キニジン 処方少），プロカインアミド塩酸塩（アミサリン硫酸塩）	QT 延長

他のホルモン製剤				
	エリグルスタット酒石酸塩	サデルガ 内	クラスⅢ/アミオダロン（アンカロン），ソタロール（ソタコール），クラスⅣ/ベプリジル塩酸塩（ベプリコール）	QT延長
			CYP2D6の活性が欠損している患者（Poor Metabolizer, PM）で，CYP3A阻害作用を有する薬剤を使用中	QT延長 条件付き
			CYP2D6阻害作用を有する薬剤とCYP3A阻害作用を有する薬剤の両方を併用	
			チトクローム P450（CYP）2D6の活性が通常（Extensive Metabolizer, EM）で，CYP2D6阻害作用を有する薬剤とCYP3A阻害作用を有する薬剤の両方を使用中	本剤血中濃度異常上昇 条件付き
	オキシトシン	アトニン-O 注	《女性ホルモン》ジノプロストン（PGE$_2$）製剤投与終了後1時間以上経過していない	過強陣痛
			《女性》プロスタグランジン製剤（PGF$_2\alpha$，PGE$_2$），プロスタルモン・F注射液プロスタグランジン E$_2$ 錠等	
			《女性》プラステロン硫酸エステルナトリウム（レボスパ）	
			《女性》分娩誘発用剤吸湿性頸管拡張材（ラミナリア等）を挿入中またはメトロイリンテル挿入後1時間以上経過していない	
	ミトタン	オペプリム 内	《降圧》スピロノラクトン（アルダクトン A）	本剤の作用阻害

〔第 2 部 併用禁忌〕輸液・栄養剤

大分類	一般名	商品名	本剤と併用してはいけない禁忌薬	禁忌の理由
他のホルモン製剤	ミトタン	オペプリム 内	《抗不安》ペントバルビタール 処方少 (ラボナ)	睡眠作用減弱
甲状腺疾患治療薬	ヨウ化メチルノルコレステノール	アドステロール-I¹³¹ 注	《抗悪性腫瘍》プロカルバジン塩酸塩 処方少 (塩酸プロカルバジン)	アルコール反応
			《中毒》シアナミド (シアナマイド), ジスルフィラム (ノックビン)	
骨・Ca代謝薬	グルコン酸 Ca	カルチコール 内 注	《抗悪性腫瘍》〔内のみ〕エストラムスチン (エストラサイト)	併用薬効果減弱
			《心不全》〔注のみ〕強心配糖体/ジゴキシン (ジゴキシン, ジゴシン)	強心配糖体の作用増強, 中毒症状
	メナテトレノン	グラケー 内	《抗血栓》ワルファリン (ワーファリン)	併用薬の効果減弱
	塩化 Ca 水和物	塩化 Ca 水和物 注, 大塚塩カル 注, 塩化 Ca 補正液 注	《心不全》〔注のみ〕強心配糖体/ジゴキシン (ジゴキシン, ジゴシン)	心停止
ビタミン剤	レチノールパルミチン酸エステル	チョコラ A 内	《抗悪性腫瘍》トレチノイン 処方少 (ベノサイド), タミバロテン 処方少 (アムノレイク), ベキサロテン 処方少 (タルグレチン)	ビタミン A過剰症類似副作用症状
			《皮膚》エトレチナート (チガソン)	
輸液・栄養剤	L-アスパラギン酸カリウム	アスパラカリウム 内 注	《降圧》エプレレノン 処方少 (セララ)	高 K 血症
	L-アスパラギン酸カリウム・マグネシウム	アスパラ 内 注		
	グルコン酸カリウム	グルコンサン K 内		

344

輸液・栄養剤	経腸栄養剤	エレンタール 配合経腸	《ビタミン》妊娠 3 カ月以内または妊娠希望でビタミン A 5,000IU/日以上投与中	外国で奇形発現の増加が推定された 条件付き
	たん白アミノ酸製剤494	エンシュア・リキッド 配合経腸		
	塩化カリウム	K.C.L. 内	《中毒》シアナミド（シアナマイド），ジスルフィラム（ノックビン），プロカルバジン（塩酸プロカルバジン）	アルコール反応
			《降圧》エプレレノン 処方少 (セララ)	
		塩化カリウム 注, K.C.L. 注	《降圧》エプレレノン 処方少 (セララ)	高 K 血症
	塩化カリウム徐放剤	スローケー 内		
筋弛緩薬	チザニジン塩酸塩	テルネリン 内	《抗菌》シプロフロキサシン（シプロキサン）	本剤の血中濃度異常上昇
			《抗精神》SSRI/フルボキサミンマレイン酸塩（デプロメール，ルボックス）	
麻薬	アヘン末	アヘン 内, アヘンチンキ 内	《抗悪性腫瘍》プロカルバジン塩酸塩 処方少 (塩酸プロカルバジン)	アルコール反応
			《中毒》シアナミド（シアナマイド），ジスルフィラム（ノックビン）	
	タペンタドール塩酸塩	タペンタ 内	《パーキン》MAO-B 阻害薬/セレギリン塩酸塩（エフピー）を投与中あるいは投与中止後 2 週間以内	心血管系副作用増強
	トラマドール塩酸塩	トラマール 内		
	トラマドール塩酸塩/アセトアミノフェン配合	トラムセット 内		
	フェンタニルクエン酸塩，ドロペリドール	タラモナール 注	《筋弛緩》筋弛緩剤の使用が禁忌の患者（例：重症筋無力症）	明確な説明記載見当たらない 条件付き

〔第2部 併用禁忌〕中毒治療薬

大分類	一般名	商品名	本剤と併用してはいけない禁忌薬	禁忌の理由
麻薬	ペチジン塩酸塩 950	オピスタン Ⓝ	《パーキン》MAO-B 阻害薬/セレギリン塩酸塩（エフピー）	心血管系副作用増強
麻酔薬	ミダゾラム/ドルミカム	ドルミカム Ⓙ	《肝 抗ウイ》オムビタスビル・パリタプレビル・リトナビル配合（ヴィキラックス）	過度の鎮静, 呼吸抑制
			《抗ウイ 抗 HIV》HIV プロテアーゼ阻害剤, エファビレンツ（ストックリン）, コビシスタットを含有する製剤（スタリビルド, ゲンボイヤ）	
	リドカイン塩酸塩・アドレナリン	キシロカイン（硬膜外麻酔・伝達麻酔・浸潤麻酔・表面麻酔）Ⓙ	《泌尿》プラゾシン塩酸塩 処方少 （ミニプレス）α遮断薬全般（エブランチル, ハイトラシン, バソメット, カルデナリン, デタントール, レギチーン）	過度の血圧低下
			《心不全》カテコールアミン製剤/アドレナリン（ボスミン, エピペン）, ドパミン塩酸塩（イノバン）	不整脈, 心停止
			《抗精神》抗精神病薬/〔ブチロフェノン系, フェノチアジン系, イミノジベンジル系, ゾテピン, リスペリドン等（セレネース, トロペロン, ウインタミン, デフェクトン, ロドピン, リスパダール）等〕	過度の血圧低下
中毒治療薬	シアナミド	シアナマイド Ⓝ	アルコールを含む医薬品（エリキシル（アルコールを含む内服）剤, 薬用酒等）	急性アルコール中毒症状

346

中毒治療薬				
	ジスルフィラム	ノックビン 内	《食品》アルコールを含む医薬品（エリキシル剤，薬用酒等）・食品（奈良漬等）・化粧品（アフターシェーブローション等）	急性アルコール中毒症状
血液製剤				
	ヒトフィブリノゲン配合	タコシール 組織接	《止血》凝固促進剤（蛇毒製）ヘモコアグラーゼ（レプチラーゼ）	
			《止血》抗線溶剤/ヘモコアグラーゼ(レプチラーゼ)，トロンビン（トロンビン），トラネキサム（トランサミン）	
	フィブリノゲン凍結乾燥粉末（人血漿由来のフィブリノゲン，血液凝固第XIII因子含）	ベリプラストP コンビセット 組織接，ボルヒール 組織接	《止血》凝固促進剤（蛇毒製）ヘモコアグラーゼ（レプチラーゼ）	血栓形成傾向
			《止血》抗線溶剤/トロンビン（トロンビン）トラネキサム（トランサミン）	
止血薬	トラネキサム酸	トランサミン 内 注	《止血》トロンビン（トロンビン）	
	トロンビン	トロンビン 内外	《止血》凝固促進剤（蛇毒製）/ヘモコアグラーゼ（レプチラーゼ）抗プラスミン剤/トラネキサム酸（トランサミン）	
	ヘモコアグラーゼ526	レプチラーゼ 注	《止血》トロンビン（トロンビン）	
	ポリドカノール	ポリドカスクレロール 注	《女性》経口避妊薬	血栓形成が抑制・阻害
			《抗血栓》抗血小板薬	
			《抗血栓》血液凝固阻止薬（ただし，ヘパリン（ヘパリン）は特別に有効）	

〔第 2 部 併用禁忌〕抗血栓薬

大分類	一般名	商品名	本剤と併用してはいけない禁忌薬	禁忌の理由
抗血栓薬	アスピリン，ランソプラゾール配合	タケルダ Ⓝ	《抗ウイ　抗 HIV》アタザナビル（レイアタッツ），リルピビリン塩酸塩（エジュラント）	併用薬の作用減弱
	ダビガトランエテキシラートメタンスルホン酸塩	プラザキサ Ⓝ	《抗真菌》P-糖蛋白阻害剤（経口剤）（表乙 P.398）/イトラコナゾール（イトリゾール経口剤）	本剤の血中濃度過剰上昇
	チカグレロル	ブリリンタ Ⓝ	《CYP》強い CYP3A 阻害薬（イトラコナゾール，ボリコナゾール，クラリスロマイシン，ネルフィナビル，サキナビル，リトナビル，テラプレビル，インジナビル，コビシスタットを含む薬剤）（表甲 P.396）	本剤血中濃度異常上昇
			《CYP》強い CYP3A 誘導薬（リファンピシン，リファブチン，カルバマゼピン，フェノバルビタール，フェニトイン，セイヨウオトギリソウ（SJW）含有食品）（表甲 P.396）	本剤血中濃度異常低下
	リバーロキサバン	イグザレルト Ⓝ	《肝　抗ウイ》オムビタスビル・パリタプレビル・リトナビル配合（ヴィキラックス）	本剤血中濃度異常上昇
			《抗ウイ》HIV プロテアーゼ阻害剤，コビシスタット含有製剤（スタリビルド，ゲンボイヤ）	出血の危険性増大
			《抗真菌》アゾール系/ミコナゾール（フロリード），フルコナゾール（ジフルカン），ボリコナゾール（ブ	本剤血中濃度異常上昇

抗血栓薬				
	リバーロキサバン	イグザレルト 内	イフェンド），ホスフルコナゾール（プロジフ），イトラコナゾール（イトリゾール），ケトコナゾール（国内未発売）	本剤血中濃度異常上昇
	ワルファリンカリウム	ワーファリン 内	《抗真菌》ミコナゾール（フロリード）	本剤の作用増強．併用中止後，本剤の作用が遷延し出血
			《抗リウマチ》イグラチモド 処方少 （ケアラム，コルベット）	本剤の作用増強
			《骨・Ca 代謝薬》骨粗鬆症治療用ビタミン/メナテトレノン（ケイツー，グラケー）	
降圧薬	アゼルニジピン	カルブロック 内	《肝》オムビタスビル・パリタプレビル・リトナビル配合（ヴィキラックス）	
			《抗ウイ　抗 HIV》HIV プロテアーゼ阻害剤，コビシスタット含有製剤（スタリビルド，ゲンボイヤ）	
			《抗真菌》アゾール系/ミコナゾール（フロリード），フルコナゾール（ジフルカン），ボリコナゾール（ブイフェンド），ホスフルコナゾール（プロジフ），イトラコナゾール（イトリゾール），ケトコナゾール（国内未発売）	本剤血中濃度異常上昇
	アムロジピンベシル酸塩・アトルバスタチン Ca 水和物配合	カデュエット 内	《肝　抗ウイ》オムビタスビル・パリタプレビル・リトナビル配合（ヴィキラックス）	

〔第2部 併用禁忌〕降圧薬

大分類	一般名	商品名	本剤と併用してはいけない禁忌薬	禁忌の理由
降圧薬	イミダプリル塩酸塩	タナトリル 内	《降圧》アリスキレンフマル酸塩 処方少 （ラジレス）投与中の糖尿病	非致死性脳卒中，腎機能障害，高K血症，低血圧 条件付き
			アクリロニトリルメタリルスルホン酸ナトリウム膜（AN69）を用いた血液透析	アナフィラキシー 条件付き
			デキストラン硫酸固定化セルロース，トリプトファン固定化ポリビニルアルコールまたはポリエチレンテレフタレートを用いた吸着器によるアフェレーシス（透析に準ずる）	ショック 条件付き
	アジルサルタンイルベサルタン	アジルバ 内	《降圧》アリスキレンフマル酸 処方少 （ラジレス）投与中の糖尿病	非致死性脳卒中，腎機能障害，高K血症，低血圧 条件付き
		イルベタン 内，アバプロ 内		
	イルベサルタン，アムロジピンベシル酸塩配合	アイミクス 内		
	エプレレノン	セララ 処方少 〔高血圧の場合のみ〕 内	《輸液・栄養》カリウム製剤．塩化カリウム（塩化カリウム，スローケー），グルコン酸カリウム（グルコンサンK），L-アスパラギン酸カリウム（アスパラカリウム，アスパラ），ヨウ化カリウム（ヨウ化カリウム），酢酸カリウム（酢酸カリウム）	高K血症
		セララ 処方少 〔高血圧症および慢性心不全・共通〕 内	《抗ウイ 抗HIV》リトナビル（ノービア），ネルフィナビル（ビラセプト）	

降圧薬				
エプレレノン	セララ 処方少 〔高血圧症および慢性心不全・共通〕内	《抗真菌》イトラコナゾール（イトリゾール）	高K血症
		《抗利尿》カリウム保持性利尿薬 スピロノラクトン（アルダクトンA） トリアムテレン（トリテレン） カンレノ酸カリウム（ソルダクトン）	
オルメサルタン メドキソミル，アゼルニジピン配合	レザルタス内	《肝 抗ウイ》オムビタスビル・パリタプレビル・リトナビル配合（ヴィキラックス）	本剤血中濃度異常上昇
		《抗ウイ 抗HIV》HIVプロテアーゼ阻害剤，コビシスタット含有製剤（スタリビルド，ゲンボイヤ）	本剤の作用増強
		《抗真菌》アゾール系/ミコナゾール（フロリード），フルコナゾール（ジフルカン），ボリコナゾール（ブイフェンド），ホスフルコナゾール（プロジフ），イトラコナゾール（イトリゾール），ケトコナゾール（国内未発売）	本剤血中濃度異常上昇
カンデサルタン シレキセチル	ブロプレス内	《降圧》アリスキレンフマル酸 処方少 （ラジレス）投与中の糖尿病	非致死性脳卒中，腎機能障害，高K血症，低血圧 条件付き
オルメサルタン メドキソミル	オルメテック内	《降圧》アリスキレンフマル酸塩 処方少 （ラジレス）投与中の糖尿病	
カンデサルタン シレキセチル，アムロジピン配合	ユニシア内	《降圧》アリスキレンフマル酸 処方少 （ラジレス）投与中の糖尿病	

〔第2部 併用禁忌〕降圧薬

大分類	一般名	商品名	本剤と併用してはいけない禁忌薬	禁忌の理由
降圧薬	カンデサルタンシレキセチル, ヒドロクロロチアジド	エカード ⊕	《降圧》アリスキレンフマル酸 処方少 (ラジレス) 投与中の糖尿病	非致死性脳卒中, 腎機能障害, 高K血症, 低血圧 条件付き
	テルミサルタン	ミカルディス ⊕		
	テルミサルタン/アムロジピンベシル酸塩配合	ミカムロ ⊕		
	バルサルタン	ディオバン ⊕		
	バルサルタン/アムロジピンベシル酸塩配合	エックスフォージ ⊕		
	ロサルタンK	ニューロタン ⊕		
	ロサルタンカリウム・ヒドロクロロチアジド配合	プレミネント ⊕		
	スピロノラクトン	アルダクトンA ⊕	《免疫抑制》タクロリムス (グラセプター, プログラフ)	高K血症
			《他ホルモン》ミトタン (オペプリム)	併用薬の作用減弱
			《降圧》エプレレノン 処方少 (セララ)	高K血症
	ニトロプルシドナトリウム水和物	ニトプロ ⊕	《PDE-5阻害薬 血管拡》シルデナフィル(レバチオ), タダラフィル (アドシルカ)	両剤の降圧作用増強
			《血管拡》リオシグアト 処方少 (アデムパス)	
			《排尿障害 PDE-5阻害薬》タダラフィル (ザルティア)	

352

降圧薬				
	ニトロプルシドナトリウム水和物	ニトプロ 注	《勃起不全 PDE-5 阻害薬》シルデナフィルクエン酸塩（バイアグラ），バルデナフィル塩酸塩水和物（レビトラ），タダラフィル（シアリス）	両剤の降圧作用増強
	プロプラノロール塩酸塩	インデラル 内注	《片頭痛》リザトリプタン息香酸塩 処方少 （マクサルト）	併用薬の作用増強
	レセルピン	アポプロン 注	《その他》電気ショック療法	重篤な反応（錯乱，嗜眠，重症の低血圧等）
狭心症薬				
	一硝酸イソソルビド	アイトロール 内	《PDE-5 阻害薬 排尿障害》タダラフィル（ザルティア）	両剤の降圧作用増強
			《PDE-5 阻害薬 血管拡》シルデナフィル(レバチオ)，タダラフィル（アドシルカ）	
			《PDE-5 阻害薬 勃起不全》シルデナフィルクエン酸塩（バイアグラ），バルデナフィル塩酸塩水和物（レビトラ），タダラフィル（シアリス）	
			《血管拡》リオシグアト 処方少 （アデムパス）	
	アデノシン	アデノスキャン 注	《狭心》ジピリダモール GO1 （ペルサンチン）	完全房室ブロック，心停止等
			《気管支》テオフィリン 処方少 （テオドール），アミノフィリン（ネオフィリン）	冠血流速度の増加及び冠血管抵抗の減少を抑制し，虚血診断に影響を及ぼす

〔第2部 併用禁忌〕狭心症薬

大分類	一般名	商品名	本剤と併用してはいけない禁忌薬	禁忌の理由
狭心症薬	アデノシン	アデノスキャン 注	《片頭痛》カフェイン 処方少 （カフェイン）	冠血流速度の増加及び冠血管抵抗の減少を抑制し，虚血診断に影響を及ぼす
			《食品》カフェインを含む飲食物（コーヒー，紅茶，日本茶，コーラ，チョコレート等）	
	ジピリダモール	ペルサンチン 内 注	《狭心症》アデノシン（アデノスキャン）	完全房室ブロック，心停止等
	ニコランジル	シグマート 内 注	《PDE-5 阻害薬　血管拡》シルデナフィル(レバチオ)，タダラフィル（アドシルカ）	両剤の降圧作用増強
			《PDE-5 阻害薬　排尿障害》タダラフィル（ザルティア）	
			《PDE-5 阻害薬　勃起不全》シルデナフィルクエン酸塩（バイアグラ），バルデナフィル塩酸塩水和物（レビトラ），タダラフィル（シアリス）	
			《血管拡》リオシグアト 処方少 （アデムパス）	
	ニトログリセリン	バソレーター 注	《PDE-5 阻害薬　血管拡》シルデナフィル(レバチオ)，タダラフィル（アドシルカ）	
			《PDE-5 阻害薬　排尿障害》タダラフィル（ザルティア）	

狭心症薬	ニトログリセリン	バソレーター 注	《PDE-5 阻害薬　勃起不全》シルデナフィルクエン酸塩（バイアグラ），バルデナフィル塩酸塩水和物（レビトラ），タダラフィル（シアリス）	両剤の降圧作用増強
			《血管拡》リオシグアト 処方少 （アデムパス）	
		ミオコール 注外	《PDE-5 阻害薬　排尿障害》タダラフィル（ザルティア）	
			《PDE-5 阻害薬　血管拡》シルデナフィル(レバチオ)，タダラフィル（アドシルカ）	
			《PDE-5 阻害薬　勃起不全》シルデナフィルクエン酸塩（バイアグラ），バルデナフィル塩酸塩水和物（レビトラ），タダラフィル（シアリス）	
			《血管拡》リオシグアト 処方少 （アデムパス）	
		ミリステープ テ	《PDE-5 阻害薬　排尿障害》タダラフィル（ザルティア）	
			《PDE-5 阻害薬　血管拡》シルデナフィル(レバチオ)，タダラフィル（アドシルカ）	
			《PDE-5 阻害薬　勃起不全》シルデナフィルクエン酸塩（バイアグラ），バルデナフィル塩酸塩水和物（レビトラ），タダラフィル（シアリス）	

狭心症薬

〔第2部 併用禁忌〕狭心症薬

大分類	一般名	商品名	本剤と併用してはいけない禁忌薬	禁忌の理由
狭心症薬		ミリステープ ⓽	《血管拡》リオシグアト 処方少 (アデムパス)	
	ニトログリセリン	ミリスロール 注	《PDE-5 阻害薬　血管拡》シルデナフィル(レバチオ),タダラフィル(アドシルカ)	
			《PDE-5 阻害薬　排尿障害》タダラフィル(ザルティア)	
			《PDE-5 阻害薬　勃起不全》シルデナフィルクエン酸塩(バイアグラ),バルデナフィル塩酸塩水和物(レビトラ),タダラフィル(シアリス)	
			《血管拡》リオシグアト 処方少 (アデムパス)	
	硝酸イソソルビド	ニトロール 内注外	《PDE-5 阻害薬　排尿障害》タダラフィル(ザルティア)	両剤の降圧作用増強
			《PDE-5 阻害薬　血管拡》シルデナフィル(レバチオ),タダラフィル(アドシルカ)	
			《PDE-5 阻害薬　勃起不全》シルデナフィルクエン酸塩(バイアグラ),バルデナフィル塩酸塩水和物(レビトラ),タダラフィル(シアリス)	
			《血管拡》リオシグアト 処方少 (アデムパス)	
	硝酸イソソルビド徐放剤	ニトロール R 内	《PDE-5 阻害薬　排尿障害》タダラフィル(ザルティア)	

狭心症薬				
	硝酸イソソルビド徐放剤	ニトロール R Ⓝ	《PDE-5 阻害薬　血管拡》〔注のみ〕シルデナフィル（レバチオ），タダラフィル（アドシルカ）	両剤の降圧作用増強
			《PDE-5 阻害薬　勃起不全》シルデナフィルクエン酸塩（バイアグラ），バルデナフィル塩酸塩水和物（レビトラ），タダラフィル（シアリス）	
			《血管拡》リオシグアト 処方少 (アデムパス)	
		フランドル Ⓝ テ	《PDE-5 阻害薬　排尿障害》タダラフィル（ザルティア）	
			《PDE-5 阻害薬　血管拡》〔注のみ〕シルデナフィル（レバチオ），タダラフィル（アドシルカ）	
			《PDE-5 阻害薬　勃起不全》シルデナフィルクエン酸塩（バイアグラ），バルデナフィル塩酸塩水和物（レビトラ），タダラフィル（シアリス）	
			《血管拡》リオシグアト 処方少 (アデムパス)	
	亜硝酸アミル	亜硝酸アミル（狭心症）Ⓝ	《PDE-5 阻害薬　血管拡》シルデナフィルクエン酸塩（レバチオ），タダラフィル（アドシルカ）	
			《PDE-5 阻害薬　排尿障害》タダラフィル（ザルティア）	

〔第 2 部 併用禁忌〕抗不整脈治療薬

大分類	一般名	商品名	本剤と併用してはいけない禁忌薬	禁忌の理由
狭心症薬	亜硝酸アミル	亜硝酸アミル（狭心症）内	《PDE-5 阻害薬　勃起不全》シルデナフィルクエン酸塩（バイアグラ），バルデナフィル塩酸塩水和物（レビトラ），タダラフィル（シアリス）	両剤の降圧作用増強
			《血管拡》リオシグアト 処方少 （アデムパス）	
抗不整脈治療薬	アミオダロン塩酸塩	アンカロン 内注	《抗菌》〔注のみ〕エリスロマイシン注（エリスロシン）	心室性頻拍
			《抗菌》モキシフロキサシン塩酸塩（アベロックス）	QT 延長，心室性不整脈
			《抗ウイ　抗 HIV》HIV プロテアーゼ阻害剤/リトナビル（ノービア），インジナビル硫酸塩エタノール付加物（クリキシバン），ネルフィナビルメシル酸塩（ビラセプト，レクシヴァ）	心室性頻拍，QT 延長
			《抗真菌》〔注のみ〕ペンタミジンイセチオン酸塩（ベナンバックス）	心室性頻拍
			《抗悪性腫瘍》トレミフェンクエン酸塩（フェアストン）	QT 延長増強，心室性頻拍
			《他ホルモン》エリグルスタット酒石酸塩 処方少 （サデルガ）	QT 延長
			《抗不整》〔注のみ〕クラスⅠa/キニジン硫酸塩水和物（硫酸キニジン 処方少 ），プロカインアミド塩酸塩（アミサリン）	心室性頻拍

358

抗不整脈 治療薬	アミオダロン塩酸塩	アンカロン Ⓞ注	クラスⅢ/アミオダロン（アンカロン），ソタロール（ソタコール）．	心室性頻拍
			《抗不整》〔注のみ〕ベプリジル塩酸塩（ベプリコール）	
			《自律神経》多発性硬化症再発予防薬/フィンゴリモド塩酸塩 処方少 (イムセラ，ジレニア)	心室性頻拍等の重篤な不整脈
	ジソピラミド	リスモダン Ⓞ，リスモダンR Ⓞ	《抗菌》モキシフロキサシン塩酸塩（アベロックス）	心室性頻拍，QT延長
			《抗悪性腫瘍》トレミフェンクエン酸塩（フェアストン）	
			《他ホルモン》エリグルスタット酒石酸塩 処方少 (サデルガ)	QT延長等
			《抗不整》アミオダロン塩酸塩（注射剤）（アンカロン）	心室性頻拍
			《勃起不全　PDE-5阻害薬》バルデナフィル塩酸塩水和物（レビトラ）	QT延長
			《自律神経》多発性硬化症再発予防薬/フィンゴリモド塩酸塩 処方少 (イムセラ，ジレニア)	心室性頻拍等の重篤な不整脈
	シベンゾリンコハク酸塩	シベノール Ⓞ注	《抗菌》モキシフロキサシン塩酸塩（アベロックス）	心室性頻拍，QT延長
			《抗悪性腫瘍》トレミフェンクエン酸塩（フェアストン）	
			《他ホルモン》エリグルスタット酒石酸塩 処方少 (サデルガ)	

〔第2部 併用禁忌〕抗不整脈治療薬

大分類	一般名	商品名	本剤と併用してはいけない禁忌薬	禁忌の理由
抗不整脈治療薬	シベンゾリンコハク酸塩	シベノール 内注	《勃起不全　PDE-5 阻害薬》バルデナフィル塩酸塩水和物（レビトラ）	心室性頻拍,QT 延長
			《自律神経》多発性硬化症再発予防薬/フィンゴリモド塩酸塩 処方少（イムセラ,ジレニア）	
	ニフェカラント塩酸塩	シンビット 注	《他ホルモン》エリグルスタット酒石酸塩 処方少（サデルガ）	QT 延長
			《抗不整》アミオダロン塩酸塩（注射剤）（アンカロン）	心室性頻拍
			《自律神経》多発性硬化症再発予防薬/フィンゴリモド塩酸塩 処方少（イムセラ,ジレニア）	
	フレカイニド酢酸塩	タンボコール 内注	《肝　抗ウイ》アスナプレビル（スンベプラ）	QT 延長,心室性不整脈
			《抗ウイ　抗 HIV》リトナビル（ノービア）	不整脈,血液障害,痙攣
			《泌尿》ミラベグロン（ベタニス）	QT 延長,心室性不整脈
	プロカインアミド塩酸塩	アミサリン 内注	《抗菌》モキシフロキサシン塩酸塩（アベロックス）	心室性頻拍,QT 延長
			《抗悪性腫瘍》トレミフェンクエン酸塩（フェアストン）	
			《抗不整》アミオダロン塩酸塩（注射剤）（アンカロン）	

360

抗不整脈 治療薬	プロカインアミド 塩酸塩	アミサリン 内注	《勃起不全 PDE-5 阻害薬》 バルデナフィル塩酸塩水和 物（レビトラ）	心室性頻拍, QT 延長
	プロパフェノン 塩酸塩	プロノン 内	《肝 抗ウイ》アスナプレ ビル（スンベプラ）	不整脈, 血 液障害, 血 管痙攣
			《抗ウイ 抗HIV》リトナ ビル（ノービア）	本剤の血中 濃度過剰上 昇
			《泌尿》ミラベグロン（ベ タニス）	QT 延長, 心室性不整 脈
	ベプリジル塩酸塩 水和物	ベプリコール 内	《肝 抗ウイ》テラプレビ ル（テラビック）	本剤血中濃 度異常上昇
			《抗ウイ 抗HIV》リトナ ビル（ノービア），ホスア ンプレナビルカルシウム （レクシヴァ），アタザナビ ル硫酸塩（レイアタッツ）	心室性頻拍
			《抗真菌》イトラコナゾー ル（イトリゾール）	
			《他ホルモン》エリグルス タット酒石酸塩 処方少 (サ デルガ)	QT 延長
			《抗不整》アミオダロン塩 酸塩（注射剤）（アンカロ ン）	心室性頻拍
	ベフバミル塩酸塩	ワソラン 注	《降圧》β－遮断剤の静注	心機能低下, 徐脈
心不全薬	アドレナリン	エピペン 注	《降圧》α遮断薬/ウラピ ジル（エブランチル） テラゾシン 処方少 (ハイト ラシン)，ドキサゾシンメ シル 処方少 (カルデナリン)	本剤の昇圧 作用の反転 による低血 圧

〔第2部 併用禁忌〕心不全薬

大分類	一般名	商品名	本剤と併用してはいけない禁忌薬	禁忌の理由
心不全薬	アドレナリン	エピペン 注	《抗精神》ブチロフェノン系（セレネースそトロペロン他），フェノチアジン系7（ウインタミン，フルメジン他），ゾテピン 処方少 （ロドピン），リスペリドン（リスパダール）	本剤の昇圧作用の反転による低血圧
			《心不全》カテコールアミン製剤/ドパミン塩酸塩（イノバン）	不整脈，心停止
			《気管支》イソプレナリン（プロタノール），アドレナリン（ボスミン），エフェドリン塩酸塩（エフェドリン），メチルエフェドリン塩酸塩（メチエフ）	
		ボスミン 注 外	《降圧》α遮断薬/ウラピジル（エブランチル）テラゾシン 処方少 （ハイトラシン），ドキサゾシンメシル 処方少 （カルデナリン）	本剤の昇圧作用の反転による低血圧
			《抗精神》ブチロフェノン系（セレネースそトロペロン他），フェノチアジン系7（ウインタミン，フルメジン他），ゾテピン 処方少 （ロドピン），リスペリドン（リスパダール）	
			《心不全》カテコールアミン製剤/アドレナリン（ボスミン，エピペン），ドパミン塩酸塩（イノバン）	不整脈，心停止
			《気管支》イソプレナリン（プロタノール），エフェドリン塩酸塩（エフェドリン），メチルエフェドリン（メチエフ）	

心不全薬	イソプレナリン塩酸塩	プロタノール Ⓞ Ⓣ	《心不全》カテコールアミン製剤／ドブタミン塩酸塩（ドブトレックス），ドカルパミン製剤（タナドーパ），ノルアドレナリン（ノルアドレナリン），ドパミン塩酸塩（イノバン），アドレナリン（ボスミン，エピペン）	不整脈，心停止
			《気管支》エフェドリン塩酸塩（エフェドリン），メチルエフェドリン（メチエフ），フェノテロール臭化水素酸塩（ベロテック）	
			《パーキンソン治療薬》ドロキシドパ（ドプス）	
	ジギタリス配糖体	ジゴシン（エリキシル）Ⓣ	《中毒》シアナミド（シアナマイド）	アルコール反応
			《中毒》ジスルフィラム（ノックビン）	
血管拡張薬	シルデナフィルクエン酸塩	レバチオ Ⓝ	《抗ウイ 抗HIV》リトナビル（ノービア），ダルナビル（プリジスタ），インジナビル硫酸塩エタノール付加物（クリキシバン），コビシスタット有製剤（スタリビルド，ゲンボイヤ）	本剤の血漿中濃度異常上昇
			《抗真菌》イトラコナゾール（イトリゾール）	
			《狭心》硝酸剤および NO 供与剤（ニトログリセリン，亜硝酸アミル，硝酸イソソルビド等）	
			《抗不整》アミオダロン塩酸塩（注射剤）（アンカロン）	QT 延長作用増強

〔第2部 併用禁忌〕気管支拡張薬他

大分類	一般名	商品名	本剤と併用してはいけない禁忌薬	禁忌の理由
血管拡張薬	シルデナフィルクエン酸塩	レバチオ Ⓝ	《血管拡》リオシグアト 処方少 （アデムパス）	症候性低血圧
	タダラフィル	アドシルカ Ⓝ	《狭心》硝酸剤および NO供与剤（ニトログリセリン，亜硝酸アミル，硝酸イソソルビド等）	本剤の血漿中濃度異常上昇
			《血管拡》リオシグアト 処方少 （アデムパス）	症候性低血圧
			CYP3A4 を強く阻害する薬剤（表甲 P.396 参照）	本剤の血漿中濃度異常上昇
			CYP3A4 を強く誘導する薬剤（表甲 P.396 参照）	
利尿薬	カンレノ酸カリウム	ソルダクトン 注	《免疫抑制》タクロリムス（グラセプター，プログラフ）	高 K 血症
			《降圧》エプレレノン 処方少 （セララ）	
気管支拡張薬他	dl-メチルエフェドリン塩酸塩	メチエフ Ⓝ注	《気管支》イソプレナリン塩酸塩（プロタノール），アドレナリン（ボスミン，エピペン），エフェドリン塩酸塩（エフェドリン），メチルエフェドリン（メチエフ）	不整脈，心停止
	イソプレナリン塩酸塩	プロタノール 注	《心不全》カテコールアミン製剤/ドブタミン塩酸塩（ドブトレックス），ドカルパミン製剤（タナドーパ），ノルアドレナリン（ノルアドレナリン），ドパミン塩酸塩（イノバン），アドレナリン（ボスミン，エピペン），ドパミン（イノバン他）	致死的不整脈，心停止

364

気管支拡張薬他	イソプレナリン塩酸塩	プロタノール 注	《気管支》エフェドリン塩酸塩（エフェドリン），メチルエフェドリン塩酸塩（メチエフ），フェノテロール臭化水素酸塩 処方少 (ベロテック)	
			《パーキン》ドロキシドパ（ドプス）	
	エフェドリン塩酸塩	エフェドリン塩酸塩 内 注	《心不全》カテコールアミン製剤/アドレナリン（ボスミン，エピペン），ドパミン塩酸塩（イノバン）	致死的不整脈，心停止
			《気管支》イソプレナリン（プロタノール），アドレナリン（ボスミン，エピペン），エフェドリン（エフェドリン），メチルエフェドリン（メチエフ）	
	ジプロフィリン，パパベリン塩酸塩，ジフェンヒドラミン塩酸塩他	アストフィリン 内	《心不全》カテコールアミン製剤/アドレナリン（ボスミン，エピペン），ドパミン（イノバン）	
			《気管支》イソプレナリン（プロタノール），アドレナリン（ボスミン，エピペン），エフェドリン（エフェドリン），メチルエフェドリン（メチエフ）	
呼吸器障害改善薬	フルマゼニル注射液	アネキセート 注	《不安・睡眠》ベンゾジアゼピン系薬剤長期間使用中のてんかん	痙攣 条件付き
鎮咳薬	ジヒドロコデインリン酸塩，dl-メチルエフェドリン塩酸塩他	フスコデ 内	《心不全》カテコールアミン製剤/ドパミン塩酸塩（イノバン），ドブタミン塩酸塩（ドブトレックス），ドカルパミン製剤（タナドーパ），イソプレナリン	不整脈，心停止

〔第2部 併用禁忌〕鎮咳薬

大分類	一般名	商品名	本剤と併用してはいけない禁忌薬	禁忌の理由
鎮咳薬	ジヒドロコデインリン酸塩，dl-メチルエフェドリン塩酸塩他	フスコデ 内	塩酸塩（プロタノール），アドレナリン（ボスミン，エピペン），ノルアドレナリン（ノルアドレナリン）	不整脈，心停止
			《気管支》イソプレナリン（プロタノール），アドレナリン（ボスミン，エピペン），エフェドリン（エフェドリン），メチルエフェドリン（メチエフ）	
		セキコデ 内	《心不全》カテコールアミン製剤/ドパミン塩酸塩（イノバン），ドブタミン塩酸塩（ドブトレックス），ドカルパミン製剤（タナドーパ），イソプレナリン塩酸塩（プロタノール），アドレナリン（ボスミン，エピペン），ノルアドレナリン（ノルアドレナリン）	
			《気管支》イソプレナリン（プロタノール），アドレナリン（ボスミン，エピペン），エフェドリン（エフェドリン），メチルエフェドリン（メチエフ）	
		カフコデN 内	《心不全》カテコールアミン製剤/ドパミン塩酸塩（イノバン），ドブタミン塩酸塩（ドブトレックス），ドカルパミン製剤（タナドーパ），イソプレナリン塩酸塩（プロタノール），アドレナリン（ボスミン，エピペン），ノルアドレナリン（ノルアドレナリン）	

鎮咳薬	ジヒドロコデインリン酸塩，dl-メチルエフェドリン塩酸塩 他	カフコデ N ⓝ	《気管支》イソプレナリン（プロタノール），アドレナリン（ボスミン，エピペン），エフェドリン（エフェドリン），メチルエフェドリン（メチエフ）	不整脈，心停止
	チロキサポール	アレベール ⓚ	人工呼吸器（麻酔器に組み込まれたものも含む）の呼吸回路呼気側にフィルター（バクテリアフィルター等）を装着し，超音波式ネブライザーを使用中	呼吸困難 条件付き
	デキストロメトルファン臭化水素酸塩水和物製剤	メジコン ⓝ	《パーキン》MAO-B 阻害薬/セレギリン塩酸塩（エフピー）	セロトニン症候群
胃腸機能調整薬	マジンドール	サノレックス 処方少 ⓝ	《パーキン》MAO 阻害剤〔セレギリン塩酸塩（エフピー）〕	異常な血圧上昇
消化性潰瘍治療薬	エソメプラゾールマグネシウム水和物	ネキシウム ⓝ	《抗ウイ 抗 HIV》アタザナビル硫酸塩（レイアタッツ），リルピビリン塩酸塩（エジュラント）	併用薬の作用減弱
	オメプラゾール	オメプラール ⓝ，オメプラゾン ⓝ	《抗ウイ 抗 HIV》アタザナビル硫酸塩（レイアタッツ），リルピビリン塩酸塩（エジュラント）	
	タケキャブ，アモリン(アモキシシリン)，クラリス	ボノサップ ⓝ	《肝 抗ウイ》アスナプレビル（スンベプラ），ダクラタスビル塩酸塩・アスナプレビル・ベクラブビル塩酸塩配合錠（ジメンシー），バニプレビル（バニヘップ）	併用薬剤血中濃度上昇
			《抗ウイ 抗 HIV》アタザナビル硫酸塩（レイアタッツ），リルピビリン塩酸塩（エジュラント）	併用薬の作用減弱

〔第2部 併用禁忌〕消化性潰瘍治療薬

大分類	一般名	商品名	本剤と併用してはいけない禁忌薬	禁忌の理由
消化性潰瘍治療薬	タケキャブ，アモリン(アモキシシリン)，クラリス	ボノサップ Ⓝ	《痛風》肝機能障害でコルヒチン（コルヒチン）を投与中	併用薬剤血中濃度異常上昇
			《痛風》腎機能障害でコルヒチン（コルヒチン）を投与中	条件付き
			《PDE-5阻害薬　血管拡》シルデナフィル(レバチオ)，タダラフィル（アドシルカ）	併用薬剤血中濃度上昇
			《抗精神》ピモジド 処方少 （オーラップ）	QT延長，心室性不整脈
			《不安・睡》スボレキサント 処方少 （ベルソムラ）	併用薬の作用著しく増強
			《抗悪性》イブルチニブ（イムブルビカ）	
			《脂質》ロミタピドメシル酸塩（ジャクスタピッド）	
			《血栓》チカグレロル（ブリリンタ）	
			《片頭痛》エルゴタミン酒石酸塩・無水カフェイン・イソプロピルアンチピリン 処方少 （クリアミン）	血管攣縮等の重篤な副作用を起こすおそれ
	タケキャブ，アモリン(アモキシシリン)，フラジールメトロニダゾール	ボノピオン Ⓝ	《抗ウイ　抗HIV》アタザナビル硫酸塩（レイアタッツ），リルピビリン塩酸塩（エジュラント）	併用薬の作用減弱
	メチルメチオニンスルホニウムクロリド錠	キャベジンU配合散 処方少 Ⓝ	《抗菌》テトラサイクリン系抗生物質	併用薬剤効果減弱

368　　JCOPY 498-11712

消化性潰瘍 治療薬			《肝　抗ウイ》アスナプレ ビル（スンベプラ），ダク ラタスビル塩酸塩・アスナ プレビル・ベクラブビル塩 酸塩配合錠（ジメンシー）， バニプレビル（バニヘッ プ）	併用薬剤血 中濃度高度 上昇
	ラベプラゾールナト リウム，アモキシシ リン水和物，クラリ スロマイシン配合	ラベキュア 内	《抗ウイ　抗 HIV》アタザ ナビル硫酸塩（レイアタッ ツ），リルピビリン塩酸塩 （エジュラント）	併用薬の 作用減弱
			《痛風》肝機能障害でコル ヒチン（コルヒチン）を投 与中	併用薬剤血 中濃度高度 上昇
			《痛風》腎機能障害でコル ヒチン（コルヒチン）を投 与中	条件付き
			《PDE-5 阻害薬　血管拡》 シルデナフィル（レバチオ）， タダラフィル（アドシル カ）	併用薬剤血 中濃度高度 上昇
			《抗精神》ピモジド 処方少 （オーラップ）	QT 延長， 心室性不整 脈
			《不安・睡》スボレキサン ト 処方少（ベルソムラ）	併用薬の 作用著しく 増強
			《脂質》ロミタピドメシル 酸塩（ジャクスタピッド）	
			《抗血栓》チカグレロル （ブリリンタ）	
			《抗悪性》イブルチニブ （イムブルビカ）	
			《片頭痛》エルゴタミン酒 石酸塩・無水カフェイン・ イソプロピルアンチピリン 処方少（クリアミン）	血管攣縮等 の重篤な副 作用

〔第2部 併用禁忌〕消化性潰瘍治療薬

大分類	一般名	商品名	本剤と併用してはいけない禁忌薬	禁忌の理由
消化性潰瘍治療薬	ラベプラゾールナトリウム製剤	パリエット 内	《抗ウイ 抗HIV》アタザナビル硫酸塩（レイアタッツ），リルピビリン塩酸塩（エジュラント）	併用薬の作用減弱
	ランソプラゾール	タケプロン 内注		
	ランソプラゾール，アモキシシリン，クラリスロマイシン	ランサップ 内	《脂質》ロミタピドメシル酸塩（ジャクスタピッド）	併用薬剤血中濃度上昇
			《抗血栓》チカグレロル（ブリリンタ）	
			《抗悪性》イブルチニブ（イムブルビカ）	
			《痛風》肝機能障害でコルヒチン（コルヒチン）を投与中	併用薬剤血中濃度異常上昇 条件付き
			《痛風》腎機能障害でコルヒチン（コルヒチン）を投与中	
			《肝 抗ウイ》アスナプレビル（スンベプラ），ダクラタスビル塩酸塩・アスナプレビル・ベクラブビル塩酸塩配合錠（ジメンシー），バニプレビル（バニヘップ）	併用薬剤血中濃度上昇
			《抗ウイ 抗HIV》アタザナビル硫酸塩（レイアタッツ），リルピビリン塩酸塩（エジュラント）	併用薬の作用減弱
			《PDE-5阻害薬 血管拡》シルデナフィル（レバチオ），タダラフィル（アドシルカ）	併用薬剤血中濃度上昇
			《抗精神》ピモジド 処方少 （オーラップ）	QT延長，心室性不整脈

370

消化性潰瘍治療薬				
	ランソプラゾール, アモキシシリン, クラリスロマイシン	ランサップ Ⓝ	《不安・睡》スボレキサント 処方少 (ベルソムラ)	併用薬の作用著しく増強
			《片頭痛》エルゴタミン酒石酸塩・無水カフェイン・イソプロピルアンチピリン 処方少 (クリアミン)	血管攣縮等の重篤な副作用を起こすおそれ
		ランピオン Ⓝ	《抗ウイ 抗HIV》アタザナビル硫酸塩（レイアタッツ），リルピビリン塩酸塩（エジュラント）	併用薬の作用減弱
	炭酸水素ナトリウム	炭酸水素ナトリウム Ⓝ, 重曹（原末）Ⓝ	《抗菌》ヘキサミン（ヘキサミン）	
腸疾患治療薬	タンニン酸アルブミン	タンナルビン Ⓝ	《造血》経口鉄剤（インクレミン，フェロミア，フェルム，フェロ・グラデュメット）	両薬剤作用減弱
	メペンゾラート臭化物，フェノバルビタール	トランコロン P Ⓝ	《肝 抗ウイ》グラゾプレビル（グラジナ）処方少，エルバスビル（エレルサ）処方少，ダクラタスビル・アスナプレビル・アスナプレビル・ベクラブビル酸塩配合 処方少 (ジメンシー)，バニプレビル(バニヘップ)，ダクラタスビル（ダクルインザ），アスナプレビル（スンベプラ）	併用薬剤血中濃度異常低下
			《抗ウイ 抗HIV》リルピビリン・テノホビルジソプロキシル・エムトリシタビン（コムプレラ），リルピビリン塩酸塩（エジュラント），ダルナビル・コビシスタット（プレジコビックス），エルビテグラビル・	

〔第2部 併用禁忌〕肝疾患治療薬

大分類	一般名	商品名	本剤と併用してはいけない禁忌薬	禁忌の理由
腸疾患治療薬	メペンゾラート臭化物, フェノバルビタール	トランコロンP 内	コビシスタット・エムトリシタビン・テノホビルジソプロキシル（スタリビルド, ゲンボイヤ）	併用薬剤血中濃度異常低下
			《抗真菌》ボリコナゾール（ブイフェンド）	
			《寄生》アルテメテル・ルメファントリン（リアメット）処方少	
			《抗血栓》チカグレロル 処方少 （ブリリンタ）	
			《PDE-5阻害薬 血管拡》タダラフィル（アドシルカ）（肺高血圧症を適応とする場合）	
			《血管拡》オムビタスビル・パリタプレビル・リトナビル 処方少 （ヴィキラックス配合錠）	
			《血管拡》マシテンタン 処方少 （オプスミット）	
下剤	ダイオウ・センナ	セチロ 内	《抗菌》テトラサイクリン塩酸塩（アクロマイシン他）	併用薬剤作用減弱
肝疾患治療薬	アスナプレビル	スンベプラ 内	《抗菌》エリスロマイシン（エリスロシン）, クラリスロマイシン（クラリス, クラリシッド）	本剤の血中濃度過剰上昇
			《抗菌》リファンピシン（リファジン）リファブチン（ミコブティン）	本剤の血中濃度低下, 治療効果減弱

肝疾患 治療薬			《抗ウイ・抗 HIV》HIV プロテアーゼ阻害剤, エルビテグラビル・コビシスタット・エムトリシタビン・テノホビルジソプロキシル（スタリビルド, ゲンボイヤ）, エファビレンツ（ストックリン）, エトラビリン（インテレンス）, ネビラピン（ビラミューン）	本剤の血中濃度低下
	アスナプレビル	スンベプラ 内	《抗真菌》アゾール系/ミコナゾール（フロリード）, フルコナゾール（ジフルカン）, ボリコナゾール（ブイフェンド）, ホスフルコナゾール（プロジフ）, イトラコナゾール（イトリゾール）, ケトコナゾール（国内未発売）	本剤の血中濃度過剰上昇
			《免疫抑制》シクロスポリン 処方少 （サンディミュン, ネオラール）	本剤の治療効果減弱
			《副腎ステ》デキサメタゾン〔全身投与〕（デカドロン）	本剤の血中濃度低下
			《降圧》ジルチアゼム塩酸塩（ヘルベッサー）	本剤の血中濃度過剰上昇
			《抗不整》抗不整脈薬・Na チャンネル遮断薬（クラス I c）フレカイニド（タンボコール）, プロパフェノン（プロノン）, ベラパミル塩酸塩（ワソラン）	
			《血管拡》ボセンタン水和物 処方少 （トラクリア）	本剤の血中濃度低下
			《抗精神》モダフィニル 処方少 （モディオダール）	

〔第2部 併用禁忌〕肝疾患治療薬

大分類	一般名	商品名	本剤と併用してはいけない禁忌薬	禁忌の理由
肝疾患治療薬	アスナプレビル	スンベプラ 内	《抗てんかん》フェニトイン（アレビアチン，ヒダントール），カルバマゼピン（テグレトール），フェノバルビタール（フェノバール），ホスフェニトイン（ホストイン）	本剤の血中濃度低下
			《食品》セイヨウオトギリソウ（St. John's Wort, セント・ジョーンズ・ワート）含有	
	インターフェロンアルファ	スミフェロン 注	《漢方》小柴胡湯	間質性肺炎
	インターフェロンアルファ-2b	イントロンA 注		
	インターフェロンベータ	フエロン 注		
	オムビタスビル・パリタプレビル・リトナビル配合	ヴィキラックス 内	《抗菌》リファンピシン（リファジン）	本剤の血中濃度低下
			《抗ウイ 抗HIV》エファビレンツ（ストックリン）	
			《脂質》HマグネシウムーCoA還元酵素阻害剤/シンバスタチン（リポバス，シンバスタチン），アトルバスタチンCa水和物（リピトール）	併用薬剤血中濃度異常上昇
			《痛風》腎機能障害でコルヒチン（コルヒチン）を投与中	併用薬剤血中濃度異常上昇 条件付き
			《痛風》肝機能障害でコルヒチン（コルヒチン）を投与中	

肝疾患治療薬	オムビタスビル・パリタプレビル・リトナビル配合	ヴィキラックス内	《女性》エルゴメトリンマレイン酸塩（エルゴメトリンマレイン酸塩），メチルエルゴメトリンマレイン酸塩（メチルエルゴメトリン）	併用薬剤血中濃度異常上昇
			《女性》卵胞ホルモン/エチニルエストラジオール（プロセキソール）含有製剤	肝機能障害
			《抗血栓》リバーロキサバン（イグザレルト）	併用薬剤血中濃度異常上昇
			《降圧》アゼルニジピン（カルブロック）	
			《PDE-5 阻害薬　血管拡》シルデナフィル（レバチオ），タダラフィル（アドシルカ）	
			《血管拡》リオシグアト 処方少 （アデムパス）	
			《勃起不全　PDE-5 阻害薬》バルデナフィル塩酸塩水和物（レビトラ）	
			《抗精神》ピモジド 処方少 （オーラップ），ブロナンセリン（ロナセン）	
			《不安・睡》トリアゾラム（ハルシオン）	
			《抗てんかん》ミダゾラム（ミタゾラム）	
			《抗てんかん》フェニトイン（アレビアチン，ヒダントール），カルバマゼピン（テグレトール），フェノバルビタール（フェノバール），ホスフェニトイン（ホストイン）	本剤の血中濃度低下

〔第 2 部 併用禁忌〕肝疾患治療薬

大分類	一般名	商品名	本剤と併用してはいけない禁忌薬	禁忌の理由
肝疾患治療薬	オムビタスビル・パリタプレビル・リトナビル配合	ヴィキラックス 内	《片頭痛》エルゴタミン酒石酸塩・無水カフェイン・イソプロピルアンチピリン 処方少 （クリアミン）	併用薬剤血中濃度異常上昇
			《食品》セイヨウオトギリソウ（St. John's Wort, セント・ジョーンズ・ワート）含有	本剤の血中濃度低下
	シメプレビルナトリウム	ソブリアード 内	《抗菌》リファンピシン（リファジン），リファブチン（ミコブティン）	本剤の血中濃度低下，治療効果減弱
			《抗ウイ　抗HIV》エファビレンツ（ストックリン）	
	ダクラタスビル塩酸塩	ダクルインザ 内	《抗菌》リファンピシン（リファジン），リファブチン（ミコブティン）	
			《副腎ステ》ステロイド	本剤の血中濃度低下
			《抗てんかん》フェニトイン（アレビアチン，ヒダントール），カルバマゼピン（テグレトール），フェノバルビタール(フェノバール)，ホスフェニトイン（ホストイン）	本剤の血中濃度低下，治療効果減弱
			《食品》セイヨウオトギリソウ（St. John's Wort, セント・ジョーンズ・ワート）含有	
	ダクラタスビル塩酸塩・アスナプレビル・ベクラブビル塩酸塩配合錠	ジメンシー 内	《抗真菌》アゾール系/ミコナゾール（フロリード），フルコナゾール（ジフルカン），ボリコナゾール（ブイフェンド），ホスフルコナゾール（プロジフ），イ	本剤の血中濃度過剰上昇

376

肝疾患治療薬			トラコナゾール（イトリゾール）, ケトコナゾール（国内未発売）	本剤の血中濃度過剰上昇
	ダクラタスビル塩酸塩·アスナプレビル·ベクラブビル塩酸塩配合錠	ジメンシー 内	《降圧》ジルチアゼム塩酸塩（ヘルベッサー）	
			《抗不整》フレカイニド酢酸塩（タンボコール）, プロパフェノン塩酸塩（プロノン）, ベラパミル塩酸塩（ワソラン）	
			《抗菌》エリスロマイシン（エリスロシン）, クラリスロマイシン（クラリス, クラリシッド）	本剤の血中濃度過剰上昇. 肝胆道系副作用
			《抗菌》リファンピシン（リファジン）, リファブチン 処方少 （ミコブティン）	本剤の血中濃度低下, 治療効果減弱
			《肝 抗ウイ·抗HIV》エルビテグラビル·コビシスタット·エムトリシタビン·テノホビルジソプロキシル（スタリビルド, ゲンボイヤ）, エファビレンツ（ストックリン）, エトラビリン（インテレンス）, ネビラピン（ビラミューン）, リトナビル（ノービア）, アタザナビル硫酸塩（レイアタッツ）, インジナビル硫酸塩エタノール付加物（クリキシバン）, ダルナビルエタノール付加物（プリジスタ）, ネルフィナビルメシル酸塩（ビラセプト）, ホスアンプレナビルCa水和物（レクシヴァ）, ロピナビル/リトナビル（カレ	本剤の血中濃度低下

〔第2部 併用禁忌〕肝疾患治療薬

大分類	一般名	商品名	本剤と併用してはいけない禁忌薬	禁忌の理由
肝疾患治療薬	ダクラタスビル塩酸塩・アスナプレビル・ベクラブビル塩酸塩配合錠	ジメンシー 内	トラ），オムビタスビル水和物/パリタプレビル水和物/リトナビル（ヴィキラックス）	本剤の血中濃度低下
			《免疫抑制》シクロスポリン 処方少 （サンディミュン，ネオラール）	本剤の治療効果減弱
			《副腎ステ》デキサメタゾン全身投与（デカドロン）	
			《血管拡》ボセンタン水和物 処方少 （トラクリア）	本剤の血中濃度低下
			《抗精神》モダフィニル 処方少 （モディオダール）	
			《抗てんかん》フェニトイン（アレビアチン，ヒダントール），カルバマゼピン（テグレトール），フェノバルビタール（フェノバール），ホスフェニトイン（ホストイン）	本剤の血中濃度低下，治療効果減弱
			《食品》セイヨウオトギリソウ（St. John's Wort, セント・ジョーンズ・ワート）含有	
	テノホビル アラフェナミドフマル酸塩	ベムリディ 内	《抗菌》リファンピシン（リファジン）	本剤の効果が減弱・本剤の血中濃度低下
			《食品》セイヨウオトギリソウ（St. John's Wort, セント・ジョーンズ・ワート）含有	
	ペグインターフェロン アルファ-2a	ペガシス 注	《漢方》小柴胡湯	間質性肺炎
	ペグインターフェロン アルファ-2b	ペグイントロン 注		

抗精神病薬他	アミトリプチリン塩酸塩	トリプタノール ㋑	《パーキン》MAO-B 阻害薬/セレギリン塩酸塩（エフピー）を投与中あるいは投与中止後 2 週間以内	発汗，不穏，全身痙攣，異常高熱，昏睡
	アモキサピン	アモキサン ㋑		
	アリピプラゾール	エビリファイ ㋑ ㊟	《心不全》アドレナリン（ボスミン，エピペン）〔注のみ〕クロザピン（クロザリル）	アドレナリンの作用を逆転し血圧降下
	エスシタロプラムシュウ酸塩	レクサプロ ㋑	《抗精神》ピモジド 処方少（オーラップ）	QT 延長，心室性不整脈
			《パーキン》MAO-B 阻害薬/セレギリン塩酸塩（エフピー）を投与中あるいは投与中止後 2 週間以内	発汗，不穏，全身痙攣，異常高熱，昏睡
	オランザピン	ジプレキサ ㋑㊟	《心不全》アドレナリン（ボスミン，エピペン）	アドレナリンの作用を逆転し血圧降下
	クエチアピンフマル酸塩	セロクエル ㋑，ビプレッソ ㋑		
	クロミプラミン塩酸塩	アナフラニール ㋑㊟	《パーキン》MAO-B 阻害薬/セレギリン塩酸塩（エフピー）を投与中あるいは投与中止後 2 週間以内	発汗，不穏，全身痙攣，異常高熱，昏睡
	クロルプロマジン塩酸塩	コントミン ㊟㋑	《心不全》アドレナリン（ボスミン，エピペン）	アドレナリンの作用を逆転し血圧降下
	チミペロン	トロペロン ㋑㊟		
	デュロキセチン塩酸塩	サインバルタ ㋑	《パーキン》MAO-B 阻害薬/セレギリン塩酸塩（エフピー）を投与中あるいは投与中止後 2 週間以内	発汗，不穏，全身痙攣，異常高熱，昏睡
	パリペリドンパルミチン酸エステル	ゼプリオン ㊟	《心不全》アドレナリン（ボスミン，エピペン）	アドレナリンの作用を逆転し血圧降下

〔第 2 部 併用禁忌〕抗精神病薬他

大分類	一般名	商品名	本剤と併用してはいけない禁忌薬	禁忌の理由
抗精神病薬他	パリペリドンパルミチン酸エステル	ゼプリオン 注	《抗精神》クロザピン 処方少 （クロザリル）	本剤は筋肉内投与後緩徐に血中に移行し，直ちに薬物を体外に排除する方法がない
	パロキセチン塩酸塩水和物	パキシル 内	《抗精神》ピモジド 処方少 （オーラップ）	QT 延長，心室性不整脈
			《パーキン》MAO-B 阻害薬/セレギリン塩酸塩（エフピー）を投与中あるいは投与中止後 2 週間以内	発汗，不穏，全身痙攣，異常高熱，昏睡
	ハロペリドール	セレネース 内 注	《心不全》アドレナリン（ボスミン，エピペン）	アドレナリンの作用を逆転し血圧降下
	ハロペリドールデカン酸エステル	ハロマンス 注, ネオペリドール 注	《心不全》アドレナリン（エピネフリン）（ボスミン，エピペン）	アドレナリンの作用を逆転し血圧降下
			《抗精神》クロザピン 処方少 （クロザリル）	本剤は筋肉内投与後緩徐に血中に移行し，直ちに薬物を体外に排除する方法がない
	フルフェナジンデカン酸	フルデカシン 注	《心不全》アドレナリン（ボスミン，エピペン）	アドレナリンの作用を逆転し血圧降下

380

抗精神病薬他				
フルフェナジンデカン酸	フルデカシン 注	《抗精神》クロザピン 処方少 （クロザリル）	本剤は筋肉内投与後緩徐に血中に移行し，直ちに薬物を体外に排除する方法がない
フルボキサミンマレイン酸塩	デプロメール 内, ルボックス 内	《筋弛緩》チザニジン塩酸塩（テルネリン）	併用薬剤血中濃度異常上昇
		《抗精神》ピモジド 処方少 （オーラップ）	QT 延長, 心室性不整脈
		《不安・睡》ラメルテオン（ロゼレム）	併用薬剤血中濃度異常上昇
ミアンセリン塩酸塩	テトラミド 内	《パーキン》MAO-B 阻害薬/セレギリン塩酸塩（エフピー）を投与中あるいは投与中止後 2 週間以内	発汗, 不穏, 全身痙攣, 異常高熱, 昏睡
ミルタザピン	リフレックス 内, レメロン 内		
プロクロルペラジン	ノバミン 内注	《心不全》アドレナリン（ボスミン，エピペン）	アドレナリンの作用を逆転し血圧降下
プロペリシアジン	ニューレプチル 内		
リスペリドン	リスパダール 内, リスパダールコンスタ 注	《抗精神》クロザピン 処方少 （クロザリル）	本剤は筋肉内投与後緩徐に血中に移行し，直ちに薬物を体外に排除する方法がない

〔第2部 併用禁忌〕抗不安・睡眠薬

大分類	一般名	商品名	本剤と併用してはいけない禁忌薬	禁忌の理由
抗精神病薬他	レボメプロマジン	ヒルナミン ⓘⓙ,レボトミン ⓘⓙ	《心不全》アドレナリン（ボスミン，エピペン）	アドレナリンの作用を逆転し血圧降下
	塩酸セルトラリン	ジェイゾロフト ⓘ	《抗精神》ピモジド 処方少（オーラップ）	QT延長，心室性不整脈
			《パーキン》MAO-B阻害薬/セレギリン塩酸塩（エフピー）を投与中あるいは投与中止後2週間以内	発汗，不穏，全身痙攣，異常高熱，昏睡
	塩酸ペルフェナジン	ピーゼットシー ⓘⓙ	《心不全》アドレナリン（ボスミン，エピペン）	アドレナリンの作用を逆転し血圧降下
	ブレクスピプラゾール	レキサルティ ⓘ	《心不全》アドレナリン（アナフィラキシーの救急治療中除く）	アドレナリンの作用を逆転，血圧降下
抗不安・睡眠薬	アルプラゾラム	コンスタン ⓘ,ソラナックス ⓘ	《抗ウイ 抗HIV》HIVプロテアーゼ阻害剤	過度の鎮静，呼吸抑制
	エスタゾラム	ユーロジン ⓘ	《抗ウイ 抗HIV》リトナビル（ノービア等）	
	ジアゼパム	セルシン ⓘⓙ,ホリゾン ⓘⓙ		
	スボレキサント	ベルソムラ ⓘ	CYP3Aを強く阻害する薬剤（表甲 P.396）	本剤の血中濃度過剰上昇
	トリアゾラム	ハルシオン ⓘ	《抗ウイ 抗HIV》HIVプロテアーゼ阻害剤，エファビレンツ（ストックリン）	
			《抗真菌》アゾール系/ミコナゾール（フロリード），フルコナゾール（ジフルカン），ボリコナゾール（ブイフェンド），ホスフルコ	

抗不安・睡眠薬	トリアゾラム	ハルシオン ㊅	ナゾール（プロジフ），イトラコナゾール（イトリゾール），ケトコナゾール（国内未発売）	本剤の血中濃度過剰上昇
	ラメルテオン	ロゼレム ㊅	《抗精神》SSRI/フルボキサミンマレイン酸塩（デプロメール，ルボックス）	
抗てんかん薬	カルバマゼピン	テグレトール ㊅	《抗ウイ　抗 HIV》リルピビリン塩酸塩（エジュラント）	併用薬剤の血中濃度減少
			《抗真菌》ボリコナゾール（ブイフェンド）	
			《PDE-5 阻害薬　血管拡》シルデナフィル（レバチオ），タダラフィル（アドシルカ）	
	ジアゼパム	ダイアップ ㊞	《抗ウイ　抗 HIV》リトナビル（ノービア等）	過度の鎮静，呼吸抑制
	バルプロ酸ナトリウム徐放錠	デパケン ㊅，バレリン ㊅	《抗菌》イミペネム水和物・シラスタチンナトリウム配合 処方少 （チエナム），パニペネム・ベタミプロン配合 処方少 （カルベニン），メロペネム水和物（メロペン），ビアペネム 処方少 （オメガシン），ドリペネム水和物 処方少 （フィニバックス），テビペネム ピボキシル 処方少 （オラペネム）	本剤の血中濃度低下
	ビガバトリン製剤	サブリル ㊅	《その他》SRSP サブリル処方登録システム（Sabril Registration System for Prescription の規定を遵守できない）	視野狭窄
	フェニトインナトリウム	アレビアチン ㊟，ヒダントール ㊅	《肝　抗ウイ》アスナプレビル（スンベプラ），ダクラタスビル塩酸塩・アスナ	併用薬剤血中濃度低下

〔第2部 併用禁忌〕抗てんかん薬

大分類	一般名	商品名	本剤と併用してはいけない禁忌薬	禁忌の理由
抗てんかん薬	フェニトインナトリウム	アレビアチン 注, ヒダントール 内	プレビル・ベクラブビル塩酸塩配合錠（ジメンシー）, バニプレビル（バニヘップ）, ソホスブビル 処方少 （ハーボニー, ソバルディ）	併用薬剤血中濃度低下
			《抗ウイ 抗HIV》リルピビリン塩酸塩（エジュラント）	
			《PDE-5阻害薬 血管拡》タダラフィル（アドシルカ）（肺高血圧症を適応とする場合）, マシテンタン（オプスミット）	
	フェノバルビタール	フェノバール 内	《肝 抗ウイ》アスナプレビル（スンベプラ）, ダクラタスビル塩酸塩・アスナプレビル・ベクラブビル塩酸塩配合錠（ジメンシー）, バニプレビル（バニヘップ）	
			《抗ウイ 抗HIV》リルピビリン塩酸塩（エジュラント）	
			《抗真菌》ボリコナゾール（ブイフェンド）	
			《PDE-5阻害薬 血管拡》タダラフィル（アドシルカ）（肺高血圧症を適応とする場合）, マシテンタン（オプスミット）	
		フェノバール（エリキシル（アルコールを含む内服）) 内	《抗悪性腫瘍》プロカルバジン塩酸塩 処方少 （塩酸プロカルバジン）	アルコール反応

384

抗てんかん薬	フェノバルビタール	フェノバール（エリキシル（アルコールを含む内服））⑰	《中毒》シアナミド（シアナミド），ジスルフィラム（ノックビン）	アルコール反応
	フェノバルビタールナトリウム凍結乾燥製剤	ノーベルバール㊟	《肝　抗ウイ》アスナプレビル（スンベプラ），ダクラタスビル塩酸塩・アスナプレビル・ベクラブビル塩酸塩配合錠（ジメンシー），バニプレビル（バニヘップ）	併用薬剤血中濃度低下
			《抗ウイ　抗HIV》リルピビリン塩酸塩（エジュラント）	
			《抗真菌》ボリコナゾール（ブイフェンド）	
			《PDE-5阻害薬　血管拡》タダラフィル（アドシルカ）（肺高血圧症を適応とする場合），マシテンタン（オプスミット）	
		ワコビタール㊤，ルピアール㊤	《肝　抗ウイ》アスナプレビル（スンベプラ），ダクラタスビル塩酸塩・アスナプレビル・ベクラブビル塩酸塩配合錠（ジメンシー），バニプレビル（バニヘップ）	
			《抗ウイ　抗HIV》リルピビリン塩酸塩（エジュラント）	
			《抗真菌》ボリコナゾール（ブイフェンド）	
			《PDE-5阻害薬　血管拡》タダラフィル（アドシルカ）（肺高血圧症を適応とする場合），マシテンタン（オプスミット）	

〔第2部 併用禁忌〕片頭痛治療薬

大分類	一般名	商品名	本剤と併用してはいけない禁忌薬	禁忌の理由
抗てんかん薬	ホスフェニトインナトリウム注	ホストイン 注	《肝 抗ウイ》アスナプレビル（スンベプラ），ダクラタスビル塩酸塩・アスナプレビル・ベクラブビル塩酸塩配合錠（ジメンシー），バニプレビル（バニヘップ），ソホスブビル 処方少（ハーボニー，ソバルディ）	併用薬剤血中濃度低下
			《抗ウイ 抗HIV》リルピビリン塩酸塩（エジュラント）	
			《PDE-5阻害薬 血管拡》タダラフィル（アドシルカ）（肺高血圧症を適応とする場合），マシテンタン（オプスミット）	
	ミダゾラム	ミダフレッサ 処方少 注	《抗ウイ 抗HIV》HIVプロテアーゼ阻害剤，エファビレンツ（ストックリン），コビシスタット含有製剤（スタリビルド，ゲンボイヤ）	不整脈，持続的な鎮静，呼吸抑制
片頭痛治療薬	エレトリプタン臭化水素酸塩	レルパックス 内	《抗ウイ 抗HIV》HIVプロテアーゼ阻害剤	本剤血中濃度異常上昇
			《片頭痛》5-HT$_{1B11D}$受容体作動薬 資料（表丙 P.399）	血圧上昇，血管攣縮増強
			《片頭痛》エルゴタミン酒石酸塩・無水カフェイン・イソプロピルアンチピリン 処方少（クリアミン）	
	スマトリプタンコハク酸塩	イミグラン 内 注 点鼻	《片頭痛》5-HT$_{1B11D}$受容体作動薬 資料（表丙 P.399）	
			《片頭痛》エルゴタミン酒石酸塩・無水カフェイン・イソプロピルアンチピリン 処方少（クリアミン）	

片頭痛治療薬	スマトリプタンコハク酸塩	イミグラン ⓘ注 点鼻	《パーキン》MAO-B 阻害薬/セレギリン塩酸塩（エフピー）を投与中あるいは投与中止後 2 週間以内	本剤血中濃度増加
	ゾルミトリプタン	ゾーミッグ ⓘ	《片頭痛》5-HT$_{1B11D}$ 受容体作動薬　資料（表丙 P.399）	血圧上昇,血管攣縮増強
			《片頭痛》エルゴタミン酒石酸塩・無水カフェイン・イソプロピルアンチピリン 処方少（クリアミン）	
			《パーキン》MAO-B 阻害薬/セレギリン塩酸塩（エフピー）を投与中あるいは投与中止後 2 週間以内	本剤血中濃度増加
	ナラトリプタン塩酸塩	アマージ ⓘ	《片頭痛》5-HT$_{1B11D}$ 受容体作動薬　資料（表丙 P.399）	血圧上昇,血管攣縮増強
			《片頭痛》エルゴタミン酒石酸塩・無水カフェイン・イソプロピルアンチピリン 処方少（クリアミン）	
	リザトリプタン安息香酸塩	マクサルト ⓘ	《降圧》プロプラノロール塩酸塩（インデラル）	本剤血中濃度異常上昇
			《片頭痛》5-HT$_{1B11D}$ 受容体作動薬　資料（表丙 P.399）	血圧上昇,血管攣縮増強
			《片頭痛》エルゴタミン配合（クリアミン）	
			《女性》エルゴメトリンマレイン酸塩（エルゴメトリンマレイン酸塩「F」）	
			《パーキン》MAO-B 阻害薬/セレギリン塩酸塩（エフピー）を投与中あるいは投与中止後 2 週間以内	本剤血中濃度異常上昇
制吐薬他	dl-イソプレナリン塩酸塩	イソメニール ⓘ	《心不全》ドパミン塩酸塩（イノバン），ドブタミン塩酸塩（ドブレックス），ド	不整脈,心停止

〔第 2 部 併用禁忌〕パーキンソン病治療薬

大分類	一般名	商品名	本剤と併用してはいけない禁忌薬	禁忌の理由
制吐薬他	dl-イソプレナリン塩酸塩	イソメニール ⓘ	カルバミン製剤（タナドーパ），イソプレナリン塩酸塩（プロタノール），アドレナリン（ボスミン，エピペン），ノルアドレナリン（ノルアドレナリン）	不整脈，心停止
			《気管支》エフェドリン塩酸塩（エフェドリン），メチルエフェドリン塩酸塩（メチエフ），フェノテロール 処方少 （ベロテック）	
	ジメンヒドリナート	ドラマミン ⓘ	《パーキン》MAO-B 阻害薬/セレギリン塩酸塩（エフピー）を投与中あるいは投与中止後 2 週間以内	本剤の抗コリン作用が持続・増強
	ホスアプレピタントメグルミン	プロイメンド ⓘ	《抗精神》ピモジド 処方少 （オーラップ）	併用薬剤血中濃度異常上昇，QT延長，心室性不整脈
パーキンソン病治療薬	セレギリン塩酸塩	エフピー ⓘ	《麻薬》ペチジン塩酸塩（オピスタン），トラマドール塩酸塩（トラマール），タペンタドール塩酸塩（タペンタ）	高度の興奮，精神錯乱
			《抗精神》セロトニン・ノルアドレナリン再取り込み阻害剤 SNRI/ミルナシプラン塩酸塩 処方少 （トレドミン），デュロキセチン塩酸塩（サインバルタ），ベンラファキシン塩酸塩 処方少 （イフェクサー）	両薬剤の作用増強
			《抗精神》ノルアドレナリン・セロトニン作動性抗うつ剤 NaSSA/ミルタザピン（リフレックス）	

パーキンソン病治療薬				
	セレギリン塩酸塩	エフピー ⓐ	《抗精神》抗精神病薬他病薬・選択的セロトニン再取り込み阻害剤（SSRI）/フルボキサミンマレイン酸（デプロメール），塩酸パロキセチン水和物（パキシル），セルトラリン塩酸塩（ジェイゾロフト），エスシタロプラムシュウ酸塩（レクサプロ）	両薬剤の作用増強
			《抗精神》抗精神病薬他病薬・選択的ノルアドレナリン再取り込阻害薬/アトモキセチン塩酸塩 処方少 (ストラテラ)	
			《抗精神》三環系抗うつ剤/アミトリプチリン塩酸塩等（トリプタノール等）を投与中あるいは中止後 14 日間	副作用があらわれ，死亡例も報告
	ラサギリンメシル酸塩	アジレクト ⓐ	《抗パーキンソン》MAO 阻害薬/セレギリン塩酸塩（エフピー）	高血圧クリーゼ等の重篤な副作用発現
			《麻薬》ペチジン塩酸塩含有製剤（ペチロルファン），トラマドール塩酸塩（トラマール），タペンタドール塩酸塩（タペンタ）	セロトニン症候群等の重篤な副作用発現
			《抗精神病》〔SSRI 選択的セロトニン再取り込み阻害薬〕フルボキサミンマレイン酸塩（ルボックス，デプロメール），パロキセチン塩酸塩水和物（パキシル），塩酸セルトラリン（ジェイゾロフト），エスシタロプラムシュウ酸塩（レクサプロ）	

〔第2部 併用禁忌〕パーキンソン病治療薬

大分類	一般名	商品名	本剤と併用してはいけない禁忌薬	禁忌の理由
パーキンソン病治療薬	ラサギリンメシル酸塩	アジレクト ㊤	《抗精神病》〔NaSSA ノルアドレナリン・セロトニン作動性抗うつ薬〕ミルタザピン（レメロン，リフレックス）	セロトニン症候群等の重篤な副作用発現
			《抗精神病》〔SNRI セロトニン・ノルアドレナリン再取り込み阻害薬〕ミルナシプラン塩酸塩（トレドミン），デュロキセチン塩酸塩（サインバルタ），ベンラファキシン塩酸塩（イフェクサー）〔選択的ノルアドレナリン再取り込み阻害薬〕アトモキセチン塩酸塩（ストラテラ）	重篤な副作用発現
			《抗精神病》〔三環系抗うつ薬〕アミトリプチリン塩酸塩（トリプタノール），アモキサピン（アモキサン），イミプラミン塩酸塩（トフラニール），クロミプラミン塩酸塩（アナフラニール），ドスレピン塩酸塩（プロチアデン），トリミプラミンマレイン酸塩（スルモンチール），ノルトリプチリン塩酸塩（ノリトレン），ロフェプラミン塩酸塩（アンプリット）〔四環系抗うつ薬〕マプロチリン塩酸塩（ルジオミール），ミアンセリン塩酸塩（テトラミド），セチプチリンマレイン酸塩（テシプール）	高血圧，失神，不全収縮，発汗，てんかん，動作・精神障害の変化及び筋強剛等の副作用発現

パーキンソン病治療薬			《気管支》イソプレナリン（プロタノール）	不整脈，心停止
			重篤な末梢血管病変（糖尿病性壊疽等）のある血液透析患者	症状悪化 条件付き
	ドロキシドパ	ドプス 内	《心不全》カテコールアミン製剤/ドパミン塩酸塩（イノバン），ドブタミン塩酸塩（ドブトレックス），ドカルバミン製剤（タナドーパ），イソプレナリン塩酸塩（プロタノール），アドレナリン（ボスミン，エピペン），ノルアドレナリン（ノルアドレナリン）	
	レボドパ	ドパストン 内 注	《パーキン》MAO-B 阻害薬/セレギリン塩酸塩（エフピー）	血圧上昇
	レボドパ・カルビドパ水和物	ネオドパストン 内，メネシット 内		
		マドパー 内，イーシー・ドパール 内		
自律神経作用薬他	アンベノニウム塩化物	マイテラーゼ 内	《筋弛緩》スキサメトニウム塩酸塩（スキサメトニウム，レラキシン）	全身麻酔時に持続性呼吸麻痺
	インターフェロンベータ-1a	アボネックス 注	《漢方薬》小柴胡湯	間質性肺炎
	インターフェロンベータ-1b	ベタフェロン 注		
	ジスチグミン臭化物	ウブレチド 処方少 内		
	ネオスチグミン	ワゴスチグミン 内 注	《筋弛緩》スキサメトニウム塩酸塩（スキサメトニウム，レラキシン）	脱分極性筋弛緩剤の作用増強
	ネオスチグミンメチル硫酸塩，アトロピン硫酸塩水和物	アトワゴリバース 注		

〔第2部 併用禁忌〕勃起不全治療薬

大分類	一般名	商品名	本剤と併用してはいけない禁忌薬	禁忌の理由
自律神経作用薬他	ピリドスチグミン臭化物	メスチノン ⑰	《筋弛緩》スキサメトニウム塩酸塩（スキサメトニウム，レラキシン）	脱分極性筋弛緩剤の作用増強
泌尿器・生殖器用薬	クエン酸K・クエン酸ナトリウム水和物配合	ウラリット ⑰	《抗菌》ヘキサミン（ヘキサミン）	併用薬の効果減弱
	ミラベグロン錠	ベタニス ⑰	《抗不整》フレカイニド酢酸塩（タンボコール）	QT延長，心室性不整脈
			《抗不整》プロパフェノン塩酸塩（プロノン）	
勃起不全治療薬	シルデナフィルクエン酸塩	バイアグラ ⑰	《狭心》硝酸剤およびNO供与剤（ニトログリセリン，亜硝酸アミル，硝酸イソソルビド等）	両剤の降圧作用増強
			《抗不整》アミオダロン塩酸塩（注射剤）（アンカロン）	QT延長作用増強
			《血管拡》リオシグアト 処方少 （アデムパス）	
	タダラフィル	ザルティア ⑰	《狭心》硝酸剤及びNO供与剤（ニトログリセリン，亜硝酸アミル，硝酸イソソルビド等）	両剤の降圧作用増強
			《血管拡》リオシグアト 処方少 （アデムパス）	
		シアリス ⑰	《狭心》硝酸剤およびNO供与剤（ニトログリセリン，亜硝酸アミル，硝酸イソソルビド等）	
			《抗不整》アミオダロン塩酸塩（注射剤）（アンカロン）	QT延長作用増強
			《血管拡》リオシグアト 処方少 （アデムパス）	両剤の降圧作用増強

勃起不全 治療薬	バルデナフィル塩酸 塩水和物	レビトラ 内	《狭心》硝酸剤および NO 供与剤（ニトログリセリン， 亜硝酸アミル，硝酸イソソ ルビド等）	両剤の降圧 作用増強
			《抗不整》クラス Ⅰa/キニ ジン 処方少 （硫酸キニジン） プロカインアミド（アミサ リン） クラスⅢ/アミオダロン （アンカロン），ソタロール 処方少 （ソタコール）	本剤投与に よる QT 延 長
			CYP3A4 を強く阻害する薬 剤（表甲 P.396 参照）	本剤血中濃 度異常上昇
眼科用薬	オキシメタゾリン 塩酸塩液	ナシビン 点鼻 点眼	《パーキン》MAO-B 阻害 薬/セレギリン塩酸塩（エ フピー）	急激な血圧 上昇
	ジスチグミン臭化物	ウブレチド 処方少 点眼	《筋弛緩》スキサメトニウ ム塩酸塩（スキサメトニウ ム，レラキシン）	脱分極性筋 弛緩剤の作 用を増強す るおそれ
	ナファゾリン硝酸塩 点眼液	プリビナ 点眼		
耳鼻科用薬	トラマゾリン塩酸塩	トラマゾリン 点鼻	《パーキン》MAO-B 阻害 薬/セレギリン塩酸塩（エ フピー）	急激な血圧 上昇
	ナファゾリン硝酸塩 点鼻用	プリビナ 点鼻		
	塩酸テトラヒドロゾ リン液（プレドニゾ ロン含有）	コールタイジン 点鼻		
皮膚科用薬	エトレチナート	チガソン 内	《ビタミン》ビタミン A	ビタミン A 過剰症類似 症状
	タクロリムス水和物	プロトピック 外	PUVA 療法等の紫外線療法	皮膚腫瘍発 生時期早ま る

皮膚科用薬

巻末資料

資料 甲 CYP3A4 の阻害・誘因に関する薬剤例

◆ CYP3A4 を強く阻害する薬剤例

◆ CYP3A4 を中等度阻害する薬剤

◆ CYP3A4 を誘導する薬剤例

資料 乙 P 糖蛋白質（で代謝される薬）の代謝を阻害する薬剤例

◆ P 糖蛋白質（で代謝される薬）の代謝を阻害する薬剤例

◆ P 糖蛋白質 Permeability-Glycoprotain とは

資料 丙 5-HT（セロトニン）1B/1D 受容体作動薬剤例

資料 甲 CYP3A4 の阻害・誘因に関する薬剤例

◆ CYP3A4 を強く阻害する薬剤例

抗菌薬・マクロライド系薬【クラリスロマイシン：製品名 クラリス，クラリシッド】
抗真菌薬・トリアゾール系【イトラコナゾール：製品名 イトリゾール】
抗真菌薬・トリアゾール系【ボリコナゾール：製品名 ブイフェンド】
抗真菌薬・イミダゾール系【ケトコナゾール：製品名 ニゾラール】
抗ウイルス薬・抗 HIV 薬【インジナビル硫酸塩エタノール付加物：製品名 クリキシバン】
抗ウイルス薬・抗 HIV 薬【ネルフィナビルメシル酸塩：製品名 ビラセプト】
抗ウイルス薬・抗 HIV 薬【ロピナビル・リトナビル配合：製品名 カレトラ】
抗ウイルス薬・抗 HIV 薬【リトナビル：製品名 ノービア】
抗ウイルス薬・抗 HIV 薬【サキナビルメシル酸塩：製品名 インビラーゼ】
抗ウイルス薬・抗 HIV 薬【エルビテグラビル他：製品名 スタリビルド配合錠（コビシ
　　　　　　　　　　　　　スタットを含有製剤）】
肝疾患治療薬・抗肝炎ウイルス薬【テラプレビル：製品名 テラビック】
肝疾患治療薬・抗肝炎ウイルス薬【リトナビル含有：ヴィキラックス】
グレープフルーツジュース（濃度・容量による）
　　［以下は国内未発売］
マクロライド系抗生物質　トロレアンドマイシン，抗真菌薬　ポサコナゾール，低ナ
トリウム血症治療薬　コニバプタン，C 型肝炎治療薬・プロテアーゼ阻害薬　ボセプ
レビル，抗うつ薬　ネファゾドン

◆ CYP3A4 を中等度阻害する薬剤

抗菌薬・マクロライド系薬【エリスロマイシン：製品名 エリスロシン】
抗菌薬・ニューキノロン系薬【シプロフロキサシン：製品名 シプロキサン】
抗ウイルス薬・抗 HIV 薬【アタザナビル硫酸塩：製品名 レイアタッツ】
抗ウイルス薬・抗 HIV 薬【ホスアンプレナビルカルシウム水和物：製品名 レクシヴァ】
抗真菌薬・トリアゾール系【フルコナゾール：製品名 ジフルカン】
抗真菌薬・イミダゾール系【ミコナゾール：製品名 フロリード】
抗悪性腫瘍薬・分子標的治療薬【クリゾチニブ：製品名 ザーコリ】（ザーコリ）
抗悪性腫瘍薬・分子標的治療薬【イマチニブメシル酸塩：製品名 グリベック】（グリ
　　　　　　　　　　　　　　　　ベック）
免疫抑制薬・カルシニューリン阻害薬【シクロスポリン：製品名 サンディミュン，ネ
　　　　　　　　　　　　　　　　　　オーラル】
制吐薬ニューロキニン受容体（NK1）拮抗薬【アプレピタント：製品名 イメンド】
降圧薬・Ca 拮抗薬【ジルチアゼム塩酸塩：製品名 ヘルベッサー】

抗不整脈薬・Ca拮抗薬（クラスⅣ）【ベラパミル塩酸塩：製品名 ワソラン】
自律神経作動薬・自律神経調節薬【トフィソパム：製品名 グランダキシン】
抗パーキンソン・アデノシンA_{2A}受容体拮抗薬【イストラデフィリン：製品名 ノウリ
アスト】

［国内未発売］
抗不整脈薬 ドロネダロン

◆ CYP3A4を誘導する薬剤例

抗菌薬・抗結核薬【リファンピシン：製品名 リファジン】
抗菌薬・抗結核薬【リファブチン：製品名 ミコブティン】
抗ウイルス薬・抗HIV薬【ネビラピン：製品名 ビラミューン】
副腎皮質ステロイド【デキサメタゾン：製品名 デカドロン】
抗てんかん薬・バルビツール酸系睡眠薬【プリミドン：製品名 プリミドン】
抗てんかん薬・バルビツール酸系睡眠薬【フェノバルビタール：製品名 フェノバール】
抗てんかん薬・フェニトイン酸系薬【フェニトイン：製品名 アレビアチン】
抗てんかん薬・イミノスチルベン系薬【カルバマゼピン：製品名 テグレトール】
タバコのタール
セイヨウオトギリソウ（St. John's Wort）含有食品

資料 乙 P糖蛋白質（で代謝される薬）の代謝を阻害する薬剤例

◆ P糖蛋白質（で代謝される薬）の代謝を阻害する薬剤例

抗菌薬・マクロライド系薬【エリスロマイシン：製品名 エリスロシン】

抗ウイルス薬・抗HIV薬【インジナビル硫酸塩エタノール付加物：製品名 クリキシバン】

抗ウイルス薬・抗HIV薬【サキナビルメシル酸塩：製品名 インビラーゼ】

抗ウイルス薬・抗HIV薬【リトナビル：製品名 ノービア】

抗ウイルス薬・抗HIV薬【ネルフィナビルメシル酸塩：製品名 ビラセプト】

抗悪性腫瘍薬・分子標的治療薬【エトポシド：製品名 ラステット，ベプシド】記載なし

抗悪性腫瘍薬・分子標的治療薬【イマチニブメシル酸塩：製品名 グリベック】3A4

抗悪性腫瘍薬・分子標的治療薬【ニロチニブ塩酸塩水和物：製品名 タシグナ】3A4，2C8．P糖タンパクの基質

抗悪性腫瘍薬・分子標的治療薬【ラパチニブトシル酸塩水和物：製品名 タイケルブ】3A4，3A5．P糖タンパクの基質

抗悪性腫瘍薬・分子標的治療薬【エベロリムス：製品名 アフィニトール】3A4．P糖タンパクの基質

免疫抑制薬・カルシニューリン阻害薬【シクロスポリン：製品名 サンディミュン，ネオーラル】

免疫抑制薬・カルシニューリン阻害薬【タクロリムス水和物：製品名 プログラフ】

副腎皮質ステロイド【製品名 プレドニン，プレドニゾロン，リンデロン】

脂質異常症治療薬・スタチン【アトルバスタチンカルシウム水和物：製品名 リピトール】

痛風高尿酸血症治療薬・痛風発作治療薬【コルヒチン：製品名 コルヒチン】

抗血栓薬・合成Xa阻害薬【エドキサバントシル酸塩水和物：製品名 リクシアナ】3A4．P糖タンパクの基質

抗血栓薬・トロンビン直接阻害薬【ダビガトランエテキシラートメタンスルホン酸塩 製品名 プラザキサ】P糖タンパクの基質

降圧薬・Ca拮抗薬【ジルチアゼム塩酸塩：製品名 ヘルベッサー】

抗不整脈薬・Naチャンネル遮断薬（クラスⅠa）【キニジン硫酸塩水和物：製品名 硫酸キニジン】

抗不整脈薬・Ca拮抗薬（クラスⅣ）【ベラパミル塩酸塩：製品名 ワソラン】

抗不整脈薬・クラスⅢ【アミオダロン塩酸塩：製品名 アンカロン】

心不全治療薬・ジギタリス製剤【ジゴキシン：製品名 ジゴキシン，ジゴシン】3A．P糖タンパクの基質

心不全治療薬・ジギタリス製剤【メチルジゴキシン：製品名 ラニナピット】3A．P糖タンパクの基質

利尿薬・バソプレシン拮抗薬【トルバプタン：製品名 サムスカ】3A4．P糖タンパクの基質

抗精神病薬・MARTA（多受容体作用抗精神病薬）【オランザピン：製品名 ジプレキサ，ジプレキサザイディス】

抗精神病薬・セロトニン／ドパミン遮断薬【ペロスピロン塩酸塩水和物：製品名 ルーラン】

抗精神病薬・セロトニン／ドパミン遮断薬【リスペリドン：製品名 リスパダール】

抗精神病薬・選択的セロトニン再取り込み阻害薬（SSRI）【セルトラリン塩酸塩：製品名 ジェイゾロフト】

抗精神病薬・選択的セロトニン再取り込み阻害薬（SSRI）【パロキセチン塩酸塩水和物：製品名 パキシル】

抗精神病薬・選択的セロトニン再取り込み阻害薬（SSRI）【フルボキサミンマレイン酸塩：製品名 デプロメール，ルボックス】

◆ P 糖蛋白質 Permeability-Glycoprotain とは

体内に吸収された薬物は，必ず代謝（分解）され排泄される．その代謝作用を持つ物質としてはチトクローム P450 がよく知られている．

排泄に関与する酵素には P-糖蛋白質と呼ばれる物質がある．P 糖蛋白は細胞膜にあり，細胞内に入ってきた薬物を汲み出すポンプである．汲み出すことにより，薬が体内に残存しないようにしている．吸収された薬は毛細血管に入り肝臓に届けられる．肝臓の細胞にある P 糖蛋白は肝臓細胞内に吸収される量をコントロールして，多すぎる薬は胆汁の中に捨ててしまう．肝臓で加工され，使いやすい形になった薬は腎臓（尿細管）を通過するときに尿中に排泄されるが，生体はこれらの薬を積極的に取り戻そうとする．再吸収である．P 糖蛋白はこの再吸収量をコントロールして薬の血中濃度を更に適性に保つ．

資料 丙 5-HT（セロトニン）1B／1D 受容体作動薬剤例

◆ 5-HT（セロトニン）1B／1D 受容体作動薬剤例

片頭痛治療薬・トリプタン系薬【スマトリプタン：製品名 イミグラン】

片頭痛治療薬・トリプタン系薬【ゾルミトリプタン；製品名 ゾーミッグ】

片頭痛治療薬・トリプタン系薬【エレトリプタン臭化水素酸：製品名 レルパックス】

片頭痛治療薬・トリプタン系薬【リザトリプタン安息香酸塩：製品名 マクサルト】

片頭痛治療薬・トリプタン系薬【ナラトリプタン：製品名 アマージ】

索　引
（投与禁忌薬）

数字

18 歳未満	305
1 日 15 本以上の喫煙者（35 歳以上）	
	299
2 歳未満	282

あ

アカラジア	112
悪性腫瘍	288
悪性症候群	28
アジソン病	165
アスピリン喘息	105
アミノ酸代謝異常	178
アルカリフォスファターゼ値上昇	41
アルギナーゼ欠損症	286
アルギニン血症	286
アルコールによる急性中毒	297, 301
アルコール乱用歴	302
アルドステロン症	169
アレルギー疾患	298
アンドロゲン依存性悪性腫瘍	167
胃アトニー（胃下垂）	116
胃潰瘍	112
異形狭心症	62
異常性器出血	272
異常ヘモグロビン	155
I 型糖尿病	172
一過性脳虚血発作 TIA	183

一般的電解質異常	32
一般的な感染症	42
遺伝性果糖不耐症	285
遺伝性視神経萎縮症	249
胃内出血	115
胃排出不全	130
イレウス	118
陰茎の麻酔	307
インフルエンザ中の脳炎・脳症	58
ウイルス性感染症（肛門）	50
ウイルス皮膚感染症	51
うっ血性心不全	69
うつ病	223
栄養不良	26
壊死性腸炎	121
エストロゲン依存性悪性腫瘍	289
横隔膜欠損	127
黄体ホルモン依存性腫瘍	292
黄疸	145
黄疸の副作用既往	300
嘔吐	124
横紋筋融解症	225
オピオイド鎮痛剤による急性中毒	
	301

か

外耳への直接使用	304
外傷（重篤）	228
外傷等によるケロイド	241

疣贅	240	眼内に重度の炎症	249
潰瘍（Behçet 病以外）	241	眼粘膜等の粘膜	308
潰瘍性大腸炎	122	飢餓状態	26
外来患者	306, 307	気管支けいれん	102
覚せい剤の中枢興奮薬依存状態の者		気管支喘息	102
	308	キサンチン系薬剤に対し重篤な	
過酸症	129	副作用の既往歴	301
下垂体腫瘍	192	気分障害	223
喀血	107	脚ブロック	73
褐色細胞腫	164	急性肝炎	143
化膿症（局所）	58	急性疾患	16
鎌状赤血球貧血	159	急性腹症	111
ガラクトース血症	284	狭心症	61
感覚異常	200	胸水	110
眼感染症	250	強度の子宮出血で子宮内感染合併	
肝機能障害	132, 301		279
間歇性ポルフィリン症（急性）	238	魚鱗癬様紅皮症を呈する疾患	242
肝硬変	143	筋弛緩剤使用禁忌の患者	301
間質性肺炎	101	筋肉	225
肝腫瘍	145	グルコース６リン酸脱水素酵素	
肝障害の副作用既往	300	〔G6PD〕欠損	155
肝性昏睡	13	頸管拡張時に失神，徐脈等の迷走	
感染症のある滑液嚢内投与		神経反射を起こしたことがある	300
	304, 305	けいれん	195
感染症のある関節腔内投与		けいれん性便秘	126
	304, 305	劇症肝炎	143
感染症のある腱周囲投与		けじらみ	240
	304, 305	血液異常，血液障害	
感染症のある腱鞘内投与			149, 157, 158, 159
	304, 305	血液凝固異常	153
肝臓障害	132	結核	45
冠動脈性心疾患（狭心症・心筋		血管けいれん	93
梗塞以外）	59	血管内への留置	307

血管浮腫の既往	92	甲状腺疾患	162
血小板減少	159	甲状腺中毒症	162
血栓傾向	153	向精神薬による急性中毒	301
血栓性静脈炎	90	抗生物質の投与に伴う偽膜性大腸炎	
血栓性素因	88		130
血栓塞栓症	88, 183	高窒素血症	208
血尿	214	好中球数減少	158
血友病	154	高乳酸血症	177
ケトーシス	174	高ビリルビン血症の新生児，未熟児	
下痢	125		284
原発性骨癌	227	肛門直腸下部の粘膜下以外の部位へ	
原発性性腺機能不全	168	の投与	308
高 Ca	35	肛門内	308
高 Cl	34	抗利尿ホルモン不適合分泌症候群	
高 K	33		168
高 K 性周期性四肢麻痺	33	抗リン脂質抗体症候群（APS）	296
高 Mg	36	高齢者	305
高 Na	33	高齢者（高血圧症）	308
高 P	37	コカインの中枢興奮薬依存状態の者	
高アンモニア血症	143		308
交感神経刺激薬による振戦，脱力，		呼吸不全，呼吸抑制	98
不整脈，不眠，めまいの既往歴		骨孔の周りへの留置	307
	300	骨髄機能低下	151
抗菌薬がない感染症	56	骨成長が終了していない可能性	225
口腔	304	骨折面への留置	307
口腔にウイルス性，化膿性，結核性		骨粗鬆症以外の代謝性骨疾患	181
の感染症	308	骨軟化症	227
高血圧	84	骨軟骨異形成症	227
硬結便	126	骨盤腔内に炎症	276
高脂血症	176	鼓膜に穿孔	236
甲状腺機能異常	162	昏睡・昏睡状態	10
甲状腺機能亢進	160	コントロール不十分な心不全	69
甲状腺機能低下	161		

さ

細菌性心内膜炎	79
細菌性髄膜炎	57
細菌皮膚感染症	44
サリチル酸エステル類に対する	
過敏症の既往歴	302
痔核	128
ジギタリス中毒	301
子宮癌, 子宮頸癌	291
子宮形態異常・子宮肥大	279
子宮頸部	308
子宮内避妊用具装着時に失神,	
徐脈等の迷走神経反射を起こ	
したことがある	300
子宮内膜癌	289
子宮内膜増殖症	271
刺激伝導障害	73
耳硬化症	237
自己免疫肝炎	144
自殺企図	224
自殺念慮	224
脂質異常症	176
脂質代謝障害	176
指趾の麻酔	307
視床下部等の頭蓋内器官の活動性	
腫瘍	192
視神経の周囲への留置	307
視束交叉の周囲への留置	307
湿疹性外耳道炎	236
重症筋無力症	197, 301
集中治療における人工呼吸中の	
小児の鎮静	286

十二指腸潰瘍	112
十二指腸の閉塞	115
手術前後	233
出血	18
出血傾向	153
出血性素因	18
出血性大腸炎	130
授乳婦	276
循環虚脱	92
消化管狭窄	121
消化管穿孔 (部位不明含)	123
消化管通過障害 (部位不明含)	121
消化器運動機能不全	123
条虫症	58
小腸機能障害	130
小児	283
上皮小体機能亢進症	163
静脈血栓塞栓	251
食塩・Na 制限者	32
食道狭窄	112
女性	304, 308
女性生殖器癌	288
徐脈	76
腎機能障害	201
心機能不全	65
心筋梗塞, 心筋梗塞の既往	63, 64
心筋症	78
真菌症	47
真菌皮膚感染症	49
神経循環無力症	95
心血管系障害を有するなど性行為が	
不適当と考えられる状態の者	308
腎結石	213

索　引

心原性以外のショック	9
心原性ショック	8
進行性多巣性白質脳症〔PML〕	200
深在性真菌症〔全身性〕	47
心室中隔欠損	96
心障害	81
新生児	281
新生児のチアノーゼ	156
心臓弁疾患	77
深部静脈血栓症	108
心不全	65
腎不全	208
膵炎	147
髄腔内投与	304
衰弱	21
膵臓障害	147
水痘	52
髄膜炎	189
睡眠剤による急性中毒	301
スピロヘータ	52
成人発症Ⅱ型シトルリン血症	295
精神病	223
精神病状態（重度）	224
性早熟症	168
成長期の小児で結合組織の代謝	
障害	287
脊髄周辺への留置	307
脊髄に器質的疾患	189
脊髄への直接使用	304
脊髄瘻	189
脊柱の弯曲	227
脊椎・硬膜外カテーテルを留置して	
いる，抜去後1時間以内	307

脊椎炎	226
脊椎転移性腫瘍	227
全身状態悪化	29
先天性 G-6PD 欠乏症	286
先天性奇形プラダー・ウィリー症候群	
で高度な肥満または重篤な呼吸器	
障害	287
先天性グリセリン代謝異常	180
先天性消化器障害	129
先天性分岐鎖アミノ酸代謝異常	181
前立腺癌	167, 293
前立腺肥大	217
造血機能低下	151
損傷皮膚	304

た

体液中 K 減少	40
体液中 Na 減少	39
代謝性アシドーシス	175
帯状疱疹	52
大動脈の出血部，非出血性の多量	
の漿液浸出部	307
多形性日光皮膚炎等の光線過敏症	
を伴う疾患	239
多臓器障害	27
脱水	22, 124, 125
脱髄性シャルコー・マリー・トゥー	
ス病	200
たばこ弱視	249
多発性硬化症など脱髄疾患	194
胆汁分泌が悪い	147
単純疱疹	52
胆道障害	146

405

胆道閉鎖	146	てんかん	195
胆嚢疾患	146	伝染性単核球症	53
知覚不全	200	頭蓋内圧亢進	191
膣	304	頭蓋内血腫	189, 191
膣炎	280	頭蓋内出血	191
膣内	308	頭蓋内腫瘍	199
中耳への直接使用	304	統合失調症	224
注射部位またはその周辺に炎症	306	凍傷	231
中枢神経系疾患	189	動静脈奇形	190
中枢神経抑制薬の強い影響がある	300	透析	215
中毒性巨大結腸症	122	糖尿病	170
腸アトニー（腸下垂）	116	糖尿病性ケトアシドーシス	173, 175
腸管機能残存なし	129	糖尿病性ケトーシス	174
腸管穿孔	123	糖尿病性昏睡または前昏睡	14
腸管麻痺	117	頭部外傷	229
長期安静	27	洞不全症候群	76
腸重積	118	動物性皮膚疾患	240
腸閉塞	118	洞房ブロック	73
直腸への投与	308	動脈硬化症	95
直腸炎	128	動脈瘤	96
直腸出血	128	動揺関節の関節腔内	304, 305
鎮痛剤による急性中毒	301	投与部位並びにその周辺に炎症，潰瘍	
椎弓切除術創への留置	307		307
痛風	180		
低 Ca	39	**な**	
低 K	38	内耳への直接使用	304
低 Na	37	日光誘発性皮膚障害	239
低血圧	87	乳癌	289
低血糖症状	25	乳酸アシドーシス	177
低出生体重児	281	乳児	281
鉄欠乏状態にない患者	156	乳幼児	282
デュビン・ジョンソン症候群	148	尿素サイクル異常症	182
転移性腫瘍等の活動性疾患	293	尿貯留傾向	222

尿道	308	バイパス手術	97
尿閉	221	激しい腹痛	111
尿路感染症	221	バセドウ病	160
尿路結石	222	白血球減少	157
妊娠に関する異常事態	252	白血病	154
妊婦	254, 301	発熱	23
熱傷	230	パパベリン製剤に重篤な副作用の	
粘膜への使用	304	既往	302
粘膜面	304	馬尾障害	200
脳下垂体機能不全	160	バルビツール酸誘導体の中枢神経	
脳機能障害	191	抑制剤の強い影響がある	302, 303
脳血管障害	188	ハロゲン化麻酔剤で黄疸の発熱	301
脳出血	186	汎血球減少	157
脳腫瘍等による呼吸抑制	15	非喫煙者	307
脳腫瘍等による昏睡状態	15	ビタミン A 過剰症	180
脳卒中	183, 186	ビタミン B_{12} 欠乏症	181
脳に器質的疾患	189	ビタミン D 過剰症	181
脳病変で意識混濁	15	皮膚癌	292
脳への直接使用	304	皮膚結核	47
		皮膚ポルフィリン症	239

は

		びらん面	242
パーキンソニズム	194	貧血	151
パーキンソン病	194	副甲状腺機能亢進症	163
肺機能障害	98	副甲状腺機能低下症	164
肺機能低下	98	副腎疾患が強く疑われる者以外	305
敗血症	55	副腎皮質機能不全	165
肺高血圧症に伴う右心不全	80	腹水	127
肺水腫	107	腹部挫滅傷	229
肺線維症，間質性肺炎	101	腹膜癒着	127
肺塞栓	108	服用時に 30 分以上座位，立位を	
肺動脈高血圧	79	保てない	305, 306
梅毒性皮膚疾患	52	服用時に 60 分以上座位，立位を	
排尿障害	217	保てない	306

索 引

不整脈	71
プロラクチノーマ	292
プロラクチン分泌性の	
下垂体腫瘍	292
分娩に関する異常事態	252
片頭痛	193
膀胱	304
膀胱頸部に閉塞	217
房室ブロック	73
乏尿	211
歩行困難	301
骨の境界への留置	307
ポリオ	189
ポンプシステム植込み前の感染症	58

ま

マウスタンパク質由来製品に対する	
重篤な過敏症の既往歴	300
麻酔剤等の中枢神経抑制剤の	
強い影響がある	302, 303
末梢血管障害	94
末梢循環障害	94
麻痺性イレウス	117
麻薬依存者	302
慢性肝炎	143
慢性尿閉に伴う溢流性尿失禁	221
慢性副腎皮質機能低下症	165
慢性閉塞性肺疾患〔COPD〕	101
ミオパシー	225
水中毒	168
耳の麻酔	307
耳への直接使用	304
無顆粒球症	158

無尿	212
眼	304, 308
眼・眼周囲に感染	249
迷走神経緊張	29
メトヘモグロビン血症	156
免疫不全，免疫機能不全	294
網膜色素変性症	250

や

薬剤使用後肝機能が悪化した	301
薬物乱用歴	302
有鉤のう虫症	58
幽門の閉塞	115
溶血性貧血	155
溶血性貧血の既往	300
ヨード過敏症	299
予防接種によるケロイド	241
予防接種不適当	30

ら

卵巣腫大	275
卵巣嚢腫	275
卵胞刺激ホルモン FSH 高	168
リジン尿性蛋白不耐症でアルギニン	
の吸収阻害強い	287
リツキシマブに対する重篤な	
過敏症の既往歴	300
緑内障	243
レーベル病	249
老齢で衰弱	305
ローター症候群〔ローター型高	
ビリルビン血症〕	286

英字

DIC〔播種性血管内血液凝固症〕

　状態　　　　　　　　　27

Hb 低下　　　　　　　　157

NADPH 還元酵素欠損症　　285

Netherton 症候群　　　　242

QT 延長　　　　　　　　72

SLE 全身エリテマトーデス　295

索 引
（併用禁忌薬）

数字

5-FU	335

あ

アイソボリン	336
アイトロール	353
アイミクス	350
アザチオプリン	336
アザニン	336
亜硝酸アミル	357, 358
アジルサルタン	350
アジルバ	350
アジレクト	389, 390
アストフィリン	365
アスナプレビル	372, 373, 374
アスパラ	344
アスパラカリウム	344
アスピリン，ランソプラゾール	
配合	348
アゼルニジピン	349
アタザナビル硫酸塩	314, 315
アデノシン	353, 354
アデノスキャン	353, 354
アドシルカ	364
アドステロール-I[131]	344
アトニン-O	343
アトルバスタチン Ca	339
アドレナリン	346, 361, 362
アトワゴリバース	391
アナフラニール	379
アネキセート	365
アバプロ	350
アベロックス	312
アヘン	345
アヘンチンキ	345
アヘン末	345
アボネックス	391
アポプロン	353
アマージ	387
アミオダロン塩酸塩	358, 359
アミサリン	360, 361
アミトリプチリン塩酸塩	379
アムビゾーム	326
アムホテリシン B	326
アムルビシン塩酸塩	333
アムロジピンベシル酸塩・	
アトルバスタチン Ca 水和物	
配合	349
アメナメビル	313
アメナリーフ	313
アモキサピン	379
アモキサン	379
アラセナ-A	314
アリピプラゾール	379
アリメジン	338
アリメマジン酒石酸塩	338
アルダクトン A	352

410

索引（併用禁忌薬）

アルテメテル，ルメファントリン	
配合錠	331
アルプラゾラム	382
アレビアチン	383, 384
アレベール	367
アログリプチン	338
アンカロン	358, 359
アンコチル	328
アンジュ 21, 28	342
アンベノニウム塩化物	391
イーシー・ドパール	391
イグザレルト	348, 349
イソプレナリン塩酸塩	363, 364, 365
イソメニール	387, 388
一硝酸イソソルビド	353
イトラコナゾール	326, 327, 328
イトリゾール	326, 327, 328
イニシンク	338
イブプロフェン	338
イミグラン	386, 387
イミダプリル塩酸塩	350
イムシスト	336
イムノブラダー	336
イムラン	336
イリノテカン塩酸塩水和物	333
イルベサルタン	350
イルベサルタン，アムロジピン	
ベシル酸塩配合	350
イルベタン	350
インターフェロン アルファ，-2b	374
インターフェロン ベータ	374
インターフェロン ベータ-1a，-1b	
	391
インテバン	338
インデラル	353
インテレンス	316
インドメタシン	338
イントロン A	374
ヴィキラックス	374, 375, 376
ウブレチド	391, 393
ウラリット	392
エカード	352
エスシタロプラムシュウ酸塩	379
エスタゾラム	382
エゼチミブ	339
エソメプラゾールマグネシウム	
水和物	367
エチニルエストラジオール	340, 341
エチニルエストラジオール配合	341
エックスフォージ	352
エトラビリン	316
エトレチナート	393
エピペン	361, 362
エビリファイ	379
エピルビシン塩酸塩	333
エファビレンツ	316
エフェドリン塩酸塩	365
エフピー	388, 389
エプレレノン	350, 351
エリキシル	363
エリグルスタット酒石酸塩	342, 343
エリスロシン	310
エリスロマイシン	310
エルゴメトリンマレイン酸塩	
	340, 341
エレトリプタン臭化水素酸塩	386

411

索引（併用禁忌薬）

エレンタール	345
塩化 Ca 水和物，補正液	344
塩化カリウム，徐放剤	345
塩酸セルトラリン	382
塩酸テトラヒドロゾリン液	393
塩酸ペルフェナジン	382
エンシュア・リキッド	345
エンドキサン	333
大塚塩カル	344
オキシトシン	343
オキシメタゾリン塩酸塩液	393
オピスタン	346
オペプリム	343, 344
オムビタスビル・パリタプレビル・リトナビル配合	374, 375, 376
オメプラール	367
オメプラゾール	367
オメプラゾン	367
オランザピン	379
オルメサルタン，メドキソミル	351
オルメサルタン，メドキソミル，アゼルニジピン配合	351
オルメテック	351

か

カデュエット	349
カピステン	338
カフコデ N	366, 367
カペシタビン	333
カルセド	333
カルチコール	344
カルバマゼピン	383
カルブロック	349

カレトラ	325, 326
乾燥 BCG	336
乾燥 BCG ワクチン	332
乾燥弱毒生おたふくかぜワクチン	332
乾燥弱毒生水痘ワクチン	332
乾燥弱毒生風しんワクチン	332
乾燥弱毒生麻しん風しん混合ワクチン	333
乾燥弱毒生麻しんワクチン	332
カンデサルタン，シレキセチル	351
カンデサルタン，シレキセチル，アムロジピン配合	351
カンデサルタン，シレキセチル，ヒドロクロロチアジド	352
カンプト	333
カンレノ酸カリウム	364
キシロカイン（硬膜外麻酔・伝達麻酔・浸潤麻酔・表面麻酔）	346
キャベジン U 配合散	368
金チオリンゴ酸ナトリウム	338
クエチアピンフマル酸塩	379
クエン酸 K・クエン酸ナトリウム水和物配合	392
グラケー	344
グラセプター	336, 337
クラリシッド	310, 311
クラリス	310, 311
クラリスロマイシン	310, 311
クリンダマイシン塩酸塩	311
グルコン酸 Ca	344
グルコン酸 K	344
クレストール	339

索引（併用禁忌薬）

クロマイ	311
クロミプラミン塩酸塩	379
クロラムフェニコール	311
クロラムフェニコールコハク酸	
エステルナトリウム	311
クロルプロマジン塩酸塩	379
クロロマイセチンサクシネート	311
経腸栄養剤	345
ケトプロフェン	338
ゲムシタビン塩酸塩	333
ゲンボイヤ	316, 317, 318
コールタイジン	393
コビシスタット	
	314, 316, 317, 318, 319, 320
コルヒチン	340
コンスタン	382
コントミン	379

さ

サインバルタ	379
サデルガ	342, 343
サノレックス	367
サブリル	383
ザルティア	392
ジアゼパム	382, 383
シアナマイド	346
シアナミド	346
シアリス	392
ジェイゾロフト	382
ジェミーナ	342
ジェムザール	333
シオゾール	338
ジギタリス配糖体	363

シグマート	354
ジクロフェナクナトリウム	338
シクロフォスファミド水和物	333
ジゴシン	363
ジスチグミン臭化物	391, 393
ジスルフィラム	347
ジソピラミド	359
ジドブジン	320
ジヒドロコデインリン酸塩, dl-メチ	
ルエフェドリン塩酸塩	
	365, 366, 367
ジピリダモール	354
ジフェンヒドラミン塩酸塩・	
臭化 Ca	338
ジフルカン	328
ジプレキサ	379
シプロキサン	311
ジプロフィリン, パパベリン塩酸塩,	
ジフェンヒドラミン塩酸塩	365
シプロフロキサシン	311
シベノール	359, 360
シベンゾリンコハク酸塩	359, 360
シメプレビルナトリウム	376
ジメンシー	376, 377, 378
ジメンヒドリナート	388
ジャクスタピッド	339
重曹	371
硝酸イソソルビド, 徐放剤	356, 357
シルデナフィルクエン酸塩	
	363, 364, 392
シンバスタチン	339
シンビット	360
シンフェーズ T28	341

413

索引（併用禁忌薬）

スオード	311
スタリビルド	316, 317, 318
ストックリン	316
スピロノラクトン	352
スボレキサント	382
スマトリプタンコハク酸塩	386, 387
スミフェロン	374
スローケー	345
スンベプラ	372, 373, 374
セキコデ	366
ゼチーア	339
セチロ	372
ゼプリオン	379, 380
セララ	350, 351
セルシン	382
セルセプト	337
セレギリン塩酸塩	388, 389
セレネース	380
ゼローダ	333
セロクエル	379
ゾーミッグ	387
ソブリアード	376
ソラナックス	382
ソル・コーテフ	337
ソル・メドロール	338
ソルダクトン	364
ゾルミトリプタン	387

た

ダイアップ	383
ダイオウ・センナ	372
タキソール	334
ダクラタスビル塩酸塩	376

ダクラタスビル塩酸塩・アスナプレビル・ベクラブビル塩酸塩配合錠	
	376, 377, 378
ダクルインザ	376
タクロリムス水和物	336, 337, 393
タケキャブ，アモリン（アモキシシリン），クラリス	367, 368
タケキャブ，アモリン（アモキシシリン），フラジールメトロニダゾール	368
タケプロン	370
タケルダ	348
タコシール	347
タダラフィル	364, 392
タナトリル	350
ダビガトランエテキシラートメタンスルホン酸塩	348
タペンタ	345
タペンタドール塩酸塩	345
ダラシン	311
タラモナール	345
タルグレチン	335
ダルナビルエタノール付加物	
	320, 321
炭酸水素ナトリウム	371
タンナルビン	371
タンニン酸アルブミン	371
たん白アミノ酸製剤494	345
タンボコール	360
チカグレロル	348
チガソン	393
チザニジン塩酸塩	345
チミペロン	379

索引（併用禁忌薬）

チョコラ A	344
チロキサポール	367
ティーエスワン（TS-1）	334
ディオバン	352
デカドロンエリキシル	337
テガフール	333
テガフール・ウラシル配合	334
テガフール・ギメラシル・	
オテラシル K 配合	334
デキサメタゾン　エリキシル	337
デキストロメトルファン臭化	
水素酸塩水和物製剤	367
テグレトール	383
デソゲストレル	341
テトラミド	381
テノホビル　アラフェナミドフマル	
酸塩	378
デパケン	383
デプロメール	381
デポ・メドロール	338
デュロキセチン塩酸塩	379
テラルビシン	335
テルネリン	345
テルミサルタン	352
テルミサルタン/アムロジピン	
ベシル酸塩配合	352
ドキシフルリジン	334
ドパストン	391
ドプス	391
トポテシン	333
トラネキサム酸	347
トラマール	345
トラマゾリン	393

トラマゾリン塩酸塩	393
トラマドール塩酸塩	345
トラマドール塩酸塩/アセトアミノ	
フェン配合	345
ドラマミン	388
トラムセット	345
トランコロン P	371, 372
トランサミン	347
トリアゾラム	382, 383
トリキュラー 21，28	342
トリプタノール	379
ドルミカム	346
トレミフェンクエン酸塩	334
ドロキシドパ	391
ドロスピレノン	341
ドロペリドール	345
トロペロン	379
トロンビン	347

な

ナシビン	393
ナファゾリン硝酸塩点眼液，点鼻用	
	393
ナボール SR	338
ナラトリプタン塩酸塩	387
ニコランジル	354
―トプロ	352, 353
ニトロール	356
ニトロール R	356, 357
ニトログリセリン	354, 355, 356
ニトロプルシドナトリウム水和物	
	352, 353
ニフェカラント塩酸塩	360

索引（併用禁忌薬）

ニューレプチル	381
ニューロタン	352
ネオスチグミン	391
ネオスチグミンメチル硫酸塩,	
アトロピン硫酸塩水和物	391
ネオドパストン	391
ネオペリドール	380
ネキシウム	367
ネルフィナビルメシル酸塩	321, 322
ノービア	323, 324, 325
ノーベルバール	385
ノックビン	347
ノバミン	381
ノルエチステロン	341
ノルフロキサシン	311

は

バイアグラ	392
パキシル	380
バクシダール	311
パクリタキセル	334
バソレーター	354, 355
パリエット	370
パリペリドンパルミチン酸エステル	
	379, 380
バルサルタン	352
バルサルタン／アムロジピンベシル	
酸塩配合	352
ハルシオン	382, 383
バルデナフィル塩酸塩水和物	393
バルプロ酸ナトリウム徐放錠	383
バレリン	383
パロキセチン塩酸塩水和物	380

ハロペリドール	380
ハロペリドールデカン酸エステル	
	380
ハロマンス	380
ピーゼットシー	382
ビガバトリン製剤	383
ヒスロンH	335
ピタバスタチンCa水和物	339
ビダラビン	314
ヒダントール	383, 384
ヒトフィブリノゲン配合	347
ヒドロコルチゾンコハク酸エステル	
ナトリウム	337
ピノルビン	335
ビブレッソ	379
ビラセプト	321, 322
ピラルビシン	335
ピリドスチグミン臭化物	392
ビルトリシド	331
ヒルナミン	382
ファルモルビシン	333
ファンギゾン	326
ブイフェンド	329, 330
フィブリノゲン凍結乾燥粉末（人血	
漿由来のフィブリノゲン, 血液凝	
固第XIII因子含）	347
フェアストン	334
フェニトインナトリウム	383, 384
フェノバール（エリキシル）	384, 385
フェノバルビタール	384
フェノバルビタールナトリウム	
凍結乾燥製剤	385
フェブキソスタット	340

索引（併用禁忌薬）

フェブリク	340
フエロン	374
フェンタニルクエン酸塩	345
フスコデ	365, 366
フトラフール	333
プラザキサ	348
プラジカンテル	331
プラノバール	341
フランドル	357
プリジスタ	320, 321
プリビナ	393
ブリリンタ	348
フルオロウラシル	335
フルコナゾール	328
フルシトシン	328
フルダラ	335
フルダラビンリン酸エステル	335
フルツロン	334
フルデカシン	380, 381
フルフェナジンデカン酸	380, 381
ブルフェン	338
フルボキサミンマレイン酸塩	381
フルマゼニル注射液	365
プルリフロキサシン	311
ブレオ	335
ブレオマイシン	335
フレカイニド酢酸塩	360
ブレクスピプラゾール	382
プレジコビックス	314, 318, 319, 320
ブレディニン	337
プレバイミス	314
プレミネント	352
プロイメンド	388

プロカインアミド塩酸塩	360, 361
プログラフ	337
プロクロルペラジン	381
プロジフ	329
プロセキソール	340
プロタノール	363, 364, 365
プロトピック	393
プロノン	361
プロパフェノン塩酸塩	361
プロプラノロール塩酸塩	353
ブロプレス	351
プロペリシアジン	381
フロリード	330, 331
ペガシス	378
ヘキサミン	311, 312
ベキサロテン	335
ペグインターフェロン　アルファ-2a, -2b	378
ペグイントロン	378
ベタニス	392
ベタフェロン	391
ペチジン塩酸塩 950	346
ベナンバックス	328
ペニシラミン	338
ベプリコール	361
ベプリジル塩酸塩水和物	361
ベムリディ	378
ヘモコアグラーゼ	347
ベラパミル塩酸塩	361
ベリプラストＰコンビセット	347
ペルサンチン	354
ベルソムラ	382
ペンタミジンイセチオン酸塩	328

索引（併用禁忌薬）

ホスアプレピタントメグルミン	388
ホスアンプレナビルカルシウム	
水和物	322, 323
ホスカビル	314
ホスカルネットナトリウム水和物	
	314
ホストイン	386
ホスフェニトインナトリウム注	386
ホスフルコナゾール	329
ボスミン	362
ボノサップ	367, 368
ボノピオン	368
ボリコナゾール	329, 330
ホリゾン	382
ポリドカスクレロール	347
ポリドカノール	347
ホリナート Ca	335
ボルタレン，SR，サポ	338
ボルヒール	347

ま

マーベロン 21，28	341
マイテラーゼ	391
マクサルト	387
マジンドール	367
マドパー	391
ミアンセリン塩酸塩	381
ミオコール	355
ミカムロ	352
ミカルディス	352
ミコナゾール	330, 331
ミコフェノール酸　モフェチル	337
ミコブティン	312

ミゾリビン	337
ミダゾラム	386
ミダゾラム／ドルミカム	346
ミダフレッサ	386
ミトタン	343, 344
ミラベグロン錠	392
ミリステープ	355, 356
ミリスロール	356
ミルタザピン	381
メジコン	367
メスチノン	392
メタルカプターゼ	338
メチエフ	364
メチルエルゴメトリン	342
メチルエルゴメトリンマレイン酸塩	
	342
メチルプレドニゾロン	337
メチルプレドニゾロン酢酸エステル	
	338
メチルプレドニゾロン酢酸エステル	
ナトリウム	338
メチルメチオニンスルホニウムクロ	
リド錠	368
メトグルコ	338
メトホルミン	338
メトホルミン塩酸塩	338
メドロール	337
メドロキシプロゲステロン酢酸	
エステル	335
メナテトレノン	344
メネシット	391
メファキン	331
メフロキン塩酸塩	331

索引（併用禁忌薬）

メペンゾラート臭化物，フェノバル	
ビタール	371, 372
メルカプトプリン水和物	335
メロペネム	312
メロペン	312
モキシフロキサシン塩酸塩	312

や

ヤーズ	341
ユーエフティ（UFT）	334
ユーゼル	335
ユーロジン	382
ユニシア	351
ヨウ化メチルノルコレステノール	
	344

ら

ラサギリンメシル酸塩	389, 390
ラベキュア	369
ラベプラゾールナトリウム，	
アモキシシリン水和物，クラリス	
ロマイシン配合	369
ラベプラゾールナトリウム製剤	370
ラメルテオン	383
ランサップ	370, 371
ランソプラゾール	370
ランソプラゾール，アモキシシリン，	
クラリスロマイシン	370, 371
ランピオン	371
リアメット	331
リザトリプタン安息香酸塩	387
リスパダール	381
リスパダールコンスタ	381

リスペリドン	381
リスモダン，R	359
リドカイン塩酸塩	346
リトナビル	323, 324, 325
リバーロキサバン	348, 349
リバロ	339
リピトール	339
リファジン	312, 313
リファブチン	312
リファンピシン	312, 313
リフレックス	381
リポバス	339
リンコシン	313
リンコマイシン塩酸塩水和物	313
ルナベル	341
ルピアール	385
ルボックス	381
ルリッド	313
レイアタッツ	314, 315
レキサルティ	382
レクサプロ	379
レクシヴァ	322, 323
レザルタス	351
レスカルミン	338
レセルピン	353
レチノールパルミチン酸エステル	
	344
レテルモビル	314
レトロビル	320
レバチオ	363, 364
レビトラ	393
レプチラーゼ	347
レボドパ	391

419

索引（併用禁忌薬）

レボドパ・カルビドパ水和物　391
レボトミン　382
レボノルゲストレル・エチニルエス
　トラジオール　342
レボノルゲストレル・エチニルエス
　トラジオール配合製剤　342
レボホリナートCa　336
レボメプロマジン　382
レメロン　381
レルパックス　386
ロイケリン　335
ロイコボリン　335
ロキシスロマイシン　313
ロサルタンK　352
ロサルタンカリウム・ヒドロ
　クロロチアジド配合　352
ロスバスタチンカルシウム　339
ロゼレム　383

ロピナビル・リトナビル配合
　　　　　　　　　325, 326
ロミタピドメシル酸塩　339

わ

ワーファリン　349
ワゴスチグミン　391
ワコビタール　385
ワソラン　361
ワルファリンカリウム　349

英字

dl-イソプレナリン塩酸塩　387, 388
dl-メチルエフェドリン塩酸塩　364
K.C.L.　345
L-アスパラギン酸カリウム　344
L-アスパラギン酸カリウム・
　マグネシウム　344

著者略歴

梅田　悦生
（うめだ　よしお）

　赤坂山王クリニック院長（内科・耳鼻咽喉科），医師，医学博士. 1967年大阪市立大学医学部卒業. 1968年から1972年まで，フランス国ストラスブール大学医学部付属病院耳鼻咽喉科レジデント，耳鼻咽喉科専門医資格取得（1971年）. 1972年帰国後，大阪市立大学医学部附属病院，東京労災病院，埼玉医科大学附属病院，国立病院医療センター，関東中央病院を経て，2003年より現職.

　東京農業大学農学部醸造学科，フェリス女学院大学音楽部声楽科，昭和大学医学部，臨床福祉専門学校言語聴覚士養成科などで非常勤講師. 小松短期大学言語聴覚士養成科特任教授.

　耳鼻咽喉科学会認定専門医，日本めまい平衡学会認定めまい相談医，抗加齢医学会認定専門医，産業医. 医薬品の副作用に造詣が深い. 著書に『症状からひく薬の副作用』（単著：中外医学社）ほか90冊以上.

　日本におけるワイン教育の先駆けとしても知られている.

薬剤禁忌ハンドブック　　　　　　　　　　Ⓒ
（やくざいきんき）

発　　行	2018年9月25日　初版1刷	
著　　者	梅　田　悦　生（うめだ　よしお）	
発行者	株式会社　中外医学社	
	代表取締役　青　木　　　滋	

　　　　　〒162-0805　東京都新宿区矢来町62
　　　　　電　　話　　（03）3268-2701（代）
　　　　　振替口座　　00190-1-98814番

印刷・製本/三和印刷（株）　　　　　　　　＜MS・YK＞
ISBN978-4-498-11712-9　　　　　　　　Printed in Japan

JCOPY　＜（株）出版者著作権管理機構　委託出版物＞

本書の無断複写は著作権法上での例外を除き禁じられています. 複写される場合は，そのつど事前に，（社）出版者著作権管理機構（電話 03-3513-6969，FAX 03-3513-6979，e-mail: info@jcopy. or. jp）の許諾を得てください.